A. Pfeil, P. Oelzner, J. Böttcher, C. Jung, G. Wolf (Hrsg.)

ELSEVIER ESSENTIALS

Rheumatologie

In der Reihe Essentials sind bis jetzt folgende Titel erschienen:

Geriatrie (978-3-437-22841-4)

Onkologie (978-3-437-21431-8)

Parkinson (978-3-437-21023-5)

Alexander Pfeil, Peter Oelzner, Joachim Böttcher,
Christian Jung, Gunter Wolf (Hrsg.)

ELSEVIER ESSENTIALS Rheumatologie

Das Wichtigste für Ärzte aller Fachrichtungen

Mit Beiträgen von: Joachim Böttcher, Gera (Kap. 1.2, 1.3, 3); Martin Busch, Jena (Kap. 7); Oliver Frey, Jena (Kap. 1.1); Christian Jung, Düsseldorf (Kap. 9.4); Uwe Lange, Bad Nauheim (Kap. 9.3); Gabriele Lehmann, Jena (Kap. 8); Amelie Lupp, Jena (Kap. 9.1); Peter Oelzner, Jena (Kap. 5, 6); Alexander Pfeil, Jena (Kap. 1.3, 2, 3, 4, 5, 6, 7, 9.1, 9.2, 10); Gunter Wolf, Jena (Kap. 7, 9.1)

ELSEVIER

ELSEVIER
Hackerbrücke 6, 80335 München, Deutschland
Wir freuen uns über Ihr Feedback und Ihre Anregungen an books.cs.muc@elsevier.com

ISBN 978-3-437-21401-1
eISBN 978-3-437-17309-7

Wichtiger Hinweis für den Benutzer
Ärzte/Praktiker und Forscher müssen sich bei der Bewertung und Anwendung aller hier beschriebenen Informationen, Methoden, Wirkstoffe oder Experimente stets auf ihre eigenen Erfahrungen und Kenntnisse verlassen. Bedingt durch den schnellen Wissenszuwachs insbesondere in den medizinischen Wissenschaften sollte eine unabhängige Überprüfung von Diagnosen und Arzneimitteldosierungen erfolgen. Im größtmöglichen Umfang des Gesetzes wird von Elsevier, den Autoren, Redakteuren oder Beitragenden keinerlei Haftung in Bezug auf jegliche Verletzung und/oder Schäden an Personen oder Eigentum, im Rahmen von Produkthaftung, Fahrlässigkeit oder anderweitig, übernommen. Dies gilt gleichermaßen für jegliche Anwendung oder Bedienung der in diesem Werk aufgeführten Methoden, Produkte, Anweisungen oder Konzepte.

Für die Vollständigkeit und Auswahl der aufgeführten Medikamente übernimmt der Verlag keine Gewähr.
Geschützte Warennamen (Warenzeichen) werden in der Regel besonders kenntlich gemacht (®). Aus dem Fehlen eines solchen Hinweises kann jedoch nicht automatisch geschlossen werden, dass es sich um einen freien Warennamen handelt.

Bibliografische Information der Deutschen Nationalbibliothek
Die Deutsche Nationalbibliothek verzeichnet diese Publikation in der Deutschen Nationalbibliografie; detaillierte bibliografische Daten sind im Internet über http://www.d-nb.de/ abrufbar.

18 19 20 21 22 5 4 3 2 1

Um den Textfluss nicht zu stören, wurde bei Patienten und Berufsbezeichnungen die grammatikalisch maskuline Form gewählt. Selbstverständlich sind in diesen Fällen immer Frauen und Männer gemeint.

Planung: Dr. Andreas Dubitzky, München
Projektmanagement: Martina Gärtner, München
Redaktion: Doris Tiu, Bonn
Satz: abavo GmbH, Buchloe
Druck und Bindung: Printer Trento S. r. l., Trento/Italien
Umschlaggestaltung: SpieszDesign, Neu-Ulm
Titelfotografie: © AdobeStock.com/Mopic

Aktuelle Informationen finden Sie im Internet unter **www.elsevier.de**

Vorwort

Der immense Kenntnisgewinn bezüglich immunologischer Zusammenhänge führte zu innovativen Therapieoptionen, die die klinische Bedeutung des Fachgebiets der Rheumatologie neu definierte. Aus der Basis des patho-immunologischen Verständnisses ergaben sich auch neue diagnostische Methoden; hierzu zählen neben den laborchemischen und genetischen Untersuchungstechniken auch innovative bildgebende Verfahren. Somit ist nicht nur die frühzeitigere und präzisere Diagnosestellung einer rheumatologischen Grunderkrankung möglich, sondern auch in einem hohen Maße bedeutsam. Basierend auf dem immunologischen Verständnis der Erkrankungen wurden und werden neue Therapeutika entwickelt, welche eine hoch effektive Therapie der verschiedenen rheumatologischen Krankheitsbilder ermöglichen.

In diesem Zusammenhang soll das Buch „*ELSEVIER ESSENTIALS Rheumatologie*“ für Assistenzärzte als auch Fachärzte außerhalb des Fachgebiets der Rheumatologie eine Hilfestellung in der Diagnostik und bei der Mitbetreuung der rheumatologischen Erkrankungsbilder geben. Des Weiteren erhalten Sie einen Überblick in Bezug auf die Behandlungsschemata der einzelnen Erkrankungen als auch praktische Hinweise in der Handhabung der jeweiligen Medikamente.

Weiterführend richtet sich das Buch auch an Medizinstudenten, die einen Einblick in das Fachgebiet der Rheumatologie erlangen wollen bzw. dieses für die Prüfungsvorbereitung nutzen möchten.

Wir hoffen Ihnen das Fachgebiet Rheumatologie näher bringen zu können, auch mit der Intention die Versorgung von Patienten mit rheumatologischen Erkrankungen zu verbessern und wünschen Ihnen viel Spaß bei der Lektüre des Buches als auch bei der Verwendung als Nachschlagewerk in der täglichen Praxis.

Jena, im Februar 2018
Alexander Pfeil, Peter Oelzner, Christian Jung, Joachim Böttcher, Gunter Wolf

Danksagung

Ohne Unterstützung wäre eine Erstellung des Buches in dieser Form nicht möglich gewesen.

An erster Stelle möchten wir uns bei unseren Patienten bedanken, durch welche die Erstellung des Bildmaterials erstmalig möglich war.

Dank gilt Frau PD Dr. med. Diane M. Renz (Institut für Diagnostische und Interventionelle Radiologie, Universitätsklinikum Jena) für die Bereitstellung des radiologischen Bildmaterials. Ebenso möchten wir uns bei Herrn PD Dr. med. Martin Freesmeyer (Klinik für Nuklearmedizin, Universitätsklinikum Jena) für die Bereitstellung der nuklearmedizinischen Bilder ganz herzlich bedanken. Des Weiteren bedanken wir uns bei Herrn PD Dr. med. Marcus Franz (Klinik für Innere Medizin I, Universitätsklinikum Jena) für die Anfertigung der echokardiographischen Bilder.

Bei Herrn PD Dr. med. Bernd Romeike und Herrn Dr. med. Mieczyslaw Gajda (Institut für Pathologie, Universitätsklinikum Jena) bedanken wir uns für die Bereitstellung der Bilder zu den histologischen Schnitten.

Für die Bereitstellung der klinischen Bilder gilt besonderer Dank Frau Manuela Schacke und Frau Sabine Hornberger (Klinisches Medienzentrum, Universitätsklinikum Jena).

Des Weiteren möchten wir uns für die sehr gute Betreuung und Unterstützung bei Herrn Dr. Andreas Dubitzky und Frau Martina Gärtner vom Elsevier Verlag ganz herzlich bedanken. Weiterer Dank gilt Frau Doris Tiu für die kritische Durchsicht des Manuskripts sowie die redaktionelle Bearbeitung.

Benutzerhinweise

Kernaussagen
Das Wichtigste zu jedem Kapitel in Stichworten

LEITLINIEN
Leitlinien und Empfehlungen der wissenschaftlich-medizinischen Fachgesellschaften

EVIDENZ
Studien zum Thema

PATIENTENBERATUNG
Tipps für das Beratungsgespräch mit dem Patienten

CAVE
Warnhinweise

DEFINITION
Begriffserläuterungen

Adressen

Prof. Dr. med. Joachim Böttcher
SRH Wald-Klinikum Gera GmbH
Institut für Diagnostische und Interventionelle Radiologie
Straße des Friedens 122
07548 Gera

PD Dr. med. Martin Busch
Friedrich-Schiller-Universität Jena
Universitätsklinikum Jena
Klinik für Innere Medizin III
Am Klinikum 1
07740 Jena

PD Dr. med. Oliver Frey
Friedrich-Schiller-Universität Jena
Universitätsklinikum Jena
Institut für Klinische Chemie und Laboratoriumsdiagnostik
Am Klinikum 1
07740 Jena

Prof. Dr. Dr. med. Christian Jung
Heinrich-Heine-Universität
Klinik für Kardiologie, Pneumologie und Angiologie
Moorenstr. 5
40225 Düsseldorf

Prof. Dr. med. Uwe Lange
Justus-Liebig-Universität Gießen
Kerckhoff Klinik Abt. Rheumatologie und klinische Immunologie
Benekestr. 2–8
61231 Bad Nauheim

PD Dr. med. Gabriele Lehmann
Friedrich-Schiller-Universität Jena
Universitätsklinikum Jena
Klinik für Innere Medizin III
Am Klinikum 1
07740 Jena

Prof. Dr. med. Amelie Lupp
Friedrich-Schiller-Universität Jena
Universitätsklinikum Jena
Institut für Pharmakologie und Toxikologie
Drackendorfer Straße 1
07740 Jena

Prof. Dr. med. Peter Oelzner
Friedrich-Schiller-Universität Jena
Universitätsklinikum Jena
Klinik für Innere Medizin III
Am Klinikum 1
07740 Jena

PD Dr. med. Alexander Pfeil
Friedrich-Schiller-Universität Jena
Universitätsklinikum Jena
Klinik für Innere Medizin III
Am Klinikum 1
07740 Jena

Prof. Dr. med. Gunter Wolf, MHBA
Friedrich-Schiller-Universität Jena
Universitätsklinikum Jena
Klinik für Innere Medizin III
Am Klinikum 1
07740 Jena

Abkürzungen

AAV	ANCA-assoziierte Vaskulitis
ACE	Angiotensin-Converting-Enzym
ACPA	Antikörper gegen citrullinierte Proteine/Peptide
ANA	Antinukleäre Antikörper
ANCA	Anti-Neutrophile-zytoplasmatische Antikörper
AP	Alkalische Phosphatase
APS	Antiphospholipid-Syndrom
BLyS	B-Lymphozyten-Stimulatorprotein
BMD	Bone Mineral Density, Knochenmineraldichte
BMP	Bone Morphogenetic Protein
BSG	Blutkörperchensenkungsgeschwindigkeit
BWS	Brustwirbelsäule
CAD	Computer-assistierte Diagnostik
CCP	Zyklisches citrulliniertes Protein/Peptid
CED	Chronisch-entzündliche Darmerkrankung
CKD-MBD	Chronic kidney disease – mineral and bone disorders
CRP	C-reaktives Protein
CT	Computertomografie
DISH	Diffuse idiopathische Skeletthyperostose
DMARD	Disease-Modifying Antirheumatic Drugs
DXA	Dual Energy X-Ray Absorptiometry
DXR	Digitale Radiogrammetrie
EGPA	Eosinophile Granulomatose mit Polyangiitis
ELISA	Enzyme-Linked Immunosorbent Assay
ENA	Extrahierbare nukleäre Antigene
FDG	^{18}F-Fluor-Desoxyglukose
GPA	Granulomatose mit Polyangiitis
IgA, IgG, IgM	Immunglobulin A, G, M
iIFT	Indirekter Immunfluoreszenztest
i. v.	intravenös
kg KG	(pro) Kilogramm Körpergewicht
LWK	Lendenwirbelkörper
LWS	Lendenwirbelsäule
MCI	Metakarpal-Index
MCP	Metakarpophalangealgelenk
MCTD	Mixed Connective Tissue Disease
MPA	Mikroskopische Polyangiitis
MPO	Myeloperoxidase
MRSA	Methicillin-resistenter Staphylococcus aureus
MRT	Magnetresonanztomografie
MTP	Metatarsophalangealgelenk
NSAR	Nichtsteroidale Antirheumatika
PAN	Polyarteriitis nodosa
PAS	Periodic-Acid-Schiff-Reaktion
PCR	Polymerase-Kettenreaktion
PET	Positronenemissionstomografie
PIP	Proximales Interphalangealgelenk
PMR	Polymyalgia rheumatika
PR3	Proteinase 3
PsA	Psoriasis-Arthritis
PUVA/UVB	Psoralen plus Ultraviolett A/Ultraviolett B
RA	Rheumatoide Arthritis
RANKL	Receptor-Activator-of-NF-κB-Ligand
RF	Rheumafaktor
ROI	Region of Interest (Röntgenaufnahme)
SAPHO(-Syndrom)	Synovitis/Akne/Pustulosa/Hyperostose/Osteitis
SLE	Systemischer Lupus erythematodes
TGF	Transforming Growth Factor
TNF-α	Tumor-Nekrose-Faktor alpha
TSH	Thyreoidstimulierendes Hormon

Abbildungsnachweis

Der Verweis auf die jeweilige Abbildungsquelle befindet sich bei allen Abbildungen im Werk am Ende des Legendentextes in eckigen Klammern. Die Abbildungen wurden uns mit freundlicher Genehmigung der folgenden Kliniken zur Verfügung gestellt:

T816–2	Universitätsklinikum Jena, Klinik für Innere Medizin III, Direktor Prof. Dr. med. G. Wolf, MHBA
T816–3	Universitätsklinikum Jena, Institut für Diagnostische und Interventionelle Radiologie, Direktor Prof. Dr. U. Teichgräber (zuständige Mitarbeiterin PD Dr. D. Renz)
T816–4	Universitätsklinikum Jena, Institut für Pathologie, Direktor Prof. Dr. G. Mall (zuständige Mitarbeiter: PD Dr. B. Romeike und Dr. M. Gajda)
T816–5	Universitätsklinikum Jena, Klinik für Innere Medizin I, Direktor Prof. Dr. P. C. Schulze (zuständiger Mitarbeiter: PD Dr. M. Franz)
T816–6	Universitätsklinikum Jena, Klinik für Nuklearmedizin, Direktor PD Dr. M. Freesmeyer
L106	Henriette Rintelen, Velbert
L231	Stefan Dangl, München

Inhaltsverzeichnis

KAPITEL

1

Joachim Böttcher, Oliver Frey und Alexander Pfeil

Diagnostik rheumatischer Erkrankungen

Kernaussagen

- Rheumatische Erkrankungen sind durch eine unterschiedliche Epidemiologie und eine sehr variable klinische Ausprägung gekennzeichnet.
- Viele labordiagnostische Tests besitzen eine geringe Spezifität und können daher nur bei einer sinnvollen klinischen Fragestellung die erhoffte diagnostische Information liefern.
- Bildgebende Verfahren können wichtige Hinweise für eine frühzeitige Diagnosestellung wie auch für die differenzialdiagnostische Beurteilung rheumatischer Erkrankungen geben.
- Entsprechend der Verdachtsdiagnose oder Diagnose muss das entsprechende bildgebende Verfahren eingesetzt werden. Es gibt kein bildgebendes Verfahren, welches alle morphologischen Veränderungen der rheumatischen Erkrankungen abbildet.
- Weder der Einsatz von Diagnosekriterien noch die Verwendung von Klassifikationskriterien ermöglichen die hundertprozentig sichere Diagnosestellung einer rheumatischen Erkrankung.

1.1 Labordiagnostik

Die Labordiagnostik bei rheumatischen Erkrankungen umfasst im Wesentlichen die paraklinische Erfassung der Entzündungsaktivität sowie den Nachweis von krankheitsassoziierten Autoantikörpern. Vorwiegend diese beiden Aspekte sollen im vorliegenden Abschnitt dargestellt werden. Für darüber hinausgehende Betrachtungen wie beispielsweise die laborchemische Erfassung der Krankheitsaktivität und die Krankheitsassoziation bestimmter Autoantikörper wird auf die jeweiligen Kapitel dieses Buches verwiesen.

1.1.1 Entzündungsmarker

Die beiden etabliertesten Parameter zur Detektion entzündlicher Aktivität sind zum einen das C-reaktive Protein (CRP) und zum anderen die Blutkörperchensenkungsgeschwindigkeit (BSG). Das **CRP** wird in der Leber im Rahmen einer Akut-Phase-Reaktion gebildet, die durch die Freisetzung von Zytokinen getriggert wird. Das CRP ist ein sehr sensitiver Entzündungsmarker, mit seiner Hilfe können bereits subklinische Entzündungsaktivitäten detektiert werden (das hochsensitive CRP wird bei der Risikoprädiktion der Atherosklerose). Ein weiterer Vorteil ist seine hohe Spezifität – eine Erhöhung findet man faktisch nur bei Entzündungsreaktionen.

Die **BSG** beruht auf der negativen Oberflächenladung der Erythrozyten. Sie sorgt dafür, dass diese durch gegenseitige Abstoßung in der Schwebe bleiben. Kommt es zu einer Veränderung des Plasmaproteoms, können diese Ladungen teilweise neutralisiert werden, und die Sedimentation der Erythrozyten nimmt zu. Zu einer solchen Veränderung des Plasmaproteoms kommt es beispielsweise bei einer Akute-Phase-Reaktion, aber auch bei anderen Erkrankungen. Einen weiteren Einfluss auf die BSG haben unter anderem der Hormonstatus, das Vorliegen einer Anämie, die Temperatur, bei der die Messung durchgeführt wird und das korrekte Mischungsverhältnis mit dem Antikoagulans. Aus analytischer Sicht ist daher die Verwendung der BSG als Entzündungsmarker wegen dieser geringen Spezifität eindeutig abzulehnen. Trotzdem wird sie noch häufig verwendet und ist Bestandteil einiger Aktivitätsscores.

1.1.2 Rheumafaktor und ACPA

DEFINITION

- Rheumafaktoren sind Autoantikörper, die gegen den Fc-Teil von Immunglobulin G (IgG) gerichtet sind.
- ACPA sind Autoantikörper gegen citrullinierte Peptide/Proteine.

Rheumafaktoren (RF) wurden bereits 1940 bei Patienten mit rheumatoider Arthritis (RA) beschrieben. Im klassischen Sinne handelt es sich hierbei um Autoantikörper, die gegen den Fc-Teil von Immunglobulin G (IgG) gerichtet sind. Häufig werden turbidimetrische Tests verwendet, bei denen es zu einer Agglutination von IgG-beschichteten Partikeln kommt. Diese Testsysteme erfassen vorwiegend IgM-Rheumafaktor, da nur IgM-Moleküle zur Agglutination von Partikeln führen können. Mit spezifischen Testsystemen können Isotyp-spezifische Rheumafaktoren (z. B IgM-RF, IgA-RF) nachgewiesen werden. Diese sollen spezifischer mit der RA assoziiert sein, dies ist jedoch nicht in größeren Studien gesichert worden und hat bisher keinen Eingang in die Diagnosekriterien der RA gefunden.

CAVE

Rheumafaktoren lassen sich bei mehr als 70 % der Patienten mit RA nachweisen. Allerdings lassen sich auch bei Gesunden, insbesondere bei älteren Personen, und bei Patienten mit anderen Erkrankungen (Kollagenosen, Lymphome, Infektionen) Rheumafaktoren nachweisen. Sie sind also nicht spezifisch für die RA.

Antikörper gegen citrullinierte Proteine/Peptide sind bereits seit den 70er-Jahren als Anti-Keratin-Antikörper bekannt. Später wurde erkannt, dass sich die Reaktivität dieser Antikörper gegen Citrullin-Reste von Proteinen richtet. Diese entstehen durch eine posttranslationale Modifikation (Deamidierung) von Arginin-Resten in Proteinen. Dies führt zu einer Änderung der Antigenität dieser Proteine, sodass sie das Ziel einer Autoimmunreaktion werden können. Erste kommerzielle Testsysteme zum Nachweis dieser Antikörper basierten auf einem künstlich hergestellten Antigen, nämlich zyklischen Peptiden, die Citrullin-Reste enthielten. Daher stammt auch der ursprüngliche Name (Antikörper gegen zyklische citrullinierte Peptide; anti-CCP). Die Tests hatten anfänglich bei hoher Spezifität nur eine moderate Sensitivität. Durch Modifikationen konnte die Sensibilität aber in den letzten Jahren deutlich gesteigert werden. Nachdem erkannt wurde, dass diese Antikörper eine ganze Reihe citrullinierter Targetmoleküle erkennen (u. a. Fibrin, Fibrinogen, alpha-Enolase und Vimentin), wird propagiert, dass die Bezeichnung anti-CCP durch die (richtigere) Bezeichnung ACPA (Antikörper gegen citrullinierte Proteine/Peptide) ersetzt werden soll.

Aufgrund des synthetischen Antigens sind die Assays zum Nachweis der ACPA zufriedenstellend standardisiert und die Ergebnisse damit vergleichbar. Dies gilt nicht für den Nachweis von RF. Wie eingangs erwähnt, existieren hier unterschiedlichste Testsysteme, mit denen durchaus diskrepante Ergebnisse erzielt werden können.

LEITLINIEN

Erhöhte RF und ACPA haben Eingang in die Klassifikationskriterien der European League Against Rheumatism und des American College of Rheumatology (EULAR/ACR-Klassifikationskriterien) der rheumatoiden Arthritis (RA) gefunden und sollten daher bei jedem klinischen Verdacht auf diese Erkrankung bestimmt werden. Werte innerhalb des Referenzbereiches werden mit 0 Punkten im Scoring bewertet. Erhöhte Werte von RF oder ACPA, die sich jedoch unterhalb des dreifachen Wertes der oberen Referenzbereichsgrenze befinden, werden mit 2 Punkten und darüber liegende Werte mit 3 Punkten bewertet.

Aletaha D et al. *2010 rheumatoid arthritis classification criteria: an American College of Rheumatology/European League Against Rheumatism collaborative initiative.* Ann Rheum Dis 2010; 69(9):1580–1588.

Sowohl RF als auch ACPA können bereits Jahre vor der klinischen Krankheitsmanifestation nachgewiesen werden. Hohe Level korrelieren mit einer schlechten Prognose. Als Verlaufsparameter sind beide Antikörper nicht mit der klinischen Krankheitsaktivität korreliert, somit sind Verlaufskontrollen nach erfolgter Diagnosestellung nicht indiziert.

1.1.3 Antinukleäre Antikörper (ANA)

DEFINITION

Der Begriff „antinukleäre Antikörper" beschreibt eine ganze Gruppe von Autoantikörpern, die gegen Antigene im Zellkern und im Zytoplasma gerichtet sind. Sinnvoller wäre also die Bezeichnung antizelluläre Antikörper, die sich aber aus historischen Gründen bislang noch nicht durchgesetzt hat.

Bereits in den 50er-Jahren wurde erkannt, dass das bei Patienten mit systemischem Lupus erythematodes (SLE) häufig beobachtetete LE-Zell-Phänomen wahrscheinlich auf Autoantikörpern gegen Zellkernbestandteile beruht. Dementsprechend wurden indirekte Immunfluoreszenztests (iIFT) entwickelt; zunächst auf Geweben und später auf Monolayern kultivierter Zellen. Bemühungen zur Standardisierung führten dann zum heute verwendeten iIFT auf Hep2G-Zellen. Im Laufe der Zeit konnte eine ganze Reihe spezifischer Targetmoleküle dieser Antikörper aufgereinigt und charakterisiert werden. Diese werden gewöhnlich unter dem Begriff ENA (extrahierbare nukleäre Antigene) zusammengefasst. Für die meisten Autoantikörper, die gegen eine dieser ENA-Spezifitäten gerichtet sind, konnte eine Assoziation zu bestimmten Erkrankungen nachgewiesen werden. Die genaue Kenntnis dieser Antigene erlaubte dann die Entwicklung von monospezifischen oder Multiplex-Immunoassays zum direkten Nachweis der krankheitsassoziierten Antikörper.

LEITLINIEN

Mehrere Fachgesellschaften empfehlen nach wie vor die Durchführung des ANA-iIFT als Goldstandard und initialen Schritt der Autoantikörpersuche bei Kollagenosen. Einen Überblick bietet die folgende Publikation:
Agmon-Levin N et al. *International recommendations for the assessment of autoantibodies to cellular antigens referred to as antinuclear antibodies.* Ann Rheum Dis 2014; 73(1):17–23.

Diese Empfehlung ist aus mehreren Gründen sinnvoll: Der ANA-iIFT hat eine ausgezeichnete Sensitivität. Er ist kostengünstig, weil mit einem Ansatz auf das Vorliegen einer großen Anzahl von Autoantikörpern getestet werden kann. Dem erfahrenen Diagnostiker und Kliniker erlauben die Titerhöhe und das Fluoreszenzmuster eine Plausibilisierung von Ergebnissen diverser monospezifischer Immunoassays.

Nachteile der ANA-Testung sind die schlechte Standardisierung sowie die Subjektivität bei der Auswertung. Auch ist eine gewisse Erfahrung bzw. Training der Befundenden unbedingt notwendig. Hinsichtlich der Standardisierung sind jedoch in den letzten Jahren deutliche Verbesserungen erzielt worden. Dies geschieht zum einen durch eine zunehmend automatisierte Bearbeitung der bislang manuell durchgeführten Tests. Zum anderen gibt es internationale Bemühungen zur Standardisierung der Auswertung und Nomenklatur der beobachteten Fluoreszenzmuster.

LEITLINIEN

Seit dem Jahre 2015 existiert ein internationaler Konsensusvorschlag für die Identifikation und Benennung der ANA-Muster, der laufend weiterentwickelt wird: Chan EK et al. *Report of the First International Consensus on Standardized Nomenclature of Antinuclear Antibody HEp-2 Cell Patterns 2014–2015.* Front Immunol 2015; 6:412.

Bemerkenswert an dem Vorschlag ist, dass hier nicht nur die klassischen nukleären und nukleolären Muster Eingang gefunden haben, sondern auch zytoplasmatische Fluoreszenzmuster im Befund mit angegeben werden sollen. Klinische Bedeutung haben solche Befunde am ehesten bei inflammatorischen Myopathien oder bei autoimmunen Lebererkrankungen, sodass eine sinnvolle Befundinterpretation nur in Verbindung mit einer klinischen Fragestellung möglich ist. ANA-Testungen sollten idealerweise nur beim begründeten klinischen Verdacht auf eine entzündliche rheumatische Erkrankung durchgeführt werden.

CAVE

Kliniker, die mit diesen Verfahren wenig vertraut sind, setzen die ANA-Tests häufig in Form eines Screenings ein. Da jedoch ca. 30 % eines gesunden Kollektivs von Blutspendern einen ANA-Titer von 1:80 und immerhin 5 % einen Titer von 1:160 aufweisen, wird so eine Vielzahl fragwürdiger Befunde ohne jegliche klinische Relevanz produziert, die eher zur Verunsicherung der Patienten und Ärzte beiträgt.

In Abhängigkeit von der klinischen Fragestellung sollten positive ANA-Befunde weiter abgeklärt werden, das heißt, es wird eine Differenzierung und Identifikation der dem Muster zu Grunde liegenden Autoantikörper angestrebt. Dies kann mit Hilfe von monospezifischen (ELISAs) oder Multiplex-Assays (meistens Blots) durchgeführt werden. Hier gilt es anzumerken, dass die Standardisierung dieser Tests bislang äußert mangelhaft ist, sodass mit Testvarianten unterschiedlicher Hersteller durchaus diskrepante Ergebnisse möglich sind. Dies erfordert dann häufig wieder eine Plausibilisierung mit Hilfe der iIFT. Auch die Performance der Tests im Hinblick auf ihre klinische Sensitivität (Unterscheidung von Gesunden und Kranken) ist häufig nicht ausreichend gut charakterisiert. Hier besteht ein erhebliches Verbesserungspotenzial.

Eine wirkliche Verbesserung der ANA-Diagnostik gab es in den letzten Jahren durch die Einführung des anti-DFS70-Antikörpers. Wenn bei einem positiven ANA-Test keiner der klassischen krankheitsassoziierten Autoantikörper nachgewiesen werden kann, sondern ausschließlich anti-DFS70-Antikörper gefunden werden, so ist das Risiko für diese Patienten, an einer entzündlichen rheumatischen Erkrankung zu leiden, sogar geringer als das Risiko der Normalbevölkerung. Mit anderen Worten: Bei einem isoliert positiven anti-DFS70-Antikörper ist trotz positivem ANA-Befund eine rheumatische Erkrankung nahezu ausgeschlossen. Die Bestimmung von anti-DFS70 sollte daher zukünftig in die Differenzierung von ANA integriert werden.

Auch wenn, wie eingangs geschildert, die Testung auf ANA im iIFT als primärer Screening-Test angesehen wird, ist die Sensitivität für die Detektion der spezifischen Autoantikörper sehr unterschiedlich. Als Beispiele seien hier genannt die anti-Ro (SS-A)-Antikörper sowie alle Myositis-spezifischen bzw. Myositis-assoziierten Antikörper. Beim Vorliegen eines starken klinischen Verdachtes auf eine Erkrankung, bei der diese Antikörper vorliegen können, sollte auch bei negativem ANA-Befund ein direkter Nachweis dieser Antikörper mit ELISA oder Blot angestrebt werden.

1.1.4 Anti-Neutrophile-zytoplasmatische Antikörper (ANCA), anti-PR3, anti-MPO

DEFINITION

ANCA sind Autoantikörper gegen zytosolische Bestandteile von neutrophilen Granulozyten. Der Nachweis erfolgt über einen indirekten Immunfluoreszenztest unter der Verwendung von fixierten Granulozyten als Substrat.

In ethanolfixierten Granulozyten lassen sich unterschiedliche Muster der ANCA abgrenzen: Bei einer perinukleären Fluoreszenz handelt es sich um pANCA, bei einer zytoplasmatischen um cANCA. In formalinfixierten Granulozyten zeigt sich bei „echten“ p- und cANCA eine granuläre zytoplasmatische Fluoreszenz. Fehlt diese, so werden die ANCA als atypische ANCA oder xANCA bezeichnet, wobei jedoch hierfür keine einheitliche Nomenklatur existiert.

ANCA finden sich nicht nur bei den ANCA-assoziierten Vaskulitiden, sondern auch bei einer Reihe anderer Erkrankungen (primär-sklerosierende Cholangitis, Colitis ulcerosa oder Autoimmunhepatitis). Beim nunmehr, ähnlich wie bei den ANAs üblichen, breiten Einsatz der ANCAs zum Screening ohne klare klinische Fragestellung entsteht so ein hoher Anteil positiver Befunde, deren klinische Bedeutung unklar ist. Eine Verbesserung dieser Situation wurde durch die Entdeckung der Zielantigene der Autoantikörper erreicht. Es handelt sich um die Myeloperoxidase (MPO) und um die Proteinase 3 (PR3). Dadurch konnten Immunoassays entwickelt werden, die eine höhere Spezifität für die Diagnose von ANCA-assoziierten Vaskulitiden aufweisen. Durch methodische Verbesserungen, insbesondere der Assays zum Nachweis von anti-PR3, konnte auch die anfänglich schlechte Sensitivität deutlich gesteigert werden.

EVIDENZ

In einer unlängst publizierten Studie konnte gezeigt werden, dass diese Immunoassays hinsichtlich ihrer Sensitivität und ihrer Spezifität den klassischen Immunfluoreszenztesten sogar überlegen sind. Daher wurde kürzlich die Internationale Konsensusempfehlung zur ANCA-Diagnostik dahingehend abgeändert, dass zukünftig der Nachweis von Antikörpern gegen PR3 und MPO, und nicht wie bisher der Nachweis von ANCA, der erste Schritt im Diagnosealgorithmus zum Nachweis einer ANCA-assoziierten Vaskulitis sein soll (Bossuyt et al. 2017).

1.1.5 Antiphospholipid-Antikörper

DEFINITION

Bei Antiphospholipid-Antikörpern handelt es sich um eine heterogene Gruppe von Antikörpern, die gegen Epitope von Phospholipiden oder Phospholipid-bindenden Proteinen gerichtet sind. Neben klinischen Kriterien ist der Nachweis solcher Antikörper ein laborchemisches Kriterium für die Diagnose des **Antiphospholipid-Syndroms** (APS, ➤ Tab. 1.1). Das APS kann im Kontext eines systemischen Lupus erythematodes (➤ 5.4) auftreten.

Prinzipiell existieren zwei unterschiedliche Verfahren zum Nachweis dieser Antikörper: Sie können einerseits funktionell in phospholipidabhängigen Gerinnungstests nachgewiesen werden. Dort interferieren sie mit der In-vitro-Testung und verlängern die entsprechenden Gerinnungszeiten, was paradoxerweise zur Bezeichnung Lupus-Antikoagulans geführt hat, obwohl klinisch keine Blutungsneigung, sondern ein thrombophiler Zustand vorliegt. Die Diagnostik eines Lupus-Antikoagulans erfolgt im Rahmen einer Stufendiagnostik, bei der zunächst Screeningtests verwendet werden, die empfindlich auf das Fehlen von Phospholipiden reagieren. Sollte es hier zu einer Verlängerung der Gerinnungszeit

Tab. 1.1 Antiphospholipid-Syndrom

Klassifikationskriterien des Antiphospholipid-Syndroms (Miyakis et al. 2006)
Serologische Kriterien: • I. positives Lupus-Antikoagulans • II. Anti-Cardiolipin-Antikörper (> 40 U/ml oder > 99. Perzentile des Labortests) • III. β_2-Glykoprotein-Antikörper (> 99. Perzentile des Labortests) Bestätigungstest der oben genannten Befunde nach 12 Wochen
Klinische Kriterien: • I. Eine oder mehrere arterielle oder venöse Thrombosen • II. Schwangerschaftskomplikationen (Abort eines normal entwickelten Feten ab der 10. Schwangerschaftswoche oder eine/mehrere Frühgeburten vor der 34. Schwangerschaftswoche aufgrund einer Eklampsie, Präeklampsie oder Plazentainsuffizienz oder drei und mehr Aborte vor der 10. Schwangerschaftswoche ohne chromosomale, anatomische und hormonelle Ursachen).

kommen, wird im zweiten Schritt ein Faktorenmangel ausgeschlossen, da dieser ja auch zu einer verlängerten Gerinnungszeit führen könnte. Im dritten Schritt wird dann durch die Zugabe von Phospholipiden getestet, ob sich die Verlängerung der Gerinnungszeit durch diese Zugabe korrigieren lässt. Nach den Leitlinien der Internationalen Gesellschaft für Hämostase und Thrombose erfolgt diese Testung mit zwei unterschiedlichen Gerinnungstests (häufig aPTT und dRVVT).

Andererseits kann ein Nachweis von Antiphospholipid-Antikörpern auch durch immunologische Methoden erfolgen. Als Antigene konnten sich hier Cardiolipin und β_2-Glykoprotein etablieren. Auf Grund der biochemischen Eigenschaften dieser Antigene sind diese Teste trotz erheblicher Bemühungen bislang nur unzureichend standardisiert.

Der Nachweis eines Lupus-Antikoagulans oder von Anti-Cardiolipin- bzw. β_2-Glykoprotein-Antikörpern gilt nur dann als APS-Kriterium, wenn sie über mehr als 12 Wochen nachgewiesen werden konnten. In der Praxis stellt das den Kliniker vor das Problem, dass nach einem thrombotischen Ereignis möglicherweise eine Prophylaxe mit Vitamin-K-Antagonisten oder direkten oralen Antikoagulanzien begonnen wurde. Die Diagnostik eines Lupus-Antikoagulans unter einer solchen Therapie ist jedoch in der Regel nicht möglich.

1.2 Bildgebende Diagnostik

Im klinischen Alltag ist es gerade bei den rheumatischen Erkrankungen entscheidend, frühzeitig valide Informationen über den Krankheitsstatus und den Krankheitsverlauf zu erhalten. Dies ermöglicht eine individuelle Bewertung und die rechtzeitige medikamentöse Behandlung mit anschließender Beurteilung des Therapieerfolgs und somit ein zielorientiertes und evidenzbasiertes Krankheitsmanagement. Die Diagnosestellung der rheumatischen Erkrankungen basiert auf drei diagnostischen Säulen. Neben der klinischen Evaluation und der umfassenden Labordiagnostik ist der gezielte Einsatz bildgebender Verfahren von hoher Relevanz. Eine frühzeitige Diagnosestellung kann nur gelingen, wenn ein diagnostisches Verfahren die frühzeitig manifesten morphologischen Stigmata der rheumatischen Erkrankungen zuverlässig detektiert und quantifiziert.

Die entsprechenden bildmorphologischen Merkmale der jeweiligen rheumatischen Erkrankungen sowie die einzusetzenden bildgebenden Verfahren werden in den einzelnen Kapiteln vorgestellt. In diesem Kapitel werden die einzelnen Methoden der Bildgebung und deren Vor- und Nachteile vorgestellt.

1.2.1 Sonografie

Übersicht

- Die Sonografie ist eine ubiquitär verfügbare Methode mit hoher Sensitivität und Spezifität in der Visualisierung gelenknaher Veränderungen (Synovialitis, Erosionen, Gelenkerguss), jedoch besteht eine Limitation hinsichtlich ihres Einsatzes bei erschwert zugänglichen Gelenkpartitionen.
- Zur Beurteilung entzündlicher Gefäßveränderungen (mit Ausnahme der Aorta) stellt die Sonografie eine Methode der Wahl dar.
- Im Rahmen des Organscreenings in der Behandlung von Kollagenosen und Vaskulitiden stellen die Sonografie des Abdomens und die Echokardiografie einen festen Bestandteil im diagnostischen Schema dar.
- Die diagnostische Wertigkeit der Sonografie kann durch die Verwendung von Doppler-/Duplexoptionen und Ultraschallkontrastmittel erhöht werden.
- Problematisch erscheinen die hohe Abhängigkeit der Sonografie von der Expertise des Untersuchers und der hohe Zeitbedarf, insbesondere bei der systematischen Bildgebung zahlreicher Gelenke.

Die Sonografie ist in der Diagnostik rheumatischer Erkrankungen bereits im Rahmen der initialen klinischen Evaluation häufig integriert. Darüber hinaus ermöglicht sie eine wertvolle Verlaufsbeurteilung der Patienten mit Bewertung von therapeutischen Effekten. Der Einsatz von **Ultraschallkontrastmittel** mit bekannt geringem Risikoprofil erlaubt es, sehr sensitiv und mit hoher Spezifität entzündliche Veränderungen, beispielsweise in Form einer Synovialitis bzw. Tendovaginitis, zu visualisieren sowie einen möglichen Gelenkerguss zu erfassen und zu quantifizieren. Die **Doppler- und Duplexoptionen** ergänzen die Leistungsfähigkeit des Ultraschalls. Sie erlauben eine der Kontrastmittelsonografie vergleichbare Visualisierung der entzündungsbedingten Hyperämie.

Zur Gewinnung von Gelenkflüssigkeit, beispielsweise bei erregerbedingter Arthritis, kann die Sonografie ebenfalls gezielt eingesetzt werden. Der Einsatz **hochauflösender Linearschallköpfe** (bis 20 Megahertz) erlaubt es zudem, gelenknahe Erosionen sowie ein entzündliches Wandödem im Rahmen einer Gefäßentzündung sicher nachzuweisen. Zusätzlich kommt der Sonografie des Abdomens in Kombination mit einer Echokardiografie eine entscheidende Bedeutung im Rahmen des Organscreenings in der Diagnostik von Kollagenosen und Vaskulitiden zu.

Diagnostik der Gelenke und gelenknahen Strukturen

Die ultraschallbasierte Bildgebung kann auf zwei Arten erfolgen:

- Systematisch: Einschluss einer Vielzahl von Gelenken unter Verwendung schematisierter Scores – verbunden mit einem hohen Zeitbedarf pro Patient
- Fokussiert: Gezielte Evaluation eines klinisch auffälligen Gelenks – in der Versorgung der Patienten unerlässlich

Die sonografische Bildgebung erfasst die **Synovialitis** mit Nachweis der verdickten und hyperämisch veränderten Synovia wie auch einen **Gelenkerguss.** Die Beurteilung der **Gelenkspaltweite** ist anspruchsvoll in der Durchführung und nur schwer reproduzierbar. Dagegen gelingt die Dokumentation von **Erosionen,** die bis subkortikal reichen, sehr zufriedenstellend. Auch begleitende entzündliche Manifestationen in Bursen und Sehnenscheiden können zuverlässig beurteilt werden.

CAVE

Die Diagnostik mittels Ultraschall ermöglicht eine sehr wertvolle Bildgebung für die gut zugänglichen und peripheren Gelenke. Limitationen sind für die tiefer gelegenen Gelenke zu erwarten.

Gefäßdiagnostik

Die umfangreichen Optionen der Sonografie erlauben zudem eine exzellente Diagnostik von **Gefäßveränderungen** wie dem entzündlichen Gefäßwandödem im Bereich der Arteria temporalis, der extrakraniellen Arterien und der Extremitätenarterien (➤ Abb. 1.1, ➤ Abb. 1.2). Die Beurteilung einer Aortitis gelingt durch die Sonografie nicht. Durch die Sonografie können auch die Folgen einer Gefäßwandentzündung mit der Quantifizierung von Gefäßstenosen, der Darstellung thrombotischer Wandveränderungen und embolischer Gefäßverschlüsse beurteilt werden. Des Weiteren wird die Echokardiografie zur Abschätzung des pulmonalarteriellen Drucks bei Patienten mit einer Kollagenose eingesetzt.

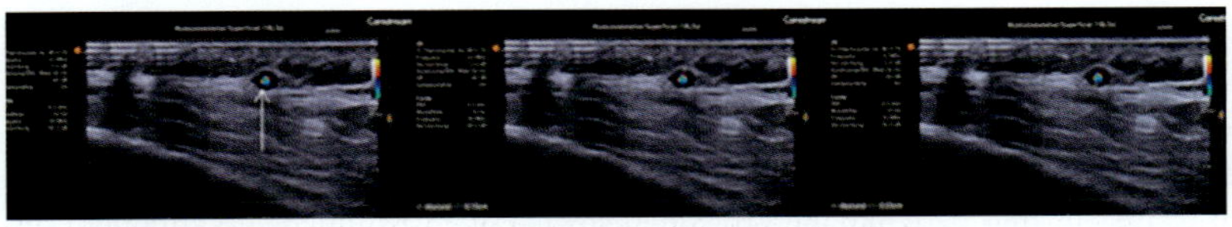

Abb. 1.1 Hochauflösende Sonografie eines Endastes der Arteria temporalis (Gefäßdurchmesser 1,5 mm) mit Darstellung eines Gefäßwandödems (Pfeil) bei einer Arteriitis temporalis. [T816–2]

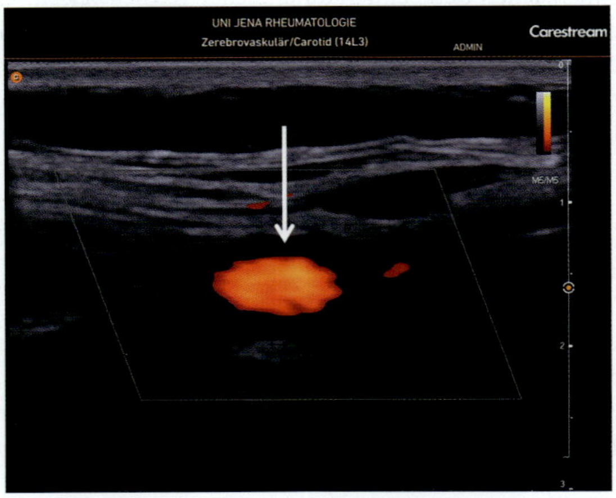

Abb. 1.2 Farbdopplersonografie der Arteria carotis mit Nachweis eines Gefäßwandödems (Pfeil) bei einer Riesenzellarteriitis. [T816–2]

Organscreening

Die Sonografie spielt eine entscheidende Rolle in der Durchführung eines Organscreenings im Rahmen der Diagnostik von Kollagenosen und Vaskulitiden. Hierzu kommen vor allem die Sonografie des Abdomens und die Echokardiografie zum Einsatz.

Nachteile der sonografischen Diagnostik

Neben dem teils hohen Zeitbedarf ergeben sich Limitationen aufgrund der hohen **Variabilität der Resultate** zwischen unterschiedlichen Untersuchern wie auch in der **Reproduzierbarkeit** der Ergebnisse eines Untersuchers. Generell ist die diagnostische Wertigkeit der Sonografie in hohem Maße abhängig von der Expertise des Untersuchers und der Leistungsfähigkeit des Geräts. Diagnostische Resultate sind häufig schwierig zu reproduzieren und retrospektiv zu beurteilen. Hierin ist die sonografische Diagnostik den Röntgenaufnahmen unterlegen, die inzwischen meist in digitaler Form archiviert werden und damit den Verlauf einer rheumatischen Erkrankung jederzeit retrospektiv bewertbar und vergleichbar machen.

1.2.2 Röntgendiagnostik

Übersicht

- Die Röntgendiagnostik gilt aktuell auch weiterhin als das empfohlene Verfahren zur Darstellung von gelenknahen Veränderungen.
- Problematisch ist jedoch die geringe diagnostische Sicherheit in der Erfassung frühzeitiger (initialer) Gelenkveränderungen, zumal die gelenknahen Erosionen eher den prolongierten Krankheitsverlauf kennzeichnen.
- Zusätzlich werden Röntgenaufnahmen der Wirbelsäule zur Beurteilung von degenerativen Veränderungen und Wirbelkörperfrakturen bei einer Osteoporose eingesetzt.

Die Basisdiagnostik bei rheumatischen Gelenkerkrankungen und von degenerativen Veränderungen der peripheren Gelenke und der Wirbelsäule beruht nach wie vor auf der Verwendung von Röntgenbildern. Röntgenaufnahmen sind kostengünstig, ubiquitär verfügbar, archivierbar und damit pro- und retrospektiv bewertbar.

Röntgenaufnahmen peripherer Gelenke

Die **Röntgenaufnahme in zwei Ebenen** (anterior-posteriorer Strahlengang und Schrägprojektion) gilt nach wie vor als der „Goldstandard“ für die Diagnosesicherung und die Prognosebeurteilung einer Manifestation von rheumatischen Erkrankungen an den peripheren Finger- und Zehengelenken. Die Akquisition einer **Schrägprojektion** erhöht dabei die diagnostische Sicherheit, da Erosionen wie auch andere bildmorphologische Stigmata so zuverlässiger detektiert und von projektionsbedingten Fehlinterpretationen differenziert werden können.

Röntgenaufnahmen bieten eine hohe diagnostische Spezifität bei Patienten mit einer rheumatoiden Arthritis (RA), Psoriasis-Arthritis, Fingerpolyarthrose und Arthrose der großen Gelenke. Die Röntgendiagnostik erlaubt es, die Summe aller Gelenkveränderungen zwischen zwei Aufnahmezeitpunkten darzustellen und die kumulative Konsequenz der Synovialitis als inflammatorischen Prozess zu reflektieren. Als Zeichen einer RA in den Hand- und Fußgelenken gelten die periartikuläre Demineralisation, die Gelenkspaltverschmälerung und das Auftreten von Erosionen.

Röntgenuntersuchungen der Hände und der Vorfüße sind Grundlage für die Erfassung destruierender Gelenkveränderungen und der arthritischen Kollateralphänomene. Sie finden daher in diversen Scoring-Methoden in der Beurteilung einer RA umfassende Berücksichtigung. Hierbei sind die aufgeführten Scoring-Methoden ein etablierter Bestandteil in der Erfassung radiologischer Veränderungen einer RA. Für die Psoriasis-Arthritis und die Fingerpolyarthrosen sind ebenfalls Scoring-Methoden beschrieben, die aber bevorzugt im Rahmen von klinischen Studien eingesetzt werden.

Scoring-Methoden für die RA

Scoring-Methoden dienen der semiquantitativen Erfassung der im Röntgenbild erkennbaren Veränderungen im individuellen Verlauf einer rheumatischen Erkrankung. Da sich das klinische Bild ständig verändert, charakterisiert das Röntgenbild den individuellen Krankheitsstatus objektiver als die Einschätzung des klinisch tätigen Arztes und des Patienten selbst.

Die Scoring-Methoden korrelieren signifikant mit klinischen Daten. Ihr Hauptaugenmerk liegt auf den erosiven Gelenkveränderungen sowie dem Gelenkknorpelverlust (Gelenkspaltverschmälerung). Dabei lassen sich folgende Methoden unterscheiden:

- Die Methode nach Sharp zählt die Erosionen pro Gelenk und beurteilt separat die Gelenkspaltweite an der Hand.
- Der modifizierte Sharp-van der Heijde-Score bewertet die Erosionen und die Gelenkspaltweite an der Hand und den Füßen.
- Der Ratingen-Score ermittelt den prozentualen Anteil der destruierten Gelenkflächen.
- Die Larsen-Klassifikation bewertet neben Erosionen auch die Gelenkspaltverschmälerung und gelenknahe Osteoporose.
- Die im Jahre 1949 definierten Steinbrocker-Kriterien bewerten nur das am stärksten betroffene Gelenk.

Für jede Scoring Methode gilt es, eine entsprechend definierte Anzahl an Hand- und Fußgelenken nach dem jeweiligen Ausmaß möglicher krankheitsbedingter Veränderungen im Röntgenbild zu beurteilen.

Röntgenaufnahmen der Wirbelsäule

Zur Beurteilung von degenerativen Veränderungen der Wirbelsäule werden im Rahmen der initialen Diagnostik Röntgenaufnahmen der Wirbelsäule eingesetzt. Des Weiteren stellen Röntgenaufnahmen der BWS und LWS in zwei Ebenen die Standarddiagnostik in der Quantifizierung von osteoporotischen Wirbelkörperfrakturen dar. Hierzu wurde die Schweregradeinteilung der Wirbelkörperfrakturen nach Genant etabliert (➤ 8.1).

Die Evaluation von entzündlichen Veränderungen ist anhand von Röntgenaufnahmen der Wirbelsäule nicht möglich. In den Röntgenaufnahmen können nur die späteren Folgen einer Entzündung an der Wirbelsäule abgebildet werden.

Nachteile der Röntgendiagnostik

Nachteile liegen in der **Eindimensionalität** von Röntgenbildern, die nur partiell durch die Anfertigung einer Schrägprojektion ausgeglichen werden kann. Erkennbar sind oft nur randständige Knochendefekte. Zudem können eventuelle **Überlagerungen** (z. B. bei Fehlstellungen) randständige Usuren verdecken, welche mittels MRT- oder CT-Untersuchungen sensitiver darstellbar sind. Ungleiche Schritte auf der numerischen Skala eines Scores führen zur **Überbewertung frühmanifester Veränderungen** und ermöglichen keine ausreichende Bewertung weiterer krankheitsspezifischer Alterationen im Verlauf der RA (sogenannte Änderungssensitivität).

CAVE

Der Wert von **Röntgenaufnahmen der peripheren Hand- und Vorfußgelenke** ist generell als diagnostisches Verfahren **im Frühstadium** einer rheumatischen Erkrankung umstritten. Zum einen ermöglichen sie nur eine orientierende Erfassung von periartikulären Weichteilveränderungen, zum anderen treten erosive Veränderungen erst in einem fortgeschrittenen Stadium auf. Sie weisen mithin bereits auf eine fortgeschrittene, oftmals irreversible Gelenkdestruktion hin.

1.2.3 Computerassistierte Diagnoseverfahren

Übersicht

- Durch die Verwendung computerassistierter Diagnoseverfahren (Gelenkspaltweitemessung und Digitale Radiogrammetrie) können geringe krankheitsspezifische Gelenkveränderungen, wie eine beginnende Gelenkspaltweitereduktion (oder bei Gelenkerguss auch eine Erweiterung des Gelenkspaltes) sowie eine Demineralisation, zuverlässig anhand von Röntgenaufnahmen der Hand detektiert werden.
- Die computerassistierte Gelenkspaltweitemessung und die Digitale Radiogrammetrie können ohne weitere Strahlenbelastung pro- und retrospektiv angewandt werden.

Die Beurteilung und Quantifizierung von Gelenkspaltverschmälerungen sowie der periartikulären Osteoporose mittels Röntgenaufnahmen im Frühstadium der Erkrankungen unterliegt regelhaft einer subjektiven und damit unzuverlässigen Einschätzung des bewertenden Arztes.

Die Aussagekraft der Röntgendiagnostik und der Scoring-Methoden lässt sich mit der Gewinnung von quantitativen Daten durch computerassistierte Diagnoseverfahren (CAD) verbessern. Diese können die initialen Gelenkspaltverschmälerungen der peripheren Handgelenke und die periartikuläre Demineralisation insbesondere im Frühstadium einer rheumatischen Erkrankung präziser charakterisieren. In den folgenden Abschnitten werden die auf der Röntgendiagnostik basierenden computerassistierten Diagnoseverfahren im Detail vorgestellt.

Bereits frühzeitig tritt z. B. bei der RA die periartikuläre Demineralisation auf. Diese kann mittels der **Digitalen Radiogrammetrie (DXR)** quantifiziert werden. Die Detektion der periartikulären Osteoporose hat einen hohen diagnostischen Stellenwert, da ein rascher Verlust an periartikulärer Knochenmasse häufig mit einem aggressiven Krankheitsverlauf, einer höheren Mortalität und dem späteren Auftreten von Erosionen und Gelenkdestruktionen verbunden ist.

Messung der Knochenmineraldichte mittels DXR

Die auf Röntgenbildern basierende Knochenmineraldichtemessung mit der DXR (Digitale Radiogrammetrie) zeichnet sich durch eine ubiquitäre Verfügbarkeit aus, ohne dass der Patient einer Exposition zusätzlicher Röntgenstrahlen (effektive Strahlendosis einer Handröntgenaufnahme: <0,05 mSv) ausgesetzt wird.

Die Bestimmung der Knochenmineraldichtemessung mittels der DXR wird im diaphysären Bereich der Metakarpalknochen des zweiten bis vierten Fingers automatisch durchgeführt. Hierzu wird eine Handröntgenaufnahme der nichtdominanten Hand im anterior-posterioren Strahlengang benötigt (➤ Abb. 1.3). Messungen an der dominanten Hand werden vermieden, da durch die gesteigerte physische Aktivität der dominanten Hand fälschlicherweise zu hohe Resultate zu erwarten sind.

Unter der Annahme eines elliptischen Knochenmodells werden für die Ermittlung der Knochenmineraldichte („bone mineral density", BMD) und des Metakarpal-Index (MCI) die Mittelwerte des Außendurchmessers der Metakarpalknochen (W) und die kortikale Dicke (CT) des zweiten bis vierten Metakarpalknochens berechnet.

Das DXR-System ermöglicht es, vorhandene digital oder auch konventionell angefertigte Röntgenaufnahmen retrospektiv einzuscannen, zu analysieren und auszuwerten. Anhand dieser Daten sind Verlaufsstudien jederzeit durchführbar. Aktuell ist eine Version der DXR verfügbar, die eine direkte Analyse der digital existenten Bilddaten ermöglicht. Das Einscannen von Röntgenbildern ist bei diesem Verfahren nicht mehr erforderlich.

Analyse der Gelenkspaltweite

Die **semi-automatische Analyse der Gelenkspaltweite** als weiteres computerassistiertes Verfahren basiert auf der Detektion der kortikalen Begrenzungen der gelenkbildenden ossären Strukturen. Hierbei wird durch den Untersucher eine rechteckige ROI („region of interest") so positioniert, dass das gewünschte Fingergelenk des 2. bis 5. Fingers ausgewählt wird und zudem die Ausrichtung der ROI möglichst orthogonal zu den knöchernen Gelenkbegrenzungen lokalisiert ist.

Nachfolgend erkennt die implementierte Software die kortikalen gelenkbildenden Begrenzungen beispielsweise der proximalen Phalanx und des Metakarpalköpfchens und generiert eine 1,5 cm lange Konturlinie entlang dieser knöchernen Begrenzungen (➤ Abb. 1.4). Anschließend wird automatisch die Distanz zwischen den beiden Konturlinien als Funktion der lokalen horizontalen Pixel-Position berechnet, wobei der Messbereich des Gelenkspalts automatisch visuell markiert wird.

Als Resultat wird der Mittelwert (Einheit in mm) mit der geringsten Standardabweichung über einem Messintervall von 8 mm angegeben (➤ Abb. 1.4).

EVIDENZ

In zahlreichen Studien konnte nachgewiesen werden, dass beide CAD-Methoden eine krankheitsspezifische Verschlechterung ihrer Kenngrößen abhängig vom Schweregrad einer rheumatischen Erkrankung aufweisen und dies akzentuiert bei Vorliegen einer hohen Krankheitsaktivität auftrat. Darüber hinaus konnten die modernen CAD-Verfahren ihr Vorhersagepotenzial beweisen: Patienten mit verminderter Knochenmineraldichte in der DXR und reduzierter Gelenkspaltweite zu Beginn der Erkrankung zeigten im weiteren Krankheitsverlauf eine höhere Wahrscheinlichkeit für das Auftreten von Gelenkdestruktionen (Böttcher et al. 2005).

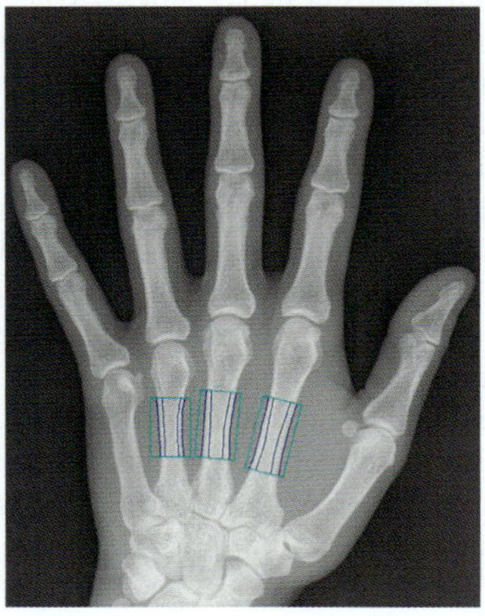

Abb. 1.3 Korrekte ROI-Positionierung im digitalisierten Röntgenbild durch die DXR. [T816–2]

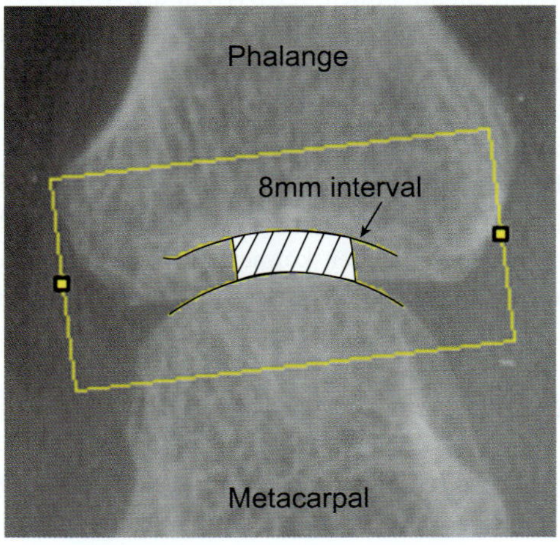

Abb. 1.4 Prinzip der semi-automatischen Gelenkspaltweitemessung an einem Metakarpophalangealgelenk. [T816–2]

Im Rahmen von Verlaufskontrollen routinemäßig angefertigter Handröntgenaufnahmen können somit beide computerassistierten Verfahren ohne weitere Strahlenbelastung und zusätzliche Kosten angewandt werden. Die klinische Implementierung kann sowohl prospektiv als auch retrospektiv erfolgen und ermöglicht die Bewertung des Erfolgs therapeutischer Maßnahmen.

1.2.4 Computertomografie

Übersicht

- Die Computertomografie wird zur Darstellung komplexer pathologischer Korrelate insbesondere im Bereich der Wirbelsäule und zur Operationsplanung eingesetzt.
- Zur Darstellung akuter entzündlicher Gefäßwandveränderungen ist die Computertomografie nicht die Methode der Wahl.
- Für die Beurteilung der Harnsäureablagerung ist die Computertomografie mittels Dual-Energy-Technik eine vielversprechende Methodik.

Die **Computertomografie** (CT) ist in Einzelfällen bei der detaillierten Darstellung fortgeschrittener ossärer Destruktionen hilfreich. Aufgrund der methodisch erforderlichen hohen Strahlenexposition ist sie jedoch nicht regelhaft einsetzbar. Andererseits bietet sich die CT gerade bei klinisch erheblich eingeschränkten Patienten an, da die Bilddaten schnell akquiriert werden können und daher eine geringere Anfälligkeit für Bewegungsartefakte aufweisen.

Die computertomografische Abbildung komplexer pathologischer Korrelate in der Begutachtung von Patienten und die Planung von operativen Eingriffen, insbesondere an der Wirbelsäule, gelten nach wie vor als Domäne der CT. Sie erlaubt in allen Raumebenen und als dreidimensionale Rekonstruktion eine hochwertige Abbildung des Bewegungsapparates, insbesondere der knöchernen Strukturen.

Intraoperative Bildgebung

Perspektivisch wird die Durchführung von Operationen an der Wirbelsäule mittels intraoperativer CT-Bildgebung und Navigation an Bedeutung gewinnen; dieses Vorgehen erlaubt die präzise Instrumentation komplizierter Eingriffe und stellt eine exakte Positionierung von Osteosynthesematerial sicher. Beispielsweise erleiden Patienten mit fortgeschrittenen axialen Spondyloarthritiden (Morbus Bechterew) oft nach Bagatelltraumata komplexe Verletzungen der Wirbelsäule. Die operative Versorgung, die sich in solchen Fällen anspruchsvoll gestaltet, wird durch eine intraoperative CT-Bildgebung signifikant erleichtert.

Darstellung von Gefäßpathologien

Die Darstellung von Gefäßpathologien beinhaltet arteriosklerotische Veränderungen wie Kalkplaques und Stenosierungen. Des Weiteren können sehr gut Stenosierungen oder Aneurysmata im Rahmen einer Vaskulitis abgebildet werden (Polyarteriitis nodosa, ➤ 7.3). Für die Dokumentation entzündlicher Gefäßwandveränderungen stellt die Computertomografie nicht die Methode der Wahl dar.

Nachteile der Computertomografie

Initiale Affektionen von Gelenken und Weichteilstrukturen werden mit der CT nicht ausreichend erfasst. Magnetresonanztomografie und Ultraschall sind wesentlich sensitivere Methoden zur Diagnostik von initialen Gelenkdestruktionen und assoziierten Weichteilveränderungen.

CAVE

Durch eine intravenöse Applikation von jodhaltigem Kontrastmittel kann die entzündliche Affektion von Weichteilstrukturen in der CT besser dargestellt werden. Sie geht jedoch auch mit Risiken einer jodinduzierten thyreotoxischen Krise und einer kontrastmittelinduzierten Nephropathie einher. Deshalb sind die vorherige Bestimmung der Nierenfunktionswerte (Kreatinin im Serum und glomeruläre Filtrationsrate) und der Ausschluss einer manifesten Hyperthyreose (mittels TSH-Wert) obligat.

Auch mit einer kontrastmittelverstärkten CT wird dennoch nicht die diagnostische Wertigkeit einer MRT- oder PET/CT-Diagnostik mit Fettsaturation zum Nachweis von entzündlich bedingten Ödemarealen erreicht.

Ausblick

Eine weitere Option wird künftig in Form der spektralen Bildgebung verfügbar sein. CT-Bilder, die mit einer differierenden Röhrenspannung (Kenngröße: Kilovolt, kV) erstellt werden, ermöglichen spezifische Gewebeanalysen. Es stehen verschiedene Techniken zur Verfügung:

- Verwendung von zwei CT-Röhren mit unterschiedlicher Röhrenspannung (Dual-Source-Technik)
- Schneller Wechsel der Röhrenspannung (kV-Switching)
- Verwendung spezieller Detektoren (Dual-Layer-Technik)

Neben einer erheblichen Reduktion an Strahlenexposition und Kontrastmittelvolumen gelingt die molekulare Spezifizierung verschiedener chemischer Verbindungen, beispielsweise von Harnsäurekristallen (Gicht) oder Nierensteinen.

1.2.5 Skelettszintigrafie

Die Skelettszintigrafie wird zur Darstellung einer entzündlichen Gelenkaffektion eingesetzt. Nachteile der Technik sind die limitierte Ortsauflösung und die begrenzte Verfügbarkeit.

Die **Skelettszintigrafie** ermöglicht es, in der Diagnostik der rheumatischen Erkrankungen spezifische Gelenkbefallsmuster zu erkennen und hierbei den gesamten Körper abzubilden. Als Radionuklid kommt ^{99m}Technetium zum Einsatz, welches sowohl entzündliche, postoperativ-reaktive als auch degenerative Gelenkaffektionen mit hoher Sensitivität, jedoch eingeschränkter Spezifität erfasst. Die Untersuchung besteht aus vier Phasen:

- Phase 1: Radionuklidangiogramm (nach 1–2 Minuten)
- Phase 2: Blutpoolphase (nach 3 Minuten)
- Phase 3: Statische Knochenphase (nach ca. 3 Stunden)
- Phase 4: Statisches Bild nach 24 Stunden

Die Phasen 1 und 2 charakterisieren die arterielle Durchblutung und die Gefäßpermeabilität. In der dritten Phase erfolgt die Visualisierung der osteogenen Aktivität mit einer Darstellung der Durchblutung des Knochens und nachfolgend der Akkumulierung des Radionuklids.

Nachteile der Skelettszintigrafie

Nachteile der Skelettszintigraphie sind die begrenzte Verfügbarkeit, eine lediglich orientierende morphologische Auflösung der Aktivitätsbilder und die Verwendung von (kostenintensiven) radioaktiven Substanzen. Letztere weisen eine differierende Halbwertszeit und eine variable Stabilität auf, die für die klinische Verwendung dennoch akzeptabel sind.

1.2.6 Leukozytenszintigrafie

Umstritten ist der diagnostische Wert von Indium-111-Oxin-markierten Leukozyten, dem Goldstandard der Leukozytenszintigrafie. Das Verfahren kann akute Infektionen, wie Osteomyelitis und Abzesse, mit einer Sensitivität und Spezifität von mehr als 90 % detektieren. Gerade die Bildgebung einer septischen Arthritis gelingt auf diese Weise zuverlässig. Bei chronischen Entzündungen mit geringer Leukozytenmigration in den Entzündungsfokus können jedoch auch falsch negative Resultate beobachtet werden. Für Patienten mit einer rheumatoiden Arthritis sind allerdings positive Ergebnisse trotz des chronischen Krankheitsverlaufs beschrieben worden.

1.2.7 Positronenemissionstomografie (PET und PET/CT)

Übersicht

- Durch die PET/CT gelingt die Darstellung von Stoffwechselvorgängen mit einer genauen anatomischen Zuordnung.
- Zur Darstellung einer Riesenzellarteriitis oder zur Differenzierung von unklaren entzündlichen Prozessen ist die PET/CT die Methode der Wahl.
- Nachteile der PET/CT sind die deutlich erhöhte Strahlenexposition sowie die limitierte Verfügbarkeit.

Die Positronenemissionstomografie (PET) kann allein oder in Kombination mit einer Computertomografie (CT) durchgeführt werden. Das PET-Verfahren gilt ebenso wie die Szintigrafie als funktionales Bildgebungsverfahren, da die **Abbildung von Stoffwechselvorgängen** im Vordergrund steht. Der Nachteil der PET ist die geringe Ortsauflösung. Durch die Kombination mit der CT gelingt eine genaue morphologische Zuordnung der Stoffwechselvorgänge.

Darstellung von Stoffwechselvorgängen und der Großgefäßvaskulitis

Die Verwendung von ^{18}F-Fluor-Desoxyglukose (FDG, Halbwertszeit von 110 min) stellt den Glukosemetabolismus sehr sensitiv dar, welcher bei krankheitsbedingt veränderten Zellen erhöht ist. ^{18}F-Fluor-Desoxyglukose wird intrazellulär phosphoryliert und zu FDG-6-Phosphat abgebaut. Dieses kann nicht weiter verstoffwechselt werden und akkumuliert so in unmittelbarer Nähe des Entzündungsfokus.

PET und PET/CT gewährleisten unter Verwendung von ^{18}F-Fluor-Desoxyglukose eine detaillierte Diagnostik von Großgefäßvaskulitiden und den entzündungsbedingt gesteigerten Stoffwechselvorgängen in der betroffenen Gefäßwand. Zudem ermöglicht die Applikation von jodhaltigem Kontrastmittel exzellente Gefäßdarstellungen mit Nachweis von Stenosen, Gefäßverschlüssen und der Differenzierung von arteriosklerotischen Gefäßwandveränderungen (Plaques, Ulcera, Thrombosierungen). Für die Visualisierung von entzündlich bedingten Gefäßwandveränderungen kleiner Gefäße (Arteriitis temporalis) wird eine Sonografie oder eine MRT-Bildgebung mit Fettsaturation und Kontrastmittelgabe favorisiert.

Vorteile von PET und PET/CT

In Kombination mit einer CT gelingt mit der PET neben der exzellenten Darstellung von Stoffwechselvorgängen auch eine detaillierte Abbildung der Morphologie. Des Weiteren wird die PET/CT zur Differenzierung unklarer entzündlicher Prozesse in der Rheumatologie eingesetzt. PET und PET/CT lassen für die Zukunft zahlreiche Innovationen erwarten, die die Wertigkeit der nuklearmedizinischen Methoden neu definieren. Leider ist die Liquidation einer PET/CT über die gesetzlichen Krankenkassen ausgesprochen limitiert und für eine Diagnostik rheumatischer Erkrankungen nicht vorgesehen.

Nachteile der PET/CT

Nachteilig für die PET/CT ist der hohe Zeitbedarf, der sich aus Warte-, Untersuchungs- und Rekonstruktionszeit ergibt. Die Strahlenexposition variiert je nach Gerätetyp, diagnostischer Qualität und Untersuchungsvolumen der Computertomografie und der applizierten Menge an Radiopharmakon, kann jedoch mehr als 15 mSv betragen. Des Weiteren ist die Wertigkeit des Verfahrens in der Verlaufskontrolle der Riezenzellarteriitis unklar. Zur Beurteilung einer Entzündung der Arteria temporalis ist die PET/CT aufgrund der fehlenden Auflösung nicht geeignet. Insbesondere bei Kindern wird die Etablierung einer Hybridtechnik unter Einsatz von Magnetresonanztomografie und PET empfohlen, jedoch ist eine PET/MRT bisher weder ubiquitär verfügbar, noch ist von den gesetzlichen Krankenkasse eine Erstattung der hohen Kosten in Aussicht gestellt worden.

1.2.8 Magnetresonanztomografie

Übersicht

- Die Magnetresonanztomografie (MRT) etabliert sich zunehmend auch in der Diagnosestellung unterschiedlichster rheumatischer Erkrankungen, da entzündliche Manifestationen eine Hyperämie verursachen, die durch eine intravenöse Kontrastmittelgabe hochsensitiv für unterschiedlichste Körperregionen detektiert werden kann.
- Hochauflösende Bildgebung in der MRT kombiniert mit einer fokussierten Sequenzauswahl, z. B. Sequenzen mit Fettsaturation, ermöglicht eine detailreiche Abbildung auch kleinster entzündlicher Foki in axialer, sagittaler und koronarer Orientierung.
- Für die MRT stehen gadoliniumhaltige Kontrastmittel zur Verfügung; deren standardmäßige intravenöse Applikation wird aktuell kontrovers diskutiert. Neben dem Auftreten einer nephrogenen systemischen Sklerose (NSF) wurden zuletzt auch Ablagerungen von Gadolinium im Gehirn (v. a. im Nucleus dentatus und Globus pallidum) insbesondere bei Mehrfachgaben und im Rahmen einer Nierenfunktionsstörung beobachtet, sodass derzeit die Empfehlung gilt, nur Kontrastmittel mit makrozyklischer Molekularstruktur zu verwenden.
- Die Kontrastmittelgabe in der MRT ist für die Darstellung von krankheitsspezifischen Veränderungen an der Hand und am Fuß weiterführend und wird empfohlen. Durch den hochsensitiven Nachweis von Knochenödemen und deren krankheitsspezifischer Manifestation bei der Verwendung von Sequenzen mit Fettsaturation kann jedoch häufiger auf eine Gabe gadoliniumhaltiger Kontrastmittel verzichtet werden, sodass deren Verwendung detaillierten Fragestellungen vorbehalten bleibt.

Die **Magnetresonanztomografie** (MRT) mit ihrer hohen Detailauflösung, der Möglichkeit der Fettsaturierung und dem exzellenten Gewebekontrast ist das bisher genaueste Verfahren zur Darstellung von Gelenkstrukturen. Es stehen flüssigkeitssensitive Sequenzen zur Visualisierung von Weichteil- und Knochenmarködemen und die Kontrastmittelgabe zur Beurteilung der Durchblutung (z. B. Hyperämie) zur Verfügung.

Als gesicherte Indikationen für die MRT gelten unter anderem die Verifizierung einer Sakroiliitis und die Dokumentation einer rheumatischen Manifestation in großen Gelenken und am kraniozervikalen Übergang.

LEITLINIEN

Eine S3-Leitlinie zur axialen Spondyloarthritis empfiehlt für die Sakroiliakalgelenke eine MRT-Bildgebung in schräg koronarer Schichtführung: Deutschen Gesellschaft für Rheumatologie et al.: *S3-Leitlinie Axiale Spondyloarthritis inklusive Morbus Bechterew und Frühformen.* AWMF-Register Nr. 060/003 (Stand: November 2013).

Der diagnostische Mehrwert einer MRT-Bildgebung der peripheren Gelenke ist weiterhin Gegenstand umfangreicher Diskussionen, deren Ergebnisse sich bisher nicht eindeutig in Leitlinien für die MRT-Bildgebung der rheumatoiden Arthritis wiederfinden.

Indikationen für Kontrastmittelgabe und Fettsaturierung

Die wesentlichen diagnostischen Informationen einer nativen MRT-Diagnostik beinhalten die morphologische Darstellung von Knochenmark- und Weichteilödemen sowie die Detektion eines möglichen Gelenkergusses. Gerade die Notwendigkeit einer intravenösen Kontrastmittelgabe wird vielfach diskutiert, denn mit flüssigkeitssensitiven und fettsaturierten Sequenzen gelingt bereits durch die Beschreibung der Knochenmark- und Weichteilödeme eine weitreichend präzise Diagnosestellung.

Für die Untersuchung der **großen und kleinen Gelenke** wird aktuell die MRT-Diagnostik mit Kontrastmittelapplikation und Akquisition von fettsaturierten Sequenzen nach Kontrastmittelgabe favorisiert. Aus Sicht der Autoren ist es gerechtfertigt, wenn eine primäre Kontrastmittelgabe in der Darstellung von **Pathologien der Wirbelsäule** unterbleibt. Bestehen Unsicherheiten in der Diagnosestellung rheumatischer Manifestationen an der Wirbelsäule oder der Verdacht auf erregerbedingte Entzündungen, so kann die MRT-Bildgebung durch Kontrastmittelgabe zeitnah komplettiert werden.

MRT-Diagnostik der peripheren Gelenke

Für die Untersuchungsregionen an Händen und Füßen sollte die MRT bereits initial mit Kontrastmittelgabe durchgeführt werden, da häufig die entzündlich bedingten Veränderungen sehr diskret im Frühstadium ausgebildet sind und nach Kontrastmittelapplikationen sensitiver detektiert werden können. Zudem sind Ganglien und kleine Knochenzysten häufig anzutreffende Nebendiagnosen, die nach Kontrastmittelgabe typischerweise im Gegensatz zu entzündlichen Stigmata keine Kontrastmittelanreicherung aufweisen und somit präzise diagnostiziert werden können. In den Finger- und Zehengelenken finden sich oft auch posttraumatische Residuen, die mit kontrastverstärkten Sequenzen eindeutig differenziert werden können.

Im Übrigen ist die exakte Bewertung einer Gelenkspaltverschmälerung in der MRT erschwert, wenn auch automatisierte Auswertealgorithmen verfügbar sind.

Weichteilödeme

Die für eine rheumatische Erkrankung charakteristische Synovialitis wie auch die Entzündungsmanifestationen an Schleimbeuteln (Bursitis) und Sehnenscheiden verursachen Weichteilödeme sowie eine akzentuierte Durchblutung des entzündlichen Fokus. In der MRT-Bildgebung können Weichteilödeme mittels Sequenzen nachgewiesen werden, die die signalreiche Darstellung von Fettgewebe und ebenso von fetthaltigem Knochenmark unterdrücken (Prinzip der Fettsaturation, Fettsättigung). Die Hyperämie am Ort der entzündlichen Manifestation verursacht einerseits ein Weichteilödem, andererseits gelingt der Nachweis der Hyperämie sehr sensitiv und direkt nach Gabe von gadoliniumhaltigem Kontrastmittel in Kombination mit einer Fettsaturation.

Knochenmarködeme

Der exzellente Gewebekontrast detektiert ebenso das Knochenmarködem in Gelenknähe, aus welchen sich später eine knöcherne Erosion entwickeln kann. Fettsaturierte Sequenzen nach Kontrastmittelgabe bestätigen durch die Kontrastmittelanreicherung das manifeste Knochenödem. Deshalb ist die MRT-Bildgebung geeignet, bereits sehr frühzeitig eine Diagnose zu stellen, noch bevor Erosionen, Gelenkspaltverschmälerungen und weitere Destruktionen in Erscheinung treten.

PATIENTENBERATUNG

Die MRT-Bildgebung verspricht einerseits eine sehr zuverlässige Diagnosestellung rheumatischer Erkrankungen bereits im Frühstadium der Erkrankung und ermöglicht so einen frühzeitigen Therapiebeginn. Andererseits kommt der MRT ein hoher Stellenwert in der Beurteilung von Therapieeffekten zu, da die krankheitsspezifischen Veränderungen wie Bursitis, Synovialitis und Tendosynovitis präzise im Verlauf der Erkrankung beurteilt werden können.

MRT-Diagnostik der Wirbelsäule

Die initiale (native) MRT-Diagnostik der Wirbelsäule und auch des Iliosakralgelenks verfolgt das Ziel, zwischen posttraumatischen, osteoporotisch bedingten, degenerativen und entzündlich(-reaktiven) Ursachen zu differenzieren.

Sakroiliitis

Der Nachweis eines Knochenmarködems in unmittelbarer Nähe zum Iliosakralgelenk weist sehr sensitiv auf eine Sakroiliitis hin und muss von seltenen erregerassoziierten Entzündungen und einer lateralen Sakrumfraktur unterschieden werden. Eine additive Kontrastmittelgabe verbessert die Unterscheidung zwischen entzündlicher und posttraumatischer Genese, ergibt jedoch keinen Zugewinn an Sensitivität.

Spondyloarthritiden

In den MRT-Untersuchungen sollten die für eine rheumatische Erkrankung spezifischen Stigmata einer Manifestation an der Wirbelsäule erkannt werden. Umschriebene Knochenmarködeme an der ventralen und dorsalen Begrenzung der Wirbelkörper (Spondylitis anterior, posterior et marginalis) sowie segmentale bandförmige Knochenödeme entlang der Deck- und Abschlussplatten benachbarter Wirbelkörper (zirumskripte Spondylodiszitis, Anderson-Läsion) weisen insbesondere bei multiplem Vorkommen mit hoher Sensitivität und Spezifität auf eine rheumatische Erkrankung hin.

Erregerassoziierte Manifestationen

Eine akzentuierte und akut auftretende Schmerzsymptomatik mit einhergehender rasch protrahierter Immobilität und hohen Entzündungswerten im Serum gibt den klinischen Hinweis auf eine erregerassoziierte Manifestation an der Wirbelsäule in Form einer Diszitis (nur Beteiligung des Bandscheibenfaches), Spondylodiszitis (mit knöcherner Beteiligung) sowie Spondyloarthritis (Beteiligung des Wirbelgelenks). Die MRT kann das Ausmaß dieser erregerbedingten Manifestationen an der Wirbelsäule exzellent abbilden und Komplikationen, wie Abszesse im angrenzenden Musculus psoas und ein Empyem im Spinalkanal, präzise diagnostizieren. In Falle einer derartigen erregerassoziierten Manifestation ist die intravenöse Gabe gadoliniumhaltiger Kontrastmittel obligat.

CAVE

Dem kernspintomografischen Nachweis auffälliger Befunde ist mit klinischen und anamnestischen Informationen sowie labordiagnostischen Analysen nachzugehen. Eine ausschließliche Verlaufskontrolle mittels MRT ist hier nicht empfehlenswert, da hierdurch die Diagnosestellung einer rheumatischen Erkrankung verzögert wird.

Sequenzwahl der MRT

In der Auswahl der MRT-Sequenzen sollten native T1-gewichtete Sequenzen (Turbospinecho-Technik) und native protonengewichtete Aufnahmen mit Fettsaturation Berücksichtigung finden. Native T2-gewichtete Sequenzen können additiv eingesetzt werden, sind ebenfalls mit Fettsättigung kombinierbar und in der Darstellung der Wirbelsäule und des Spinalkanals (mit Myelon) – insbesondere in der differenzialdiagnostischen Betrachtung degenerativer Veränderungen – unverzichtbar. Ebenfalls obligat sind fettsaturierte Sequenzen nach Kontrastmittelgabe.

Die Sequenz sollte so gewählt werden, dass eine möglichst kurze Untersuchungszeit die Compliance des Patienten und die Qualität der Bildgebung erhöht. Für die Hand- und Fußregion ist eine koronare und axiale Darstellung in der MRT obligat. Die Abbildung der Wirbelsäule ist in sagittaler Darstellung zu realisieren und durch axiale Sequenzen nach Kontrastmittelgabe (inklusive Fettsaturation) und in T2-Wichtung sinnvoll zu ergänzen. Die Abbildung beider Iliosakralgelenke gelingt am besten in schräg koronarer Orientierung und kann durch eine axiale Schichtführung komplettiert werden. Die Etablierung dreidimensionaler Sequenzen mit der Möglichkeit einer Rekonstruktion des Untersuchungsvolumens in mehreren Raumebenen bei einmaliger Akquisition ergänzt das Spektrum bildgebender Möglichkeiten.

Teilweise wird die dynamische MRT-Untersuchung mit Kontrastmittel empfohlen, die nach intravenöser Applikation von Kontrastmittel eine sequenzielle MRT-Bildgebung mit hoher zeitlicher Auflösung beinhaltet. In dynamischer Verfahrensweise kann eine exakte Bewertung der Durchblutung bzw. Hyperämie mit Verfügbarkeit arterieller, kapillärer und venöser Befundinterpretationen gewährleistet werden. Allerdings verlängert sich hierdurch die Untersuchungsdauer, und bewegungsassoziierte Artefaktüberlagerungen komplizieren die Auswertung.

Nachteile der MRT-Diagnostik

Die Bildinterpretation der MRT-Untersuchungen ist aufgrund der komplexen Bewertung zahlreicher anatomischer Strukturen durchaus aufwendig und bedarf einer hohen Erfahrung des Radiologen in der Diagnosestellung rheumatischer Erkrankungen und deren vielfältiger Differenzialdiagnosen. Allerdings stehen hierfür Auswertungsalgorithmen zur Verfügung. Problematisch stellt sich zudem die eingeschränkte Untersuchungs- und Befundungskapazität der MRT dar. Da MRT-Untersuchungen insgesamt kosten- und zeitaufwendig sind, wird bei der Vielzahl der Patienten mit Gelenkbeschwerden eine ubiquitäre Anwendung zur Frühdiagnostik nicht möglich sein.

1.2.9 Fluoreszenzoptische Bildgebung

Die **fluoreszenzoptische Bildgebung** stellt ein neues Verfahren zur Beurteilung von entzündlichen Veränderungen der Hände dar. Das Verfahren wird aktuell im Rahmen von Studien zur Darstellung der Handperfusion bei einer Sklerodermie und Arthritis eingesetzt.

Die fluoreszenzoptischen Verfahren verfolgen in der rheumatologischen Diagnostik vergleichbar zur MRT die Intention, entzündlich bedingte Veränderungen in der Durchblutung von Körperregionen zu erfassen. Ihr Einsatz ist auf die Visualisierung peripherer Handgelenkpartitionen beschränkt.

Die intravenöse Applikation von Fluoreszenz-Farbstoffen (beispielsweise Indocyaningrün) ermöglicht in Kombination mit bildgebenden optischen Geräten eine zeitlich begrenzte hochaufgelöste Darstellung der Gelenkregionen von Hand und Fuß, sodass auch eine Quantifizierung von Anreicherungen der applizierten Substanzen gelingt (➤ Abb. 1.5).

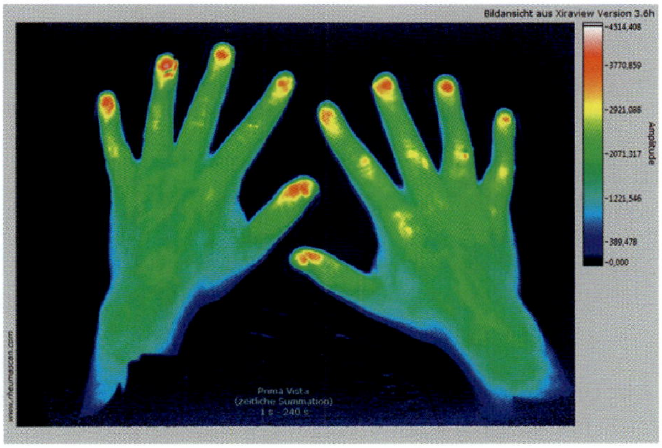

Abb. 1.5 Darstellung der Handperfusion nach der Applikation von Indocyaningrün durch die fluoreszenzoptische Bildgebung bei einem gesunden Probanden. [T816–2]

EVIDENZ

Im Rahmen initialer Studien konnte bei Patienten mit einer Sklerodermie und einem sekundären Raynaud-Syndrom eine alterierte Handperfusion objektiviert werden (Pfeil et al. 2014). Ebenso ermöglicht dieses innovative Verfahren eine frühzeitige Diagnostik einer Arthritis (insbesondere rheumatoide Arthritis und Psoriasis-Arthritis) und deren differenzialdiagnostische Betrachtungen.

1.2.10 Kapillarmikroskopie

Die Kapillarmikroskopie (➤ Abb. 1.6) wird zur Beurteilung der Kapillaren des Fingernagelfalzes bei Kollagenosen und Kleingefäßvaskulitiden eingesetzt. Zur Untersuchung der Kapillaren wird ein hochauflösendes Videokapillarmikroskop eingesetzt. Es erfolgt eine Beurteilung der Kapillaren unter anderem anhand der Gefäßdichte, Gefäßmorphologie, Mikrozirkulation, Gefäßfüllung und des Gefäßhintergrunds.

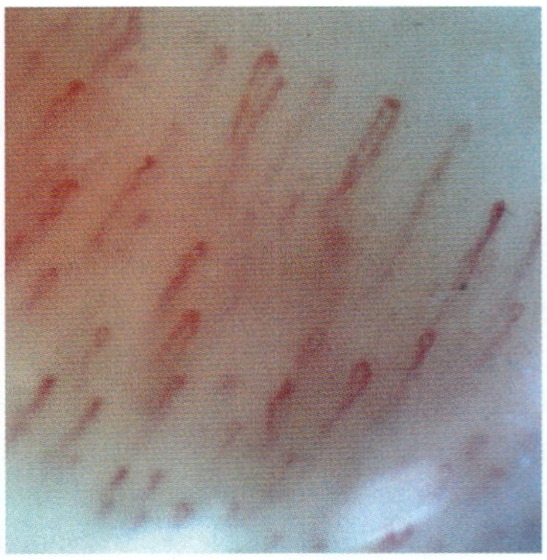

Abb. 1.6 Kapillarmikroskopie zur Beurteilung der Kapillaren der Fingernagelfalz. [T816–2]

Hier können für die verschiedenen Erkrankungen typische Befundmuster dargestellt werden.

1.3 Diagnosestellung

DEFINITION

Diagnosekriterien dienen der Diagnosestellung für eine spezifische Erkrankung.
Klassifikationskriterien werden in klinischen Studien zur Charakterisierung eines einheitlichen Patientenkollektivs eingesetzt.

Die Ursachen für rheumatische Erkrankungen sind häufig nicht bekannt. Die Diagnosestellung umfasst die Zusammenführung aller wichtigen Faktoren, um die Erkrankung mit höchster Wahrscheinlichkeit zu erkennen. Rheumatische Erkrankungen zeigen in der Regel keine eindeutigen klinischen, laborchemischen oder bildgebenden Befunde, mit deren Hilfe die Diagnose unmittelbar gestellt werden kann. Aus diesem Grund wurden für einige rheumatische Erkrankungen entsprechende Kriterienkataloge zur Diagnosestellung entwickelt.

Diagnosekriterien

Basierend auf den **Diagnosekriterien** soll im klinischen Alltag die Diagnosestellung einer rheumatischen Erkrankung ermöglicht werden, indem eine charakteristische Konstellation der erhobenen Befunde erkannt wird. Ziel der Diagnosekriterien ist die eindeutige Erkennung von erkrankten Patienten. Aufgrund unterschiedlicher Einflussfaktoren wird eine hundertprozentige Sensitivität und Spezifität zur Diagnostik einer rheumatischen Erkrankung basierend auf den Diagnosekriterien nicht gewährleistet. Dies hat zur Folge, dass Patienten mit einer milden Manifestation der Erkrankung durch die Diagnosekriterien häufig nicht erfasst werden. Zudem können für die meisten rheumatischen Erkrankungen keine Diagnosekriterien implementiert werden, da die Krankheitsbilder durch ein seltenes Auftreten und/oder eine heterogene klinische Symptomatik charakterisiert sind und Teststandards zur Überprüfung der Diagnose fehlen.

Klassifikationskriterien

Die **Klassifikationskriterien** erfassen gemeinsame Merkmale eines Patientenkollektivs und sollten Patienten mit einer Erkrankung von Patienten ohne diese Erkrankung trennen. Klassifikationskriterien werden heute in klinischen Studien eingesetzt, um Patientenkollektive mit gleichen Eigenschaften zu definieren. Bei einer Sensitivität und Spezifität von 100 % könnten Klassifikationskriterien als Diagnosekriterien eingesetzt werden. Keines der Klassifikationskriterien weist allerdings eine solche hundertprozentige Sensitivität und Spezifität auf. Daher ist es durchaus möglich, dass durch den Einsatz von Klassifikationskriterien Patienten als falsch positiv bzw. falsch negativ in Bezug auf das Vorliegen einer Erkrankung eingeordnet werden.

Einsatz von Klassifikationskriterien in der Diagnostik

Da für die meisten rheumatischen Erkrankungen nur Klassifikationskriterien vorliegen, besteht die Möglichkeit, die Klassifikationskriterien als Hinweis und möglichen Leitfaden für die Diagnosebestätigung zu nutzen. Aus diesem Grund werden im vorliegenden Buch die krankheitsspezifischen Klassifikationskriterien benannt, wenn für die jeweilige Erkrankung keine Diagnosekriterien verfügbar sind.

Zusammenfassend gilt es zu beachten, dass die rheumatologische Diagnosefindung, insbesondere bei einer Multiorganmanifestation, ein höchst komplexer analytischer Vorgang ist, bei dem Anamnese, Klinik, Bildgebung und Laborparameter ihren Eingang finden und nicht auf einen definierten Kriterienkatalog reduziert werden können.

LEITLINIEN

Eine Sammlung von Diagnose- und Klassifikationskriterien für zahlreiche rheumatische Erkrankungen bietet die folgende Publikation:

Kuipers JG, Zeidler H, Köhler L: *Medal Rheumatologie: Kriterien für die Klassifikation, Diagnose, Aktivität und Prognose rheumatologischer Erkrankungen.* 2. Aufl. Friedrichshafen: Wiskom 2015

KAPITEL

2 Erkrankungen der peripheren Gelenke

Alexander Pfeil

Kernaussagen

- Die **rheumatoide Arthritis** ist eine chronisch-inflammatorische Erkrankung, welche bevorzugt die kleinen Hand- und Vorfußgelenke betrifft.
- Der **Morbus Whipple** ist eine Entzündung der Gelenke, die durch eine Infektion mit *Tropheryma whipplei* hervorgerufen wird. Zusätzlich können Fieber, Durchfall, neurologische, kardiale und pulmonale Symptome auftreten.
- Zu den **bakteriellen Arthritiden** zählen das akute rheumatische Fieber infolge einer Streptokokkeninfektion, die meist durch *Staphylococcus aureus* ausgelöste septische Arthritis und die Lyme-Arthritis als Spätfolge einer Borreliose-Infektion.
- **Virale Arthritiden** sind selten. Haupterreger sind Parvovirus B19, Röteln, Hepatitis B und C, HIV und die Alphaviren.
- Die **Gichtarthritis** ist eine entzündliche Gelenkerkrankung, die durch Ablagerungen von Uratkristallen im Gelenk verursacht wird.
- Beim **Morbus Still** des Erwachsenen handelt es sich um eine seltene autoinflammatorische Erkrankung, die mit einer Arthritis einhergehen kann. Nicht selten kommt es zu einer Multiorganbeteiligung.
- Bei einer **Sarkoidose** kann eine akute oder chronische Arthritis auftreten. Am häufigsten wird eine akute Arthritis im Bereich der Sprunggelenke beidseits in Assoziation mit einem Erythema nodosum und einer Lymphadenopathie beobachtet (Löfgren-Syndrom).
- Die **Arthrose** ist eine degenerative Gelenkerkrankung, bei der es zu einer fortschreitenden Zerstörung der Gelenke und angrenzender Gelenkstrukturen kommt.

2.1 Rheumatoide Arthritis

DEFINITION

Die **rheumatoide Arthritis (RA)** stellt eine chronische immunologisch vermittelte entzündliche Gelenkerkrankung dar, die vor allem eine Manifestation im Bereich der Handwurzel, der Metakarpophalangealgelenke (MCP) und der Metatarsophalangealgelenke (MTP) aufweist.

Epidemiologie, Klassifikation und Einteilung

Die RA ist die häufigste entzündliche Gelenkerkrankung, von der 0,3–1,0 % der Bevölkerung betroffen sind. Die Inzidenz beträgt 0,1 bis 0,5 ‰ für Erwachsene. Am häufigsten sind Frauen in einem Alter über 50 Jahren betroffen. Das Erkrankungsverhältnis von Frauen zu Männern beträgt 3 : 1.

Die **Klassifikation** der rheumatoiden Arthritis wird über die ACR/EULAR-Kriterien 2010 vorgenommen (➤ Tab. 2.1). Des Weiteren kann die RA entsprechend ihrer Krankheitsdauer in eine **sehr frühe RA** (Symptomdauer unter 6 Monate) und eine **frühe RA** (Symptomdauer unter 24 Monate) unterteilt werden. Anhand des Antikörpermusters (Rheumafaktor [RF] und Antikörper gegen das citrullinierte Protein/Peptid [anti-CCP, ACPA]) kann die RA in eine **seropositive** (RF-positiv und ACPA-positiv) oder eine **seronegative** Form (RF-negativ und ACPA-negativ) eingeteilt werden. In einigen Fällen besteht die Möglichkeit, dass nur ein Antikörper (RF oder ACPA) positiv ist.

Tab. 2.1 Klassifikationskriterien der rheumatoiden Arthritis entsprechend den ACR-/EULAR-Kriterien 2010. Die Voraussetzung für die Klassifikation ist die Existenz mindestens eines Gelenks mit den klinischen Zeichen einer Synovitis, das nicht durch eine andere Erkrankung erklärt werden kann. Liegen mehr als 6 positive Punkte vor, ist vom Vorliegen einer RA auszugehen (nach Aletaha et al. 2010).

Item		Punkte
Geschwollene/ schmerzhafte Gelenke	1 (mittel-)großes Gelenk (Schulter, Ellenbogen, Hüfte, Sprunggelenke)	0
	2–10 (mittel-)große Gelenke (Schulter, Ellenbogen, Hüfte, Sprunggelenke)	1
	1–3 kleine Gelenke (MCP-Gelenke, PIP-Gelenke, MTP-Gelenke 2–5, Handgelenk)	2
	4–10 kleine Gelenke (MCP-Gelenke, PIP-Gelenke, MTP-Gelenke 2–5, Handgelenk)	3
	>10 Gelenke, mindestens 1 kleines Gelenk	5
Serologie	RF und ACPA negativ	0
	RF und ACPA niedrig positiv (bis zum Dreifachen der Obergrenze)	1
	RF und ACPA hoch positiv (mehr als das Dreifache der Obergrenze)	2
Entzündungsparameter	CRP und BSG normal	0
	CRP und BSG erhöht	1
Dauer der Symptome	< 6 Wochen	0
	> 6 Wochen	1

MCP = Metakarpophalangealgelenk; PIP =proximales Interphalangealgelenk

Klinik

Die Patienten klagen häufig über Schmerzen im Bereich der Hand- und Finger- sowie Vorfußgelenke. Hierbei weist die RA eine primäre Manifestation im Bereich des Carpus sowie der MCP- und der MTP-Gelenke auf (➤ Abb. 2.1). Die distalen Interphalangealgelenke werden in der Regel von der RA ausgespart. Die Gelenkbeschwerden weisen ein Schmerzmaximum in den frühen Morgenstunden auf und zeigen eine Verbesserung im Tagesverlauf. Zusätzlich besteht häufig eine Morgensteife der Gelenke. Eine Gelenkrötung tritt bei einer RA normalerweise nicht auf. Manchmal können im subkutanen Gewebe gelegene Rheumaknoten bei schweren Formen im Langzeitverlauf nachgewiesen werden.

Aufgrund der frühen Diagnose und effektiven Therapie treten bei der RA extraartikuläre Manifestationen an Herz (Perikarditis), Lunge (Pleuritis und Noduli), Niere (Glomerulonephritis), Augen (Keratoconjunctivitis sicca) und Gefäßen (Vaskulitis) heute seltener als früher auf.

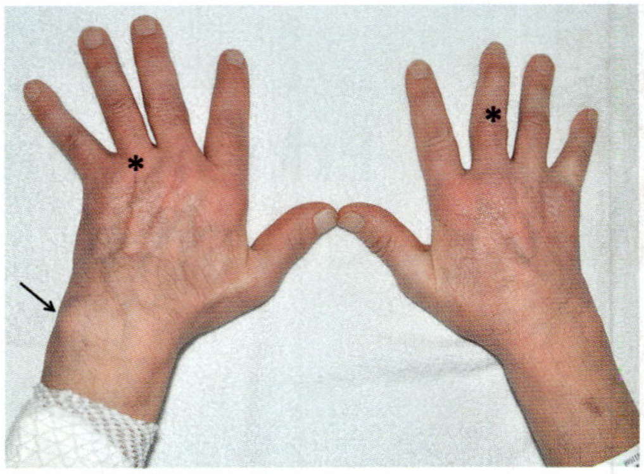

Abb. 2.1 Klinisches Bild einer fortgeschrittenen RA mit einer Subluxationsstellung der MCP-Gelenke III bis V beidseits und des PIP-Gelenks III rechts (Asterisk). Schwellung über dem Processus styloideus ulnae links (Pfeil). [T816–2]

Labor und Bildgebung

Es sollte eine Bestimmung des CRP und der BSG vorgenommen werden. Des Weiteren ist die immunologische Bestimmung der RF und ACPA vorzunehmen. Zur differenzialdiagnostischen Abgrenzung hinsichtlich der Manifestation einer Kollagenose ist die Quantifizierung der antinukleären Antikörper (ANA, ➤ Kap. 5) sinnvoll.

Zur Standardbildgebung der RA sollten **Röntgenaufnahmen** der **Hände** und **Vorfüße** in zwei Ebenen angefertigt werden. Als radiologische Frühzeichen einer RA gelten die periartikuläre Demineralisation und eine Gelenkspaltverschmälerung der MCP- und MTP-Gelenke. Im weiteren Verlauf treten Erosionen, eine beeinträchtige Artikulation (Subluxation und Luxation) und die knöcherne Durchbauung der Gelenke (Ankylose) auf (➤ Abb. 2.2). Anhand von zwei typischen Erosio-

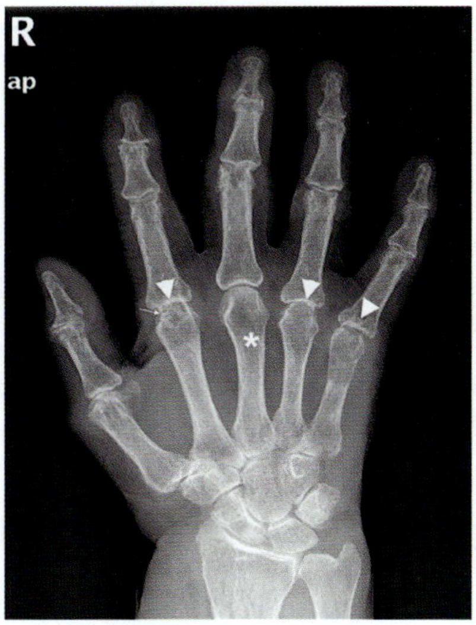

Abb. 2.2 Handröntgenaufnahme der Hand mit deutlicher periartikulärer Demineralisation (Asterisk), Gelenkspaltverschmälerung der MCP-Gelenke (Pfeilköpfe) und Erosionen (Pfeil). [T816–3]

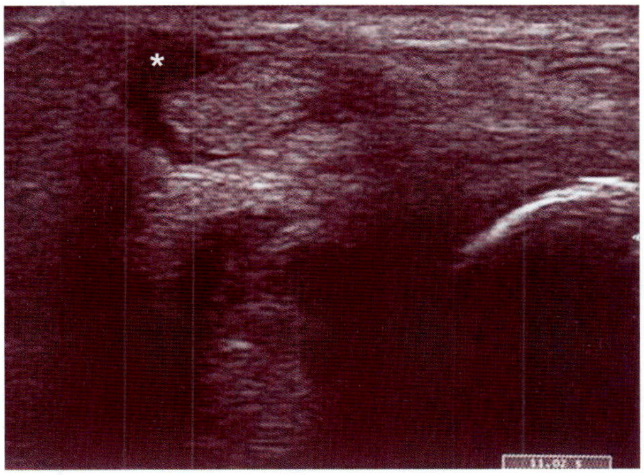

Abb. 2.3 Arthrosonografie mit Darstellung einer Tenosynovitis der Strecksehnen (Asterisk) der Hand. [T816–2]

nen im Röntgenbild kann die radiologische Diagnose einer RA gestellt werden. Zusätzlich bestehen verschiedene Scoring-Systeme zur Beurteilung des radiologischen Schweregrades. Diese Scoring-Methoden werden vorrangig in Studien eingesetzt.

Die **Arthrosonografie** bietet eine sehr gute Möglichkeit zur Beurteilung eines Gelenkergusses, der Synovitis und der Tenosynovitis (➤ Abb. 2.3).

Als additives Verfahren zur frühzeitigen Detektion von entzündlichen ossären (Knochenödem und Erosion) und artikulären Veränderungen (Synovitis und Tenosynovitis) findet die **Magnetresonanztomografie** ebenfalls heute ihren Einsatz in der Diagnostik der RA.

Die RA kann sich im Atlantodentalgelenk durch die Bildung eines Pannus manifestieren. Aus diesem Grund sollte initial und im Verlauf eine **Röntgenaufnahme der Halswirbelsäule** in zwei Ebenen angefertigt werden, um eine Gelenkspalterweiterung des Atlantodentalgelenks als indirektes Zeichen einer Pannusbildung auszuschließen. Bei einem erweiterten atlantodentalen Gelenkspalt sollte die bildgebende Diagnostik mittels einer MRT ergänzt werden.

Krankheitsaktivität und Ausmaß der Behinderung

Zur Erfassung der Krankheitsaktivität wird der **Disease Activity Score 28** (DAS28, ➤ Tab. 2.2) verwendet. Hierbei erfolgt die Erfassung der schmerzhaften und geschwollenen Gelenke anhand von 28 Indexgelenken (MCP-, PIP-, Radiokarpal-, Ellenbogen-, Schulter und Kniegelenk beidseits) sowie der Entzündungsparameter CRP oder BSG. Zusätzlich wird die Schmerzintensität über die Visuelle Analogskala (VAS) erfasst und in den DAS28 integriert.

Tab. 2.2 Disease Activity Score 28 (Wells et al. 2009).

DAS28	Aktivität
< 2,6	Remission
2,6–3,2	Inaktive RA
3,2–5,1	Mäßig aktive RA
> 5,1	Aktive RA

Anhand des **Health Assessment Questionnaire** (HAQ) wird der Grad der Behinderung mit Einschränkung der Lebensqualität und Aktivität erfasst, der durch die RA verursacht wird. Der HAQ ist ein Fragebogen, der von den Patienten selbst ausfüllt wird und acht Bereiche des täglichen Lebens evaluiert. Es kann ein Punktwert zwischen 0 und 3 erzielt werden. Der Wert 0 geht mit keiner Einschränkung des täglichen Lebens durch die RA einher, wohingegen ein HAQ von 3 mit einer deutlichen Einschränkung der Aktivitäten des täglichen Lebens durch die RA gekennzeichnet ist. In ➤ Tab. 2.3 sind die ungünstigen Prognosefaktoren für eine RA zusammengefasst, die Einfluss auf die Auswahl der Therapie haben.

Tab. 2.3 Ungünstige Prognosefaktoren für eine RA

- Moderate oder hohe Krankheitsaktivität unter einer Therapie mit konventionellen synthetischen Disease-Modifying Antirheumatic Drugs (DMARD)
- Hohe Anzahl geschwollener Gelenke
- Hohe CRP- und BSG-Werte
- Hohe Antikörpertiter (Rheumafaktoren und ACPA)
- Frühzeitiger Nachweis von Erosionen
- Versagen von zwei oder mehr konventionellen synthetischen DMARD-Therapien

Differenzialdiagnose

Die Differenzialdiagnose der RA umfasst die **Psoriasis-Arthritis,** welche im Gegensatz zur RA einen strahlförmigen Befall der Fingergelenke und keine Antikörper aufweist (RF und ACPA negativ). Die Psoriasis-Arthritis ist in den meisten Fällen mit einer Plaque-Psoriasis vergesellschaftet (➤ 4.1). Hohe ANA-Titer sollten in Verbindung mit einer ödematösen Schwellung der gesamten Finger an eine Kollagenose denken lassen (systemische Sklerose ➤ 5.1, Mixed Connective Tissue Disease ➤ 5.2). Im Rahmen einer septischen Arthritis oder einer Arthritis urica kann klinisch ein gerötetes und geschwollenes Gelenk nachgewiesen werden. Die Differenzierung zwischen einer **bakteriellen Arthritis** (➤ 2.3) oder **Arthritis urica** (➤ 2.5) gelingt über eine Gelenkpunktion. Im Rahmen von **Spondyloarthritiden** können ebenfalls periphere Arthritiden der kleinen Fingergelenke auftreten (➤ 3.1).

Therapie

Mit der Diagnose einer RA sollte umgehend eine Therapie eingeleitet werden. Die Therapie einer RA besteht aus dem Einsatz von konventionellen synthetischen und biologischen

Disease-Modifying Antirheumatic Drugs (DMARD) sowie der Gabe von Kortikosteroiden. Weiterführend ist eine adaptierte Schmerztherapie mit nichtsteroidalen Antirheumatika (NSAR) sinnvoll.

- **Initial:** Methotrexat (15 mg/Woche) und Prednisolon (10–20 mg/Tag)
- **Hohe Krankheitsaktivität nach 4 bis 6 Wochen:** Erhöhung der Dosis von Methotrexat (20–25 mg/Woche) und Anpassung der Prednisolondosis (< 5 mg/Tag).
- **Hohe Krankheitsaktivität nach 3 Monaten ohne ungünstige Prognosefaktoren:** Umstellung auf Leflunomid oder Sulfasalazin, ggf. jeweils in Kombination mit Methotrexat.
- **Hohe Krankheitsaktivität nach 3 Monaten mit ungünstigen Prognosefaktoren:** Einsatz des ersten biologischen DMARD in Kombination mit Methotrexat entsprechend den Zulassungsempfehlungen oder eine target-synthetische DMARD-Therapie mit einem JAK-Kinase-Inhibitor (Tofacitinib oder Baricitinib)
- **Hohe Krankheitsaktivität nach 3 bis 6 Monaten:** Einsatz des zweiten biologischen DMARD in Kombination mit Methotrexat entsprechend dem Zulassungsstatus oder Wechsel des JAK-Kinase-Inhibitors.

Zur Behandlung einer aktiven RA werden initial **Kortikosteroide** eingesetzt und eine Basistherapie mittels einer konventionellen synthetischen DMARD eingeleitet. Die Therapie mit DMARD führt zu einer Hemmung der Krankheitsprogression.

Der Einsatz der Kortikosteroide (initial 10–20 mg Prednisolon-Äquivalent/Tag) ermöglicht in der akuten Phase einer RA die Reduktion der entzündlichen Aktivität und damit eine krankheitsmodifizierende Wirkung. Die Kortikosteroide sollten nur kurzzeitig eingesetzt und wieder ausgeschlichen werden, so schnell es der klinische Verlauf zulässt.

CAVE

Der Langzeiteinsatz der Kortikosteroide ist mit einem erhöhten Risiko für Infektionen und eine sekundäre Osteoporose verbunden.

Konventionelle synthetische DMARD

Als **synthetische DMARD** stehen Methotrexat, Leflunomid und Sulfasalazin zur Verfügung. Als erstes DMARD kommt Methotrexat (15 mg einmal die Woche) zum Einsatz. Bei einer Kontraindikation für Methotrexat sollte die Therapie mit Leflunomid oder Sulfasalazin gestartet werden. Unter der Therapie mit konventionellen synthetischen DMARDs ist eine regelmäßige Kontrolle des Blutbilds, der Leberwerte und Nierenretentionswerte durchzuführen (Details für jedes Medikament ➤ 9.1).

Bei einem Therapieversagen (anhaltend hohe Krankheitsaktivität über drei Monate) der konventionellen synthetischen DMARD-Monotherapie sollte bei der Abwesenheit von ungünstigen Prognosefaktoren (➤ Tab. 2.3) auf ein anderes konventionelles synthetisches DMARD (Leflunomid oder Sulfasalazin) gewechselt werden oder eine Kombinationstherapie aus verschiedenen konventionellen synthetischen DMARDs (Methotrexat plus Leflunomid oder Methotrexat plus Sulfasalazin) eingesetzt werden.

Biologische und target-synthetische DMARD-Therapie

Beim Vorliegen von ungünstigen Prognosefaktoren (➤ Tab. 2.3) ist eine Umstellung auf eine **biologische DMARD**-Therapie (Biologika) oder **target-synthetische DMARD**-Therapie (JAK-Kinase-Hemmung) indiziert. Als neuer Weg stehen die target-synthetischen DMARD in Form der „small molecule inhibitors" wie die JAK-Kinase-Inhibitoren Tofacitinib oder Baricitinib für die Therapie der RA zur Verfügung.

Die Wirkung der biologischen DMARD beruht auf:

- Hemmung des Tumor-Nekrose-Faktor-alpha(TNFα)-Weges (Adalimumab, Certolizumab, Etanercept, Golimumab, Infliximab)
- Hemmung des Interleukin-6-Signalweges (Tocilizumab und Sarilumab)
- B-Zell-Antikörpern (Rituximab)
- Hemmung der Aktivierung der T-Zellen über einen T-Zell-Co-Stimulationsmodulator (Abatacept)

In der Firstline-Therapie mit biologischen DMARD kommen die TNFα-Inhibitoren sowie die Hemmung des Interleukin-6-Weges und der T-Zell-Co-Stimulationsmodulator Abatacept zum Einsatz. Bei einem Versagen einer biologischen oder target-synthetischen DMARD-Therapie ist eine Umstellung auf eine andere biologische oder target-synthetische DMARD-Therapie möglich. Weiterführend kann bei einem Versagen der Firstline-Biologika-Therapie der B-Zell-Antikörper Rituximab eingesetzt werden.

Die biologischen DMARD sollten entsprechend den Empfehlungen der Zulassung mit Methotrexat kombiniert werden. Bei einer Kontraindikation gegenüber Methotrexat oder einer Unverträglichkeit ist der Einsatz von Adalimumab, Certolizumab, Etanercept, Sarilumab und Tocilizumab in der Monotherapie möglich.

Bei einer stabilen klinischen Remission einer RA ist eine Reduktion der DMARD-Therapie zu überlegen.

LEITLINIEN

In den Handlungsempfehlungen der European League Against Rheumatism (*EULAR recommendations for the management of rheumatoid arthritis with synthetic and biological disease-modifying antirheumatic drugs: 2016 update*) werden die aktuellen Behandlungsmöglichkeiten der RA dargestellt:
http://ard.bmj.com/content/early/2017/03/06/annrheumdis-2016-210715

Für einige biologische DMARD stehen Biosimilar-DMARD zur Verfügung. Nach Ablauf des Patentschutzes werden die

Original-Biologika-DMARD als Nachfolgeprodukt in Form eines Biosimilar-DMARD durch Zweitanbieter hergestellt und vertrieben. Die Biosimilar-DMARD sind als biotechnologische Erzeugnisse nicht völlig identisch mit dem Originalprodukt. Aus diesem Grund durchlaufen diese Präparate einen separaten Zulassungsprozesses. Ein beliebiger Austausch der Biosimilar-DMARD verschiedener Hersteller wird zurzeit nicht empfohlen. Weitere Hinweise zur Therapieinitiierung, Therapieüberwachung und zum Wirkungsmechanismus für die einzelnen Wirkstoffe: ➤ 9.1.

CAVE
Unter der Therapie mit biologischen DMARD besteht ein erhöhtes Risiko für die Reaktivierung einer Tuberkulose. Aus diesem Grund sind vor Therapiebeginn ein Röntgen-Thorax zum Ausschluss von postspezifischen Veränderungen und ein Gamma-Interferon-Release-Test durchzuführen. Des Weiteren besteht unter der biologischen DMARD-Therapie ein erhöhtes Risiko für bakterielle, virale und Pilzinfektionen.

PATIENTENBERATUNG
Rauchen führt zu einer Verschlechterung des Krankheitsverlaufs. Aus diesem Grund sollten Patienten den Nikotingenuss einstellen.

Komplikationen

Extraartikuläre Manifestationen der RA sind mit subkutanen Rheumaknoten, Sjögren-Syndrom (➤ 5.3), interstitieller Lungenerkrankung, Perikarditis und Pleuritis sowie einer Amyloidose verbunden.

Die RA als chronisch-entzündliche Erkrankung ist mit einem erhöhten kardiovaskulären Risiko assoziiert. Es besteht ein erhöhtes Osteoporoserisiko, sodass alle Patienten einem osteologischen Screening zugeführt werden sollten (➤ 8.1). Zusätzlich besteht bei einer persistent erhöhten Entzündungsaktivität ein erhöhtes Risiko für maligne lymphoproliferative Erkrankungen und die Ausbildung einer AA-Amyloidose.

2.2 Arthritis bei Morbus Whipple

DEFINITION
Die **Arthritis bei Morbus Whipple** ist eine Gelenkentzündung, die durch eine Infektion mit *Tropheryma whipplei* ausgelöst wird.

Epidemiologie

Die Inzidenz eines Morbus Whipple beträgt 0,5–1,0/1.000.000. Am häufigsten sind kaukasische Männer um das 40. Lebensjahr betroffen. Das Verhältnis Männer zu Frauen beträgt 9–10:1. *Tropheryma whipplei* ist ein Bakterium, das in Makrophagen lebt. Die Vermehrung des Bakteriums verläuft im Darmlumen, wo es durch Makrophagen phagozytiert wird.

Klinik

Die Arthritis beim Morbus Whipple betrifft vor allem die großen Gelenke wie Knie, Sprunggelenk, Schulter, Ellenbogen und Handgelenke. Die Erkrankung kann auch in Form einer seronegativen nicht erosiven Polyarthritis verlaufen. Zusätzlich treten weitere klinische Symptome wie Gewichtsverlust, Durchfall und Fieberschübe in Erscheinung. Folgende Manifestationen wurden beschrieben:

- Neurologisch: kognitive Störungen, supranukleäre Blickparesen und Bewusstseinsstörung
- Kardial: Perikarditis und selten Myokarditis
- Pulmonal: Pleuraerguss und mediastinale Lymphadenopathie
- Augen: Uveitis und Retinitis
- Selten: Lymphadenopathie mit granulomatösen Veränderungen

Labor und Bildgebung/Diagnostik

Das C-reaktive Protein ist erhöht, und es findet sich eine beschleunigte Blutsenkungsgeschwindigkeit. Manchmal kann eine Anämie, Leukozytose oder Eosinophilie bestehen. Immunologisch sind negative Rheumafaktoren, Autoantikörper gegen citrullinierte Proteine/Peptide und antinukleäre Antikörper nicht nachweisbar.

Bei Verdacht auf einen Morbus Whipple ist eine **duodenale und jejunale Biopsie** zum histologischen Nachweis von *Tropheryma whipplei* durchzuführen. Hier können mittels der Periodic-Acid-Schiff-Reaktion (PAS) positive Partikel in Makrophagen nachgewiesen werden. Zusätzlich sollte anhand des Biopsiematerials eine PCR auf *Tropheryma whipplei* realisiert werden.

CAVE
Ein negativer histologischer Befund schließt eine Infektion mit *Tropheryma whipplei* nicht aus.

Aus diesem Grund sollte aus den Gelenken mit einer floriden Arthritis die Synovialflüssigkeit gewonnen und mit einer PCR auf *Tropheryma whipplei* untersucht werden. Ergibt die PCR der Synovialflüssigkeit ein negatives Ergebnis, liegt keine Infektion mit *Tropheryma whipplei* vor. Bei dem Verdacht auf eine Beteiligung des Nervensystems ist eine Untersuchung des Liquors mittels PCR durchzuführen.

Bei einer unbehandelten chronischen Arthritis kann im **Röntgen** eine Gelenkspaltverschmälerung insbesondere des Radiokarpalgelenks, der Handwurzel und des Hüftgelenks nachgewiesen werden. Hier können auch subchondral gelegene zystische Veränderungen bis hin zur Ankylose dargestellt werden. Radiologische Veränderungen der kleinen Fingergelenke treten nicht auf.

Differenzialdiagnostisch sollte der Ausschluss einer immunologischen Gelenkerkrankung (z. B. rheumatoide Arthritis und Spondyloarthritis) durch die Bestimmung von Rheumafaktoren, Antikörpern gegen citrulliniertes Protein/Peptid und antinukleären Antikörpern erfolgen.

Therapie

- **Initial** wird über 14 Tage eine intravenöse antibiotische Therapie mit Ceftriaxon 2 g täglich (alternativ Meropenem 1 g täglich) durchgeführt.
- Als **Erhaltungstherapie** sollte anschließend eine antibiotische Therapie über ein Jahr mit Cotrimoxazol (960 mg zweimal täglich) oder alternativ mit Doxycyclin (200 mg einmal täglich) in Kombination mit Hydroxychloroquin (Dosierung gewichtsadaptiert, ➤ 9.1) verabreicht werden.

Krankheitsverlauf, Komorbiditäten und Komplikationen

Die Beurteilung der Krankheitsaktivität erfolgt über die Evaluierung der klinischen Symptome und die laborchemische Kontrolle der Entzündungsparameter.

Klassische Komorbiditäten sind im Rahmen der Arthritismanifestation bei einem Morbus Whipple nicht bekannt. In einem Großteil der Fälle heilt die Erkrankung nach einer erfolgreichen antibiotischen Therapie folgenlos aus, und die Erkrankung weist eine gute Prognose auf.

2.3 Bakterielle Arthritiden

2.3.1 Akutes rheumatisches Fieber

DEFINITION
Das **akute rheumatische Fieber** ist eine immunologische Reaktion nach einer Infektion mit β-hämolysierenden Streptokokken der Gruppe A.

Epidemiologie, Klassifikation und Einteilung

Seit der Verfügbarkeit hoher Hygienestandards und antibiotischer Therapien in den Industrieländern ist das rheumatische Fieber ein seltenes Erkrankungsbild. Aus diesem Grund liegen keine aktuellen Daten zur Inzidenz und Prävalenz vor.

Tab. 2.4 Jones-Kriterien zur Diagnostik eines akuten rheumatischen Fieber (adaptiert nach Gewitz et al. 2015).

Kriterium	Klinisches Zeichen
Haupt-kriterium	Karditis Polyarthritis Chorea minor Erythema marginatum (Erythema anulare rheumaticum) Subkutane Knötchen
Neben-kriterium	Fieber Arthralgien Erhöhung C-reaktives Protein und Blutsenkungsgeschwindigkeit Elektrokardiogramm: verlängertes PR-Intervall
Nachweis einer vorrausgehenden Streptokokkeninfektion der Gruppe A durch: • Positive Rachenkultur oder Streptokokken-Antigen-Test und/oder • Erhöhte oder ansteigende Streptokokken-Antikörper	

Zur Diagnostik des rheumatischen Fiebers können die Jones-Kriterien herangezogen werden (➤ Tab. 2.4). Die Diagnosestellung des akuten rheumatischen Fiebers gelingt wie folgt: Beim Nachweis einer vorausgehenden Infektion mit Streptokokken der Gruppe A und dem Vorliegen von zwei Hauptkriterien oder einem Hauptkriterium und zwei Nebenkriterien liegt mit hoher Wahrscheinlichkeit ein rheumatisches Fieber vor.

Folgende Punkte bilden eine Ausnahme, und es kann sofort ohne Erfüllung der Diagnosekriterien und ohne Nachweis einer Streptokokkeninfektion die Diagnose eines rheumatischen Fiebers gestellt werden:

I. Chorea minor nach dem Ausschluss einer andersartigen Genese für eine Chorea minor
II. Larvierte Karditis, bei der seit Monaten die Erkrankung zurückliegt und kardiologische Symptome auftreten
III. Ein Hauptkriterium oder Arthralgien oder Fieber unklarer Genese oder Erhöhung des C-reaktiven Proteins (CRP) unklarer Genese in Zusammenhang mit dem Verdacht auf eine Streptokokkeninfektion

Die Punkte II. und III. lassen die kardiale Diagnose eines Rezidivs zu.

Klinik

Dem akuten rheumatischen Fieber geht eine Infektion mit β-hämolysierenden Streptokokken der Gruppe A im Rachenraum (Pharyngitis und Tonsillitis) voraus. Patienten mit diesem Erkrankungsbild können Fieber bis über 38 °C aufweisen. Eine Hautinfektion mit β-hämolysierenden Streptokokken der Gruppe A führt nicht zu einem akuten rheumatischen Fieber. Im Rahmen des akuten rheumatischen Fiebers können eine nichtseptische **Arthritis** der großen Gelenke oder eine **Polyarthritis** der Hand- und Fußgelenke auftreten. Die betroffenen Gelenke weisen eine Schwellung, Rötung und Überwärmung auf.

Als Hauterscheinung kann ein **Erythema marginatum** (Erythema anulare rheumaticum) auftreten, welches durch ein anuläres und polyzyklisches Exanthem gekennzeichnet ist. Die schwerwiegendsten Manifestationen des akuten rheumatischen Fiebers sind eine **Karditis** und eine Beteiligung der Herzklappen.

Wochen bis Jahre nach einer Streptokokkeninfektion kann die **Chorea minor** (Chorea Sydenham) mit Hyperkinesien, Muskelhypotonie und einer Hyporeflexie auftreten. Die Patienten zeigen schraubenförmige und seitenbetonte Bewegungen. Diese Manifestation tritt fast nur bei Kindern auf.

Labor

Es sollte eine Bestimmung des Blutbilds und Differenzialblutbilds, des C-reaktiven Proteins (CRP) und der Blutsenkungsgeschwindigkeit (BSG) durchgeführt werden. Mit einer Leukozytose sowie einer Erhöhung von CRP und BSG gelingt der Nachweis einer Entzündungsaktivität. Zur weiteren Differenzierung in Bezug auf eine bakterielle Erkrankung sollte eine Bestimmung des Procalcitonins vorgenommen werden.

Zum Nachweis einer Streptokokkeninfektion ist ein Rachenabstrich oder der erhöhte Antikörpertiter mit einem Titeranstieg gegen Streptokokkenexoenzyme nötig (Antistreptolysin-O-Titer, Antihyaluronidase, Anti-DNase-B, Anti-NADase, Antistreptokonase). Ein Anstieg des Antistreptolysin-O-Titers um zwei Titerstufen wird als positiv bewertet.

Weiterführend sollte über eine Urinuntersuchung (Urinsediment und Urinproteinprofil) nach einer Poststreptokokken-Glomerulonephritis gesucht werden.

Bildgebung und Diagnostik

Zum Ausschluss einer Karditis und einer subklinischen Herzklappenschädigung ist eine **Echokardiografie** indiziert. Zusätzlich sollte ein Elektrokardiogramm zur Beurteilung von Erregungsausbreitungs- und Erregungsrückbildungsstörungen angefertigt werden, wobei insbesondere auf Veränderungen des PQ-Intervalls zu achten ist. Spezifische Zeichen des akuten rheumatischen Fiebers sind in der muskuloskelettalen Bildgebung nicht beschrieben.

Differenzialdiagnose

Werden die Jones-Kriterien zur Diagnostik eines rheumatischen Fiebers nicht erfüllt, sind weitere Erkrankungen differenzialdiagnostisch auszuschließen. In Bezug auf eine Polyarthritis mit Fieber sind eine **septische Arthritis** (➤ 2.3.2), eine **Arthritis urica** (➤ 2.5), eine **infektiöse Endokarditis,** eine **virale Arthritis** (➤ 2.4) sowie **Arthralgien** im Rahmen einer **Leukämie** oder eines **Lymphoms** zu erwägen.

Nach einer Streptokokkeninfektion kann eine **reaktive Arthritis** (➤ 4.3) der kleinen Handgelenke auftreten, welche nicht mit einer Karditis assoziiert ist und mit nichtsteroidalen Antirheumatika (NSAR) sehr gut therapierbar ist.

Therapie

- Die **akute Streptokokkeninfektion** wird mit Penicillin V 3–4 Mio. IE täglich für 10 Tage behandelt. Bei einer Penicillinallergie werden Makrolide (Erythromycin 3–4 × 500 mg/Tag) eingesetzt.
- Die **Arthritis** des akuten rheumatischen Fiebers spricht sehr gut auf nichtsteroidale Antirheumatika (NSAR) an, und bleibende strukturelle Schäden an den Gelenken werden nicht beschrieben. Zur Schmerztherapie wird hochdosiert Acetylsalicylsäure 2–8 g/Tag eingesetzt.
- Die **Karditis** wird durch die Gabe von Prednisolon (40–80 mg/Tag) mit einer stufenweisen Reduktion behandelt.
- Die **Rezidivprophylaxe** erfolgt bei Patienten bis zum 21. Lebensjahr oder für fünf Jahre (je nachdem, welcher Zeitraum länger ist):
  - Benzathin-Penicillin 1,2 Mio. IE intramuskulär alle 21 Tage in Hochrisikosituation oder nach Rezidiv, ansonsten alle 28 Tage oder
  - Per os Penicillin V 2 × 200.000 IE/Tag oder
  - Erythromycin 250 mg/Tag per os
- Bei einer nachgewiesenen rheumatischen Herzerkrankung ohne bleibende Herzklappenerkrankung ist die Rezidivprophylaxe bis zum 21. Lebensjahr oder 10 Jahre (je nachdem, welcher Zeitraum länger ist), bei bleibendem Herzklappenfehler bis zum 40. Lebensjahr oder 10 Jahre (je nachdem, welcher Zeitraum länger ist) durchzuführen. In Sonderfällen ist die Rezidivprophylaxe auch lebenslang durchzuführen.

PATIENTENBERATUNG

Über die notwendige Rezidivprophylaxe sind die Patienten entsprechend aufzuklären. Zur Rezidivprophylaxe gehört auch eine Fokussanierung durch eine Tonsillektomie oder Zahnextraktion. Es sollte eine kontinuierliche Überwachung der Patienten mit rezidivierenden Streptokokkeninfektionen erfolgen. In den ersten fünf Jahren besteht das höchste Risiko für ein Rezidiv.

Krankheitsverlauf, Komorbiditäten und Komplikationen

Die Beurteilung der Krankheitsaktivität erfolgt über die klinische Beurteilung sowie die laborchemische Kontrolle der Entzündungsparameter.

Die schwerste Komplikation des akuten rheumatischen Fiebers ist eine Beteiligung der Herzklappen, die im Verlauf eine Insuffizienz oder eine Stenose der Herzklappen verursachen kann.

2.3.2 Septische Arthritis

DEFINITION

Die **septische Arthritis** ist die Entzündung eines Gelenks durch eine meist bakterielle Infektion (am häufigsten durch *Staphylococcus aureus*).

Epidemiologie, Klassifikation und Einteilung

Die Inzidenz der septischen Arthritis beträgt 4–10 Erkrankungen pro 100.000 Einwohner. Risikofaktoren für die Entwicklung einer septischen Arthritis sind vorbestehende Gelenkerkrankungen (rheumatoide Arthritis, Arthrose und Gichtarthritis), intraartikuläre Glukokortikoid-Injektionen, Hautulzerationen, Alkoholabusus, Diabetes mellitus, intravenöser Drogenkonsum und ein niedriger sozioökonomischer Status. Weiterführend besteht unter der Therapie mit konventionell synthetischen und biologischen DMARD (z. B. Tumornekrosefaktor-α-Inhibitoren) ein erhöhtes Risiko für die Entwicklung einer septischen Arthritis. Am häufigsten liegen Infektionen mit *Staphylococcus aureus*, gefolgt von anderen grampositiven Bakterien vor.

Ätiologisch kann eine septische Arthritis als Folge von Gelenkpunktionen, gelenknahen Wunden bzw. Hautinfektionen, Senkungsabszessen, intravenösen und paravenösen Infektionen sowie einer hämatogenen Streuung bei einer Endokarditis, Osteomyelitis oder intravaskulären Kathetern bzw. bei Urinkathetern als Folge einer Urosepsis auftreten.

Die Diagnose einer septischen Arthritis wird nach der Definition der Deutschen Gesellschaft für Rheumatologie (nach Kuipers et al. 2015) gestellt, wenn folgende zwei Punkte vorliegen:

- Arthritis eines oder mehrerer Gelenke
- Nachweis von Bakterien im Gelenk (mikroskopischer Nachweis oder positive Kultur)

Klinisch kann die septische Arthritis entsprechend der **Klassifikation nach Kuner** (➤ Tab. 2.5) eingeteilt werden.

Tab. 2.5 Einteilung der septischen Arthritis (nach Kuner et al. 1987).

Stadium	
Stadium I	Purulente Synovialitis
Stadium II	Gelenkempyem
Stadium III	Panarthritis
Stadium IV	Chronische Arthritis

Klinik

Am häufigsten sind das Kniegelenk, das Schultergelenk, das Hüftgelenk, das obere Sprunggelenk, die Fingergelenke, das Handgelenk oder die Zehengelenke involviert.

Klinisch imponieren die infizierten Gelenke mit einer Rötung, Schwellung, Überwärmung, Bewegungseinschränkung und Druckempfindlichkeit. Zusätzlich kann eine Schwellung der lokoregionären Lymphknoten auftreten. Als generalisierte Krankheitssymptome können Fieber und ein allgemeines Krankheitsgefühl auftreten.

Labor

Es sollte eine Bestimmung von Blutbild, Differenzialblutbild, C-reaktivem Protein und der Blutsenkungsgeschwindigkeit erfolgen. Zum Ausschluss einer systemischen Infektion sind die Bestimmung des Procalcitonins und die Abnahme von Blutkulturen, insbesondere vor dem Beginn einer antibiotischen Therapie, sinnvoll.

Zur differenzialdiagnostischen Klärung und für die weiterführende Materialgewinnung zur Erregeridentifizierung ist die Durchführung einer **Gelenkpunktion** indiziert. Das Untersuchungsmaterial der Gelenkpunktion ist einer mikrobiologischen Untersuchung inklusive einer mikroskopischen Direktuntersuchung, Kulturuntersuchung und Resistenzbestimmung zu unterziehen.

Entsprechend den Begleiterkrankungen wird gegebenenfalls eine Erweiterung der Diagnostik angeraten.

Bildgebung/Diagnostik

In der Bildgebung sollten **Röntgenaufnahmen** des entzündeten Gelenks in zwei Ebenen angefertigt werden. Bei nicht eindeutigen Befunden ist ggf. die Durchführung einer **Computertomografie** (CT) zur detaillierten Erfassung von Gelenkdestruktionen und eine **Magnetresonanztomografie** (MRT) zur Beurteilung einer Osteomyelitis mit Knochenödem empfehlenswert. Die Planung einer Gelenkpunktion kann durch eine Arthrosonografie eingeleitet werden.

Hinsichtlich der Detektion einer multilokulären septischen Arthritis ist der Einsatz der MRT, Skelettszintigrafie oder einer Positronenemissionstomografie/Computertomografie (PET/CT) sinnvoll.

Differenzialdiagnostisch ist eine **Gichtarthritis** (➤ 2.5) abzuklären. Die klare Differenzierung kann über die Gelenkpunktion durchgeführt werden. Als weitere Differenzialdiagnosen sind die **Psoriasis-Arthritis** (➤ 4.1) und **reaktive Arthritiden** (➤ 4.3) zu adressieren.

Therapie

- Als **antibiotische Therapie** sind den aktuellen Empfehlungen nach Cephalosporine der 2. und 3. Generation einzusetzen.
- Zur **supportiven Therapie** sollte eine Analgesie, Ruhigstellung sowie Kühlung erfolgen. Zusätzlich ist eine Thromboseprophylaxe durchzuführen.
- Eine **orthopädische bzw. unfallchirurgische Mitbetreuung bzw. Weiterbetreuung** zur ggf. erforderlichen Planung einer operativen Therapie (z. B. Gelenkspülung, Débridement, Sequestrotomie, Einlage von Drainagen und Entfernung von Implantaten/Fremdkörpern) ist obligat.

Krankheitsverlauf, Komorbiditäten und Komplikationen

Die Beurteilung der Krankheitsaktivität erfolgt über die klinische Beurteilung sowie die laborchemische Kontrolle der Entzündungsparameter.

Die lokalen Komplikationen der septischen Arthritis sind eine persistierende und maskierte Infektion, das Gelenkempyem mit einer fortschreitenden Zerstörung des Gelenks und eine Osteomyelitis. Bei einer nicht therapierbaren Infektion steht die Amputation als ultima Ratio zur Diskussion. Als systemische Komplikation besteht bei der septischen Arthritis die Gefahr des Auftretens einer Sepsis.

LEITLINIEN

Die AWMF-Leitlinie *Bakterielle Gelenkinfektionen* der Deutschen Gesellschaft für Unfallchirurgie (DGU) gibt einen ausführlichen Überblick in Bezug auf die Diagnostik und Therapie einer septischen Arthritis (AWMF-Register-Nr. 012–10, Stand: Juli 2014). www.awmf.org/leitlinien/detail/ll/012-010.html

2.3.3 Lyme-Arthritis

DEFINITION

Die **Lyme-Arthritis** ist eine Gelenkentzündung, welche durch eine Infektion mit den Spirochäten *Borrelia burgdorferi sensu lato* nach einem Zeckenstich hervorgerufen wird.

Epidemiologie, Klassifikation und Einteilung

Die Lyme-Borreliose weist in Deutschland eine Inzidenz von 111/100.000 Einwohnern auf. Zu der Gattung *Borrelia burgdorferi sensu lato* zählen mindestens fünf Subspezies, welche humanpathogen sind. Die Subspezies *Borrelia burgdorferi sensu strictu* scheint die größte Assoziation zu einer Arthritis zu haben.

Für die Lyme-Arthritis existieren keine evaluierten und international akzeptierten Diagnose- oder Klassifikationskriterien.

Klinik

Initial besteht in den meisten Fällen ein allgemeines Krankheitsgefühl mit Fieber, Arthralgien und allgemeinen Krankheitssymptomen. Ein **Erythema migrans** als kreisrunde Rötung, welche sich um die Einstichstelle ausbreitet, kann nach der Infektion auftreten. Das Erythema migrans kann spontan remittieren, aber auch in ein Erythema chronicum migrans (Persistenz des Erythema über Monate) übergehen.

Die **Lyme-Arthritis** tritt Wochen bis Monate nach der Erstinfektion auf. Sie zeigt eine Manifestation im Bereich von einem oder mehreren großen Gelenken und geht mit einer Schwellung einher. Die Lyme-Arthritis kann auch mit symptomfreien Intervallen einhergehen. Ein chronischer Verlauf (Synovitisdauer über ein Jahr) ist selten.

Neben der Lyme-Arthritis kann eine Borrelieninfektion mit einer akuten **Neuroborreliose** als Meningoradikulitis Bannwarth eingehen, welche häufig durch eine Fazialisparese gekennzeichnet ist, und in eine chronische Neuroborreliose übergehen. Eine weitere Manifestation stellt die **Lyme-Karditis** dar, welche mit einen atrioventrikulären Block wechselnden und unterschiedlichen Grades verbunden ist. Die Acrodermatitis chronica atrophicans, eine Myositis sowie ein Borrelien-Lymphozytom können zusätzlich auftreten.

Labor und Bildgebung

Das Blutbild weist keine pathologischen Veränderungen bei einer Lyme-Arthritis auf. Laborchemisch bestehen ein erhöhtes C-reaktives Protein mit einer erhöhten Blutsenkungsgeschwindigkeit. Weiterführend sollte ein serologischer Suchtest auf *Borrelia burgdorferi sensu lato* mit Bestimmung von IgG und IgM im ELISA durchgeführt werden. Ein positives Ergebnis ist durch einen Bestätigungstest (Immunoblot) zu reproduzieren.

Im Rahmen einer Frühinfektion mit dem Nachweis eines Erythema migrans kann im Immunoblot ein **IgM-Antikörper** nachgewiesen werden, wobei ein Erythema migrans auch ohne IgM-Antikörper auftreten kann. In der Verlaufskontrolle nach vier bis sechs Wochen sollten neben den IgM-Antikörpern auch **IgG-Antikörper** nachgewiesen werden. Ein isolierter IgM-Antikörper ohne Serokonversion spricht nicht für eine Infektion mit Borrelien. Die Borrelienspätinfektion geht mit erhöhten IgG-Antikörpern einher. Das Fehlen der IgG-Antikörper spricht gegen eine Borrelienspätinfektion. Die Verlaufskontrolle der IgG-Antikörper eignet sich jedoch nicht zur Therapiekontrolle.

Im Rahmen einer **Gelenkpunktion** kann mittels einer **PCR** der Nachweis von *Borrelia burgdorferi sensu lato* in der Gelenkflüssigkeit oder Synovia erfolgen.

In der **Arthrosonografie** kann ein Gelenkerguss nachgewiesen und eine Gelenkpunktion initiiert werden. Im **Röntgen** der entsprechenden Gelenke stellt sich ein Normalbefund dar. Erosiv-zystische Veränderungen können nicht nachgewiesen werden. Eine additive Bildgebung ist in den meisten Fällen nicht weiterführend.

Differenzialdiagnose

Zur differenzialdiagnostischen Abklärung sollte eine **Gichtarthritis** durch den Nachweis von Harnsäurekristallen im Gelenkpunktat abgeklärt werden (➤ 2.5). Des Weiteren kann durch eine Gelenkpunktion eine **septische Arthritis** ausgeschlossen werden (➤ 2.3.2). Zusätzlich sollte eine Abklärung bezüglich einer **reaktiven Arthritis** (➤ 4.3) bzw. **viralen Arthritis** (➤ 2.4) erfolgen.

In Bezug auf immunologische Gelenkerkrankungen ist ein Ausschluss einer **rheumatoiden Arthritis** (➤ 2.1), einer **Psoriasis-Arthritis** (➤ 4.1), einer **Arthritis** bei **Sarkoidose** (➤ 2.7) und von **Spondyloarthritiden** (➤ 3.1) anzustreben.

Therapie

- Die **initiale antibiotische Therapie** der Lyme-Arthritis sollte oral mit Doxycyclin (1 × 200 mg/Tag oder 2 × 100 mg/Tag) oder Amoxicillin (3 × bis 4 × 500 bis 750 mg/Tag) über 30 Tage erfolgen.
- Bei **Nichtansprechen auf die initiale antibiotische** Therapie mit Doxycyclin ist eine intravenöse Therapie mit Ceftriaxon (1 × 2 g) oder Cefotaxim (3 × 2 g) über 14 bis 21 Tage zu favorisieren.
- Bei einer **chronischen therapierefraktären Entzündung** ist in Einzelfällen eine Synovektomie zu diskutieren.
- Zur **symptomatischen Schmerztherapie** können nichtsteroidale Antirheumatika (NSAR) eingesetzt werden.

Krankheitsverlauf, Komorbiditäten und Komplikationen

Die Beurteilung der Krankheitsaktivität erfolgt klinisch über die Regredienz der Arthritis unter laborchemischer Kontrolle der Entzündungsparameter. Eine Verlaufskontrolle der serologischen Befunde wird nicht empfohlen.

Klassische Komorbiditäten sind im Rahmen der Lyme-Arthritis nicht bekannt.

2.4 Virale Arthritis

DEFINITION

Die **virale Arthritis** ist die Entzündung eines Gelenks durch eine virale Infektion. Haupterreger sind Parvovirus B19, Röteln, Hepatitis B und C, HIV und die Alphaviren.

Epidemiologie

Genaue Daten bezüglich der Inzidenz und Prävalenz von viralen Arthritiden sind nicht vorhanden. Rund 1 % der akuten Arthritiden werden durch Viren hervorgerufen. Die Haupterreger sind Parvovirus B19, Röteln, Hepatitis B und C, HIV, humanes T-lymphotropes Virus 1 (HTLV-1) und die Alphaviren (Chikungunya-Virus und Ross-River-Virus). Das Chikungunya-Virus wird durch Moskitos übertragen und kommt in Afrika und Asien vor. Das Ross-River-Virus kommt in Australien, Papua Neuguinea, Neuseeland, Ostindonesien und auf einigen pazifischen Inseln endemisch vor und wird durch Mückenstiche übertragen.

Klinik

Die Infektion mit **Parvovirus B19** löst bei Kindern die Ringelröteln aus und kann mit einer Schwellung der Kniegelenke einhergehen. Bei Erwachsenen ist eine Manifestation im Bereich der Handgelenke, der Metakarpophalangealgelenke und proximalen Interphalangealgelenke typisch, welche dem Bild einer rheumatoiden Arthritis ähnelt.

Eine **Rötelninfektion** im Erwachsenenalter kann mit einer Arthritis der Metakarpophalangealgelenke und proximalen Interphalangealgelenke, Knie- und Sprunggelenke einhergehen. Zwei Wochen nach einer Rötelninfektion können Arthralgien auftreten, welche in der Regel für eine Woche anhalten.

Die Manifestation einer **HIV-Erkrankung** kann mit Arthralgien und Myalgien assoziiert sein, wobei eine klassische Arthritis selten manifestiert wird. Beim chronischen Verlauf einer HIV-Infektion kann eine idiopathische HIV-assoziierte Arthritis mit einer asymmetrischen Oligoarthritis der unteren Extremitäten verbunden sein, die nach zwei bis sechs Wochen spontan ausheilt. Des Weiteren kann der chronische Verlauf einer HIV-Arthritis mit dem Bild einer seronegativen Spondyloarthritis und mit dem Nachweis einer Uveitis sowie mit Urethritiden, Hautveränderungen, Enthesitis und Arthritis einhergehen. Zusätzlich sind mit der Einleitung einer hochaktiven antiviralen Therapie Autoimmunerkrankungen wie ein Lupus-like-Disease beobachtet worden, welche mit dem Ansprechen der Therapie eine Remission aufweisen.

Eine Arthritis im Rahmen einer **Hepatitis-B-Infektion** kann in der akuten Phase der Erkrankung mit einer symmetrischen Polyarthritis der proximalen Interphalangealgelenke, Sprunggelenke und Kniegelenke manifest werden. Zusätzlich finden sich bei den Patienten Fieber, Myalgien, Hautausschlag und Unwohlsein. Bei einer chronischen Hepatitis B kann eine Synovitis auftreten, wobei bildgebende Zeichen einer Gelenkzerstörung fehlen. Die Symptome können Tage bis Monate anhalten.

Bei einer **Hepatitis-C-Infektion** weist ein Großteil der Patienten eine symmetrische Polyarthritis der kleinen Gelenke auf. Es können auch eine Oligoarthritis und eine Arthritis der großen Gelenke (zum Beispiel Knie) auftreten.

Eine Arthritis auf dem Boden einer Infektion mit **HTLV-1** wird vor allem im Bereich der Schultergelenke, Handgelenke und Knie beidseits beschrieben. Mit dem Beginn der Infektion und Gelenkbeteiligung können Fieber, Myalgien und Hauterscheinungen auftreten. Die Arthritis bei HTLV-1 kann in einen chronischen und erosiven Verlauf übergehen.

Die Infektion mit dem **Chikungunya-Virus** (CHIKV) geht mit Fieber, Arthralgien, Myalgien, Kopfschmerzen und Hautauschlag einher. Des Weiteren besteht die Möglichkeit des Auftretens einer akuten Arthritis der kleinen und großen Gelenke mit einem Gelenkerguss und einem periartikulären Ödem. Die CHIKV-assoziierte Arthritis kann bis zu 36 Monate andauern und im chronischen Verlauf mit einer Tenosynovitis und der Manifestation eines Raynaud-Syndroms einhergehen.

Ein Exanthem mit Fieber, Abgeschlagenheit und Kopfschmerzen sowie Arthralgien mit einer Gelenksteifigkeit, periartikulären Schwellungen der Gelenke und Sehnenscheiden kann für eine Infektion mit dem **Ross-River-Virus** sprechen.

Labor und Bildgebung

Laborchemisch ist eine Bestimmung von Blutbild, Differenzialblutbild und der laborchemischen Entzündungsparameter zu realisieren. Darüber hinaus ist die erregerspezifische Diagnostik durchzuführen:

- Zum Nachweis einer **Parvovirus-B19-Arthritis** sollte eine Bestimmung von Parvovirus B19-IgM erfolgen. Zusätzlich können Blutbildveränderungen (Anämie, Thrombozytopenie und Leukozytopenie) bestehen.
- Die Bestimmung von Röteln-IgM und Röteln-IgG wird neben der charakteristischen Klinik zum Nachweis einer **Rötelninfektion** vorgenommen.
- Bei einer Polyarthritis mit erhöhten Transaminasen besteht der Verdacht auf eine **Hepatitis-B**-assoziierte Arthritis, und es ist eine Bestimmung der Hepatitis-B-Serologie (HBsAg, Anti-HB_c-IgM und HBV-DNA) vorzunehmen.
- Der Nachweis einer **Hepatitis C** wird durch die Bestimmung von Anti-HCV und HCV-RNA erbracht.
- Besteht der klinische Verdacht auf eine **HIV**-assoziierte Arthritis, ist eine Quantifizierung der HIV-Antikörper, HIV_p24-Antigen und HIV-RNA notwendig.
- Zur Diagnostik einer **HTLV-1**-Arthritis ist eine Bestimmung der Anti-HTLV-1 und HTLV-1-DNA vorzunehmen.
- Spezifische IgM-Antikörper und die Quantifizierung der viralen RNA durch eine Polymerase-Kettenreaktion (PCR) verhelfen zum Nachweis einer Infektion mit dem **CHIKV** und dem **Ross-River-Virus.**

Zur **Bildgebung** sollte eine **Arthrosonografie** der betroffenen Gelenke angefertigt werden. Hier kann gegebenfalls eine Synovitis oder ein Gelenkerguss dargestellt werden. Einen erosiv-zystischen Verlauf, welcher im **Röntgen** der Hände und Vorfüße abzugrenzen ist, zeigen nur Arthritiden bei einer HTLV-1- und selten bei einer HIV-Infektion.

Differenzialdiagnose

Zur differenzialdiagnostischen Klärung einer **Parvovirus-B19**-Infektion gehört aufgrund des klinischen Befallsmusters der Ausschluss einer rheumatoiden Arthritis (➤ 2.1).

Bei einer Arthritis im Rahmen einer **HIV**-Erkrankung sollte der Ausschluss einer weiteren Infektionserkrankung (Hepatitis B und C, Gonorrhoe und Syphilis), welche zu einer Arthritis führt, erfolgen. In der differenzialdiagnostischen Betrachtung ist der Ausschluss einer Spondyloarthritis (➤ 3.1), einer reaktiven Arthritis (➤ 4.3) oder einer Psoriasis-Arthritis (➤ 4.1) vorzunehmen.

Eine aktive **Hepatitis B** kann mit einer Erhöhung der Rheumafaktoren einhergehen. Bei einer chronischen Hepatitis B sollte der Ausschluss einer Polyarteriitis nodosa (➤ 7.3) und einer Kryoglobulinämie erwogen werden. Aufgrund der polyarthritischen Beteiligung der kleinen Gelenke ist im Rahmen der **Hepatitis-C**-assoziierten Arthritis der Ausschluss einer rheumatoiden Arthritis (➤ 2.1) zu realisieren. Zusätzlich sollte der Ausschluss einer kryoglobulinämischen Vaskulitis erfolgen. Die Hepatitis C kann mit erhöhten Rheumafaktoren und Antikörper gegen citrullinierte Proteine/Peptide einhergehen.

Eine Infektion mit **HTLV-1** kann mit positiven Rheumafaktoren und antinukleären Antikörpern assoziiert sein. Hier sollten differenzialdiagnostisch eine rheumatoide Arthritis (➤ 2.1) und eine Kollagenose (➤ Kap. 5) ausgeschlossen werden.

Therapie

Die Therapie richtet sich nach der Grunderkrankung:

- Die Arthritis infolge einer **Parvovirus-B19-Infektion** zeigt häufig einen selbstlimitierenden Verlauf. Hilfreich ist eine Applikation von nichtsteroidalen Antirheumatika (NSAR). Bei schweren Verläufen kann eventuell die Gabe von Immunglobulinen erwogen werden.
- Eine spezifische Therapie der **Röteln**-assoziierten Arthritis wird nicht empfohlen. Gegebenenfalls ist eine symptomatische Schmerztherapie zu diskutieren.

- Die Behandlung der **HIV**-assoziierten Arthritis besteht aus der Therapie der HIV-Infektion und der Gabe von NSAR.
- Niedrig dosierte NSAR (unter Kontrolle der Leberfermente) können zur Therapie der Arthritis bei einer **Hepatitis-B**-Infektion verabreicht werden.
- Zur Therapie der **Hepatitis C** ist eine antivirale Behandlung der Grunderkrankung durchzuführen. Bezüglich der Arthritis können NSAR unter Kontrolle der Leberfermente eingesetzt werden.
- Bezüglich der Therapie von **HTLV-1** besteht kein einheitliches Behandlungsschema. Häufig werden systemisch niedrig dosierte Glukokortikoide eingesetzt. Eine Therapie mit DMARD, Tumornekrosefaktor-α-Inhibitoren und Interferon-α wird ebenfalls diskutiert.
- Die Behandlung der **Ross-River-Virus**-Arthritis erfolgt durch die Gabe von NSAR.
- Zur Behandlung der **CHIKV**-Arthritis werden NSAR und gegebenenfalls Glukokortikoide eingesetzt.

Krankheitsverlauf, Komorbiditäten und Komplikationen

Die Beurteilung der Krankheitsaktivität erfolgt über die klinische Beurteilung sowie die laborchemische Kontrolle der Entzündungsparameter.

Komorbiditäten aufgrund einer viralen Arthritis sind nicht bekannt. Bei chronischen Viruserkrankungen werden die Komorbiditäten durch die Grunderkrankung hervorgerufen.

2.5 Gichtarthritis (Arthritis urica)

DEFINITION

Die **Gichtarthritis (Arthritis urica)** ist eine entzündliche Gelenkerkrankung, die durch Ablagerung von Uratkristallen im Gelenk verursacht wird. Die Arthritis urica kann akut auftreten oder eine chronische Verlaufsform annehmen.

Epidemiologie, Klassifikation und Einteilung

Die Gichtarthritis zeigt eine Prävalenz von 1 bis 2 %. Die Prävalenz ist abhängig vom Geschlecht und weist einen Anstieg mit zunehmendem Lebensalter auf. Männer sind von einer höheren Prävalenz im Vergleich zu Frauen betroffen.

Gemäß neuesten Erkenntnissen läuft die Gicht in vier Stadien ab. Die ersten zwei Stadien beschreiben die **asymptomatische Verlaufsform** mit einer Hyperurikämie und fehlenden Symptomen einer Gichtarthritis. Im ersten Stadium fehlt eine Ablagerung von Uratkristallen in den Gelenken. Das zweite Stadium führt zu nachweisbaren Uratablagerungen in den Gelenken ohne klinische Symptome einer Gichtarthritis. Die **symptomatische Verlaufsform** ist im dritten Stadium mit einer akuten Gichtarthritis gekennzeichnet. Diese kann bei einer rezidivierender Gichtarthritis in eine chronische Verlaufsform (viertes Stadium) mit einer Gichtarthropathie oder einer tophösen Gicht übergehen.

Labor

Laborchemisch ist die **akute Gichtarthritis** durch ein erhöhtes CRP und eine beschleunigte Blutsenkungsgeschwindigkeit gekennzeichnet. Zusätzlich kann eine Leukozytose bestehen. Im akuten Gichtanfall ist eine Erhöhung der Harnsäure nicht obligat. Der diagnostische Standard zur klinischen Sicherung einer Arthritis urica ist die **Gelenkpunktion** mit dem Nachweis von Harnsäurekristallen im Punktat durch das Polarisationsmikroskop.

Ist eine Gelenkpunktion nicht möglich, kann bei einer Monarthritis der in ➤ Tab. 2.6 aufgeführte Score zur Abschätzung der Manifestation einer Arthritis urica eingesetzt werden. Ein Score >8 Punkte spricht für das Vorliegen einer Arthritis urica. Bei einem Punktwert <4 liegt vorerst keine Arthritis urica vor. Bei einem Wert zwischen 4 und 8 Punkten sollte unbedingt eine Gelenkpunktion zur Beurteilung einer Arthritis urica durchgeführt werden.

Die **chronische Gichtarthritis** ist laborchemisch durch persistierend erhöhte Entzündungszeichen und therapierefraktäre erhöhte Harnsäurespiegel gekennzeichnet.

Klinik

Am häufigsten zeigt die **akute Gichtarthritis** eine Manifestation im Bereich des Großzehengrundgelenks, gefolgt von Mittelfuß, Sprunggelenk und Kniegelenk. Die betroffenen Gelenke zeigen eine Rötung und Schwellung. Die Arthritis urica

Tab. 2.6 Score zur Abschätzung der Manifestation einer Arthritis urica bei einer Monarthritis (nach Janssens et al 2010).

Item	Punkte
Männliches Geschlecht	2
In der Anamnese bekannte Arthritis	2
Beginn innerhalb eines Tages	0,5
Gelenkrötung	1
Involvierung des Metatarsophalangealgelenks I (Großzehe)	2,5
Arterielle Hypertonie oder mehr als ein kardiovaskulärer Risikofaktor (Myokardinfarkt, Herzinsuffizienz, transitorische ischämische Attacke, Apoplex, periphere arterielle Verschlusskrankheit)	1,5
Serumharnsäure > 5,88 mg/dl (= 350 µmol/l)	3,5

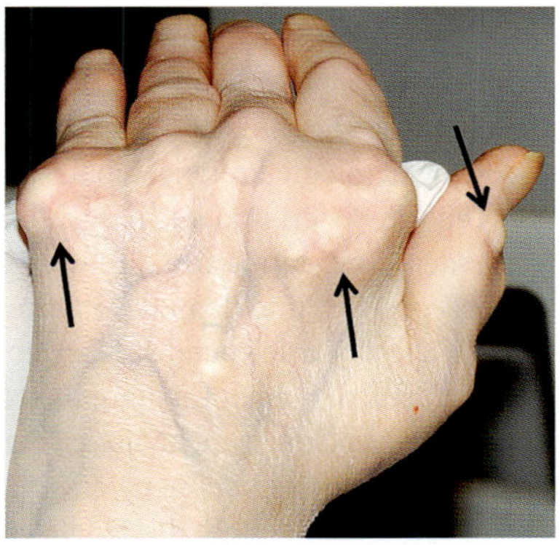

Abb. 2.4 Chronische Gicht mit ausgeprägten Gichttophi (Pfeile) im Bereich der metakarpophalangealen und interphalangealen Gelenke. [T816–2]

kann als Mon-, Oligo- oder Polyarthritis auftreten. Selten ist eine Manifestation im Bereich der Wirbelsäule möglich.

Die **chronische Gichtarthritis** geht mit rezidivierenden akuten Gichtschüben im Sinne einer chronischen Gichtarthritis einher. Diese kann zu einer Gichttophusbildung (➤ Abb. 2.4) und einer Gelenkzerstörung führen, woraus Funktionsdefizite in den betroffenen Gelenken resultieren.

Bildgebung

Durch die **Arthrosonografie** kann sehr frühzeitig eine Gichtarthritis nachgewiesen werden. Der Nachweis erfolgt anhand einer Synovitis mit Gelenkerguss, eines Doppelkonturzeichens des Gelenkknorpels (echoreiche Struktur parallel zur Knorpeloberfläche laufend, welche durch Einlagerung von Harnsäure im Knorpel hervorgerufen wird ➤ Abb. 2.5), und im Verlauf durch Erosionen und Tophi. Zusätzlich kann die Arthrosonografie zur Planung einer Gelenkpunktion eingesetzt werden.

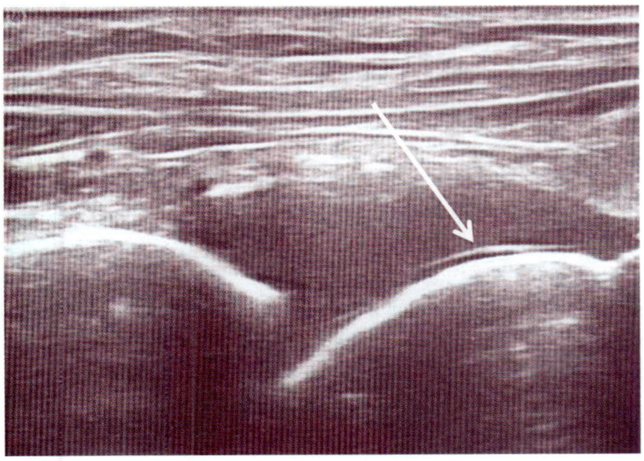

Abb. 2.5 Sonografie des oberen Sprunggelenk bei einer Arthritis urica mit Darstellung eines Gelenkergusses und des Doppelkonturzeichens (Pfeil) als Zeichen der Harnsäureablagerung. [T816–2]

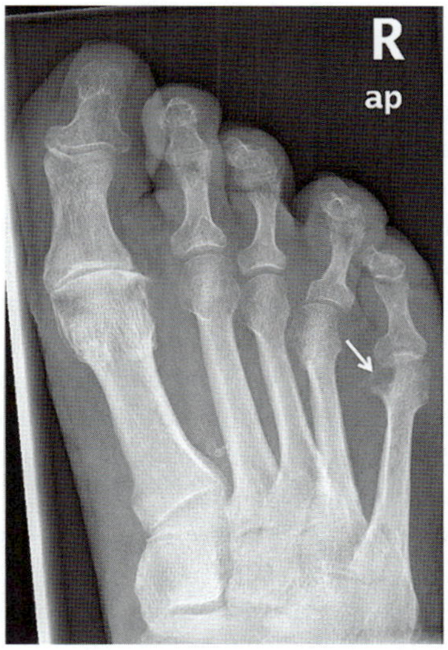

Abb. 2.6 Gichttophus im Metatarsalköpfchen von Digitus V (Pfeil). [T816–3]

Bei einer akuten Arthritis urica ist eine **Röntgenaufnahme** des entsprechenden Gelenks anzufertigen. Bei der Erstmanifestation einer akuten Gichtarthritis kann das Röntgenbild einen unauffälligen Befund ergeben. Bei einem chronischen Verlauf können gegebenenfalls erosive Veränderungen bzw. Gichttophi abgegrenzt werden (➤ Abb. 2.6).

Die neu etablierte **Dual-Energy-Computertomografie** (➤ 1.2.4) stellt das erste nichtinvasive Verfahren zum Nachweis von Uratablagerungen in den Gelenken dar.

Differenzialdiagnose

Die wichtigste Differenzialdiagnose zur akuten Gichtarthritis ist die **septische Arthritis.** Eine differenzialdiagnostische Abklärung wird durch eine Gelenkpunktion erreicht. In der Gelenkpunktion wird bei einer septischen Arthritis mikrobiologisch ein Keimnachweis erbracht (➤ 2.3.2). Des Weiteren sollte eine **Lyme-Arthritis** ausgeschlossen werden (➤ 2.3.3).

Die **Kalziumpyrophosphat-Arthritis** (Pseudogicht) geht mit Ablagerungen von Kalziumpyrophosphat-Dihydrat-Kristallen im hyalinen Knorpel oder Faserknorpel einher. Die Diagnostik erfolgt über eine Gelenkpunktion mit dem mikroskopischen Nachweis dieser Kristalle. Zur Therapie werden NSAR eingesetzt. Bei einem fehlenden Ansprechen auf die Therapie mit NSAR können kurzzeitig Glukokortikoide verabreicht werden. Bei häufig rezidivierenden Arthritiden ist auch der Einsatz von Colchicin möglich.

Zusätzlich sollte in der differenzialdiagnostischen Betrachtung der Ausschluss einer **reaktiven Arthritis** (➤ 4.3) oder einer **Psoriasis-Arthritis** (➤ 4.1) erfolgen.

Therapie

Das Ziel der Therapie einer Gicht ist die völlige Anfallsfreiheit bzw. die Zurückbildung von Gichttophi. Unmittelbar an die Therapie des ersten oder zweiten akuten Gichtanfalls schließt sich die harnsäuresenkende Therapie an. Bei der chronischen Gicht steht neben der Reduzierung von Anfällen und Gichttophi die Vermeidung eines Auftretens oder Fortschreitens von Gelenkdestruktionen im Fokus.

- **Akuter Gichtanfall:** NSAR, Colchicin oder Glukokortikoide. Bei rezidivierenden akuten Gichtanfällen oder Kontraindikation gegen NSAR: Colchicin, Glukokortikoide, Canakinumab als neue Option.
- **Harnsäuresenkende Therapie:** Allopurinol oder Febuxostat.
- **Chronische Gichtarthritis:** Reduktion der akuten Gichtanfallsfrequenz, Verhinderung der Gelenkzerstörung, Verringerung der Tophuslast, Behandlung der Komorbiditäten und Verbesserung der Lebensqualität.
- **Chronische Hyperurikämie ohne klinische Zeichen einer Gichtarthritis:** harnsäuresenkende Therapie und Gichtanfallsprohphylaxe mit Colchicin oder NSAR für bis zu sechs Monate.
- **Änderung des Lebensstils:** Gewichtsreduktion, keine alkoholischen oder fructosehaltigen Getränke, keine Aufnahme von Fleisch oder Schalentieren.

Therapie des akuten Gichtanfalls

Die Therapie des **akuten Gichtanfalls** setzt sich aus einer systemischen Therapie und einer lokalen Therapie (Kühlen) mit dem Ziel der antiinflammatorischen Wirkung und Schmerztherapie zusammen. Im Rahmen der diagnostischen Gelenkpunktion mit dem Nachweis von Harnsäurekristallen können lokal in das betroffene Gelenk Glukokortikoide injiziert werden. In der Behandlung des akuten Gichtanfalls sollten NSAR, Colchicin und Glukokortikoide gleichberechtigt eingesetzt werden.

- Die Patienten sollten zur systemischen Therapie **NSAR** (z. B. Indometacin 50 bis 150 mg/Tag) unter Berücksichtigung der Kontraindikationen und des Nebenwirkungsprofils erhalten. Bei Kontraindikationen für Indometacin ist auch der Einsatz von Etoricoxib (120 mg einmal je Tag, maximal acht Tage Therapiedauer) möglich.
- Eine weitere Behandlungsmöglichkeit stellt die Applikation von **Colchicin** dar. Im akuten Gichtanfall sollten initial 1 mg Colchicin und nach einer Stunde 0,5 mg Colchicin verabreicht werden. Zur weiteren Kontrolle des Gichtanfalls kann für einige weitere Tage Colchicin 0,5 mg (zwei- bis dreimal/Tag) verabreicht werden. Tritt nach 24–72 Stunden keine klinische Verbesserung ein, ist eine Reevaluierung und ggf. eine Adaptation der Therapie notwendig.
- Die dritte Möglichkeit zur Behandlung des akuten Gichtanfalls stellt die Gabe von **Glukokortikoiden** dar. Hier sollte entsprechend der Leitlinie der amerikanischen Gesellschaft für Rheumatologie Prednisolon 0,5 mg/kg KG fünf bis zehn Tage appliziert und nachfolgend die Therapie beendet werden. Alternativ kann für zwei bis fünf Tage die volle Dosis gegeben und dann das Prednisolon über sieben bis zehn Tage ausschleichend verabreicht werden.
- Im Rahmen von rezidivierenden Gichtanfällen (≥ drei Gichtanfälle im Jahr) und einer nicht ausreichenden Wirksamkeit oder Kontraindikationen von NSAR, Colchicin oder Glukokortikoiden besteht die Möglichkeit der Applikation eines humanen monoklonalen Antikörpers gegen Interleukin-1β (Canakinumab). **Canakinumab** wird einmalig verabreicht. Die Gabe kann gegebenenfalls nach einem Jahr wiederholt werden. Hierbei ist die Therapie mit Canakinumab als sehr kostenintensiv einzustufen.

Harnsäuresenkende Therapie

Die **harnsäuresenkende Therapie** sollte nach dem akuten Gichtanfall unverzüglich begonnen werden. Eine Indikation zur Durchführung einer harnsäuresenkenden Therapie besteht nach dem ersten bzw. zweiten Gichtanfall, bei einer chronischen Gicht sowie bei Vorhandensein von Gichttophi oder Nierensteinen. Der angestrebte Zielwert des Harnsäurewertes beträgt < 6 mg/dl oder < 360 µmol/l.

- Medikamente der ersten Wahl zur harnsäuresenkenden Therapie stellen die Xanthinoxidasehemmer **Allopurinol** und **Febuxostat** (80 mg/Tag) dar. Allopurinol sollte niedrig dosiert (100 mg/Tag) begonnen und eine Dosissteigerung alle zwei bis vier Wochen entsprechend den Harnsäurewerten vorgenommen werden. Eine Adaptation der Allopurinoldosis an die Nierenfunktion sollte vorgenommen werden.
- Als weitere Alternative zur Behandlung der Hyperurikämie stehen **Benzbromaron** (Beginn 25 mg/Tag, Steigerung auf 50 bis 100 mg/Tag) und **Probenecid** (erste Woche 250 mg 1-0-1-0 je Tag, anschließend 500 mg 1-0-1-0 je Tag) zur Verfügung. Beim Auftreten eines akuten Gichtanfalls unter einer laufenden harnsäuresenkenden Therapie sollte diese nicht unterbrochen werden.
- Des Weiteren wurde für den Angiotensin-II-Rezeptor-Subtyp-1-Antagonisten **Losartan** ein harnsäuresenkender Effekt beschrieben.

Ein weiteres Medikament zur Senkung der Serumharnsäure stellt **Lesinurad** dar, das jedoch in Deutschland derzeit nicht verfügbar ist. Lesinurad hemmt den Transporter URAT1 in der Niere, welcher für die Reabsorption der Harnsäure verantwortlich ist. Somit kommt es zu einer vermehrten Ausscheidung der Harnsäure mit einer Senkung des Serumharnsäurespiegels.

Bei einer **chronischen Hyperurikämie** ohne Symptome einer Gichtarthritis und der Einleitung einer harnsäuresenkenden Therapie ist eine Anfallsprophylaxe mit Colchicin (0,5 mg/Tag) oder bei einer Colchicin-Kontraindikation mit NSAR für bis zu sechs Monate durchzuführen.

Therapie der chronischen Gichtarthritis

Die Behandlungsziele der **chronischen Gichtarthritis** umfassen die Senkung bzw. Reduktion der akuten Gichtanfälle sowie eine Verminderung der Tophuslast mit der Verhinderung des Auftretens oder Fortschreitens von Gelenkdestruktionen. Bei der Behandlung der schweren tophösen Gicht und bei Therapieversagen der Urikostatika (Allopurinol und Febuxostat) und Urikosurika (Probenecid und Benzbromaron) kann **Pegloticase** eingesetzt werden. Pegloticase ist eine biotechnisch hergestellte pegylierte Uricase, welche Harnsäure zu Allantoin abbaut.

CAVE

Pegloticase hat ein hohes Risiko für anaphylaktische Infusionsreaktionen und ist in Deutschland nur über die internationale Apotheke erhältlich.

Weiterführend sollten Komorbiditäten optimal unter Vermeidung nephrotoxischer Medikamente Berücksichtigung finden. Ziel der Therapie ist hier die Verbesserung der Gelenkfunktion und Lebensqualität.

PATIENTENBERATUNG

Zur Behandlung der Gichtarthritis zählt neben der medikamentösen Therapie auch eine Änderung des **Lebensstils.** Hierzu gehören eine Gewichtsreduktion und Fitnesstraining, die Vermeidung von alkoholischen Getränken (vor allem Bier und Schnaps) und fructosehaltigen Getränken sowie der Verzicht auf Fleisch und Schalentiere. Milchprodukte, Kaffee und Folsäure gelten als protektive Nahrungsmittel gegenüber einer Gichtarthritis.

Krankheitsverlauf und Komorbiditäten

Die Beurteilung der Krankheitsaktivität erfolgt über die Klinik der Lokalbefunde sowie die laborchemischen Entzündungsparameter und den Harnsäurespiegel. Zur Beurteilung der Krankheitsaktivität ist kein spezielles Scoring-System verfügbar.

In verschiedenen Studien konnte gezeigt werden, dass Patienten mit einer Gichtarthritis häufig an einer arteriellen Hypertonie, Myokardinfarkt, Fettstoffwechselstörung, Diabetes mellitus Typ 2, Adipositas, chronischer Niereninsuffizienz oder einem Apoplex erkranken. In diesem Kontext besteht für die Gicht ein deutlich erhöhtes Mortalitätsrisiko in Bezug auf kardiovaskuläre Erkrankungen. Darüber hinaus besteht kein kausaler Zusammenhang zwischen der Höhe der Serumharnsäurekonzentration und einer chronischen Niereninsuffizienz. Im Rahnen der Behandlung der Gicht sollte ein Screening auf mögliche Komorbiditäten und eine Behandlung derselben erfolgen. In Bezug auf die medikamentösen Behandlungen der Grunderkrankung ist anzumerken, dass Schleifendiuretika und Thiazide den Harnsäurespiegel anheben können.

LEITLINIEN

Die *„Langfassung zur S2e-Leitlinie Gichtarthritis (fachärztlich) – Evidenzbasierte Leitlinie der Deutschen Gesellschaft für Rheumatologie (DGRh).“* stellt die aktuellste Handlungsempfehlung zum Management der Gichtarthritis dar. (AWMF-Register-Nr. 060–005, Stand: April 2016).
www.awmf.org/leitlinien/detail/ll/060-005.html

2.6 Morbus Still des Erwachsenen

DEFINITION

Der **Morbus Still des Erwachsenen** (Adult-onset Still's disease [AOSD], Synonyme: Still-Syndrom des Erwachsenen und Adulter Morbus Still) ist eine seltene autoinflammatorische Erkrankung unklarer Genese, die mit einer Multiorganbeteiligung verbunden ist.

Epidemiologie, Klassifikation und Einteilung

Die Prävalenz beträgt 1 bis 34 Fälle pro 1.000.000 Einwohner, und die Inzidenz wird mit 0,16/100.000 Einwohner bis 0,4/100.000 Einwohner angegeben. Die Erkrankung tritt vor allem bei jungen Erwachsenen auf. Eine Erkrankung bei älteren Patienten ist ebenfalls dokumentiert.

Zur Klassifikation des Morbus Still des Erwachsenen finden die in ➤ Tab. 2.7 aufgeführten Kriterien Verwendung. Zur Klassifikation müssen mindestens fünf Kriterien erfüllt sein, davon zwei Hauptkriterien. Zur Erfüllung der Kriterien müssen Infektionen, Malignome und rheumatologische Grunderkrankungen ausgeschlossen werden.

Tab. 2.7 Kriterien zur Klassifikation des Morbus Still des Erwachsenen (nach Yamaguchi et al. 1992).

Kriterien	
Hauptkriterien	Fieber > 39 °C (Dauer mindestens eine Woche)
	Arthralgien (Dauer mindestens zwei Wochen)
	Leukozytose (> 10.000/µl), 80 % Neutrophile
	Makulöses und lachsfarbenes Exanthem
Nebenkriterien	Lymphadenopathie und/oder Splenomegalie
	Halsschmerzen
	Erhöhte Transaminasen und/oder LDH
	Rheumafaktoren und antinukleäre Antikörper negativ

Klinik

Das Still-Syndrom weist eine heterogene Symptomatik auf. Initial vor der klinischen Manifestation des Morbus Still des Erwachsenen können **Halsschmerzen** und eine aseptische **Pharyngitis** auftreten. Die Erkrankung kann mit **Fieber** einhergehen, welches einmal oder zweimal am Tag eine Fieberspitze aufweisen kann. Mit den Fieberschüben besteht die Möglichkeit des Auftretens eines makulopapulösen und lachsfarbenen **Exanthems** im Bereich des Körperstamms und der proximalen Extremitäten. Zusätzlich kann eine **Arthritis** mit Gelenkschmerzen im Bereich der Handwurzel, der Knie und Sprunggelenke bestehen. Die akute Arthritis kann in eine chronische, symmetrische und destruierende Polyarthritis übergehen, welche zu einer Ankylose des Carpus führen kann.

Des Weiteren können eine Myalgie, Splenomegalie, Hepatomegalie, Lymphadenopathie, Pleuraerguss und Pleuritis, interstitielle Lungeninfiltrate, Perikarditis, abdominale Schmerzen und Gewichtsverlust auftreten. Die Lebermitbeteiligung kann fulminant mit einem Leberversagen einhergehen. Sehr selten werden zerebrale Ischämien, eine aseptische Meningitis und Enzephalitis, eine membranöse oder nekrotisierende Glomerulonephritis, eine tubulointerstitielle Nephritis, Konjunktivitis, Uveitis, Retinopathie, ein entzündlicher Pseudotumor der Orbita, eine Pfortaderthrombose, eine nekrotisierende Lymphadenopathie, Pseudo-Angiocholitis und ein Angioödem beschrieben.

Labor

Laborchemisch zeigt sich eine unspezifische systemische Entzündungskonstellation mit einer deutlich erhöhten Blutsenkungsgeschwindigkeit und einem erhöhten C-reaktiven Protein. Im Differenzialblutbild kann typischerweise eine Neutrophilie neben einer Anämie und Thrombozytose quantifiziert werden. Des Weiteren sind ein erhöhtes Serumferritin (>500 µg/l) und erhöhte Leberenzyme beschrieben. Bezüglich der immunologischen Parameter werden für Rheumafaktoren und antinukleäre Antikörper negative Befunde erhoben. Im Gelenkpunktat der entzündeten Gelenke ist dominierend eine Neutrophilie nachzuweisen.

Bildgebung

Bezüglich der Arthritis kann bildgebend kein für die Diagnose eines Morbus Still des Erwachsenen charakteristischer Befund erhoben werden. In der **Arthrosonografie** ist die Darstellung eines Gelenkergusses oder einer Synovitis möglich. Im **Röntgenbefund** der **Gelenke** sind möglicherweise eine geringe periartikuläre Demineralisation, eine Weichteilschwellung und eine Gelenkspaltweitereduktion der Karpometakarpalgelenke visualisierbar. Bei einem chronischen Verlauf können Erosionen und eine Ankylose des Carpus auftreten.

Zum Ausschluss einer Neoplasie sollte eine **CT** oder eine **PET/CT** durchgeführt werden. Hier können im Rahmen des Morbus Still des Erwachsenen Pleuraergüsse, pulmonale Infiltrate, eine Lymphadenopathie, Aszites und eine Hepatosplenomegalie dargestellt werden. Des Weiteren ist durch eine CT oder PET/CT der Ausschluss einer Großgefäßvaskulitis, eines soliden Tumors oder eines Infektionsgeschehens möglich.

Differenzialdiagnose

Bevor die Diagnose eines Morbus Still des Erwachsenen gestellt werden kann, ist der Ausschluss einer Infektionserkrankung, eines Malignoms und einer rheumatologischen Grunderkrankung vorzunehmen. Die wichtigste Differenzialdiagnose des Morbus Still ist eine **Infektion** mit dem **Epstein-Barr-Virus.**

Infektionserkrankungen müssen mittels eines Urinstatus, Urinkultur, Röntgen-Thorax sowie Blutkulturen (Ausschluss einer Endokarditis) ausgeschlossen werden. Durchzuführen sind serologische Untersuchungen und Analysen mittels Polymerase-Kettenreaktionen (PCR) in Bezug auf virale Infektionen (zum Beispiel HIV, Herpesinfektionen, virale Hepatitiden, Masern, Röteln und Parvovirus-B19-Infektionen), Borreliose, Brucellose, Yersiniose, atypische Infektionserreger (zum Beispiel Mycoplasma pneumoniae) sowie Syphilis und Toxoplasmose.

Der Ausschluss eines **Malignoms** wird durch eine Tumorsuche (Gastroskopie und Koloskopie) in Kombination mit bildgebenden Verfahren wie der CT und PET/CT realisiert. Zum Ausschluss von hämatologischen und lymphoproliferativen Erkrankungen sind eine Beckenkammbiopsie und gegebenenfalls eine Lymphknotenexstirpation mit einer histologischen Aufarbeitung anzustreben.

Bezüglich der **rheumatologischen Grunderkrankungen** sind die **rheumatoide Arthritis** über die Bestimmung der Rheumafaktoren und Autoantikörper gegen citrullinierte Proteine/Peptide (➤ 2.1) und ein **systemischer Lupus erythematodes** durch die Bestimmung der antinukleären Antikörper und Autoantikörper gegen Doppelstrang-DNS vorzunehmen (➤ 5.4). Eine mögliche **Myositis** bzw. **Polymyositis** wird durch die Bestimmung der Muskelenzyme und des Polymyositis-Blots sowie eine Muskelbiopsie ausgeschlossen (➤ Kap. 6). Eine **Vaskulitis** ist über die Bestimmung der entsprechenden Antikörper (c-/p-ANCA), Biopsie und eine PET/CT zu diagnostizieren (➤ Kap. 7). Zusätzlich ist der Ausschluss einer **reaktiven Arthritis** (➤ 4.3) und einer **Sarkoidose** (➤ 2.7) durchzuführen.

Bei einer entsprechenden klinischen Konstellation ist eine weitere differenzialdiagnostische Betrachtung bezüglich eines Tumornekrosefaktor-Rezeptor-assoziierten periodischen Fiebersyndroms (Mutation im TNFRSF1A-Gen), eines Hyper-IgD-Syndroms (Mutation im MVK-Gen) und eines familiären Mittelmeerfiebers (Mutationen im MEFV-Gen) über die entsprechenden genetischen Untersuchungen gegebenenfalls zu erhärten.

Therapie

- **Diagnostikphase:** NSAR (Indometacin).
- **Therapie:** Orale Glukokortikoide (Prednisolon als Monotherapie) oder in Kombination mit Methotrexat plus Folsäure.
- **Therapieversagen:** Canakinumab (Antikörper gegen Interleukin-1β), Tumornekrosefaktor-alpha-Hemmer (Infliximab und Etanercept), Interleukin-1-Rezeptor-Antagonisten (Anakinra) oder Interleukin-6-Inhibitoren (Tocilizumab).
- **Schwere viszerale Manifestation:** Intravenös appliziertes Methylprednisolon (500 mg über drei Tage), gefolgt von oralen Glukokortikoiden und Gabe von Methotrexat in Kombination mit Folsäure.
- **Therapierefraktärer Verlauf der schweren viszeralen Manifestation unter der Gabe von Methotrexat:** Intravenöse Applikation von Immunglobulinen, Canakinumab, Anakinra, Cyclophosphamid oder Plasmapherese.

Die Therapie des Morbus Still des Erwachsenen besteht aus der Gabe von oralen Glukokortikoiden (Prednisolon 0,8–1 mg/kg KG) als Monotherapie und in Kombination mit der Gabe von Methotrexat (7,5–20 mg einmal die Woche). Erhöhte Leberfermente im Rahmen des Still-Syndroms stellen keine Kontraindikation für eine Methotrexat-Therapie dar; es sollte jedoch eine engmaschige Kontrolle der Leberfermente erfolgen. Um die Nebenwirkungen von Methotrexat zu reduzieren, sollte am Folgetag der Applikation von Methotrexat Folsäure (5–10 mg) verabreicht werden. Eine Alternative stellt die Gabe von Ciclosporin anstelle von Methotrexat dar.

Bezüglich der Glukokortikoide ist ein rasches Ansprechen zu verzeichnen. Im weiteren Verlauf ist eine schrittweise Reduktion der Glukokortikoide vorzunehmen. Zusätzlich werden positive Effekte durch die additive Gabe von NSAR, insbesondere von Indometacin (150 mg–200 mg/Tag) beschrieben. Die NSAR können auch schon im Rahmen der diagnostischen Phase der Erkrankung verabreicht werden, da sie zu keiner Beeinflussung der diagnostischen Untersuchungen (vor allem der hämatologischen und rheumatologischen Methoden) führen.

Bei einem **therapierefraktären Verlauf** trotz Behandlung mit Methotrexat stellt Canakinumab als Antikörper gegen Interleukin-1β eine neue Therapieoption dar. Canakinumab (4 mg/kg KG, maximal 300 mg) wird einmal monatlich verabreicht. Als Alternativtherapien stehen Tumor-Nekrose-Faktor-alpha-Hemmer (Infliximab und Etanercept), der Interleukin-1-Rezeptor-Antagonist Anakinra und Tocilizumab als Antikörper gegen den Interleukin-6-Rezeptor zur Verfügung.

Bei einer **schweren viszeralen Beteiligung** des Morbus Still des Erwachsenen sollten die Patienten initial hochdosiert intravenös Methylprednisolon (500 mg) über drei Tage erhalten. Im Anschluss ist eine Gabe von oralen Glukokortikoiden (Prednisolon 0,8–1 mg/kg KG) anzustreben und eine schrittweise Reduktion der Glukokortikoide vorzunehmen. Zusätzlich sollten die Patienten als immunsuppressive Therapie Methotrexat (7,5–20 mg einmal die Woche) erhalten. Bei fehlendem Therapieansprechen stellt die Gabe von intravenös verabreichten Immunglobulinen (3 × 10 mg über 5 Tage, mit einer monatlichen Wiederholung) eine weitere Behandlungsmöglichkeit dar. Anstelle der intravenösen Immunglobuline kann auch eine Therapie mit Canakinumab, Anakinra oder Cyclophosphamid bzw. eine Plasmapherese durchgeführt werden.

Krankheitsverlauf, Komorbiditäten und Komplikationen

Die Einschätzung der Krankheitsaktivität erfolgt über die Beurteilung der Klinik unter laborchemischer Kontrolle der Entzündungsparameter und des Ferritins.

Die akute Erkrankung des Morbus Still des Erwachsenen ist eine lebensbedrohliche Erkrankung, die mit einem Multiorganversagen aufgrund eines akuten Lungenversagens, disseminierter intravasaler Gerinnung, thrombotischer Mikroangiopathie und einer fulminanten Hepatitis einhergehen kann. Bei einem chronischen Morbus Still des Erwachsenen und einem fehlenden Therapieansprechen besteht die Möglichkeit des Auftretens einer AA-Amyloidose.

Im Rahmen der Glukokortikoid-Therapie sollte ein osteologisches Screening mit der Indikationsprüfung hinsichtlich einer spezifischen osteologischen Therapie erfolgen (➤ Kap. 8).

2.7 Arthritis bei Sarkoidose

DEFINITION

Die **Sarkoidose** ist eine granulomatöse Multiorganerkrankung unklarer Genese, welche mit einer Arthritis der Sprunggelenke, Knie, Hände und Vorfüße assoziiert sein kann.

Epidemiologie

Die Prävalenz einer Sarkoidose beträgt 4,7–64 je 100.000 Einwohner bei einer Inzidenz von jährlich 1 bis 35 Neuer-

Tab. 2.8 Kriterien zur Diagnostik einer akuten Arthritis bei einer Sarkoidose. Das Erfüllen von drei und mehr Punkten ist mit dem Vorliegen einer akuten Arthritis verbunden (adaptiert nach Visser et al. 2002).

Item	Punkte
Arthritis der Sprunggelenke beidseits	1
Dauer der Symptome weniger als zwei Monate	1
Erythema nodosum	1
Alter <40 Jahre	1

krankungen je 100.000 Einwohner. Der Erkrankungsgipfel liegt zwischen dem 20. und 40. Lebensjahr. Frauen sind häufiger als Männer von einer Sarkoidose betroffen. Bis zu 25 % der Patienten mit einer Sarkoidose können eine Arthritis aufweisen.

Klassifikation und Einteilung

Zu Diagnostik einer akuten Arthritis bei einer Sarkoidose können die in ➤ Tab. 2.8 aufgeführten Kriterien angewandt werden.

Klinik

Klinisch manifestiert sich die Sarkoidose als akute oder chronische Arthritis. Die **akute Arthritis** im Rahmen einer Sarkoidose manifestiert sich am häufigsten im Bereich der großen Gelenke der unteren Extremitäten (Knie- und Sprunggelenke). Die Arthritis kann auch die Handgelenke und Metakarpophalangealgelenke betreffen. In der Regel ist sie mit einer hilären Lymphadenopathie und einem Erythema nodosum assoziiert (Löfgren-Syndrom, ➤ Abb. 2.7). Die akute Arthritis kann auch mit einer Periarthritis (Tenosynovitis, Enthesitis und Daktylitis) einhergehen.

Die **chronische Arthritis** bei einer Sarkoidose wird häufig mit einer Beteiligung mehrerer Organe im Rahmen einer systemischen Sarkoidose beschrieben. Die chronische Arthritis zeigt eine Manifestation im Bereich der Sprunggelenke, Knie, Hände und Füße.

Eine **Sakroiliitis** bei einer Sarkoidose geht mit tiefsitzenden Rückenschmerzen und einer Steifheit der Lendenwirbelsäule oder der Sakroiliakalgelenke einher.

Labor

Laborchemisch ist die **akute Arthritis** bei einer Sarkoidose durch ein erhöhtes C-reaktives Protein (CRP) und eine beschleunigte Blutsenkungsgeschwindigkeit (BSG) gekennzeichnet. Das Angiotensin-Converting-Enzym (ACE) besitzt keinen hohen diagnostischen Stellenwert, da es nur bei der Hälfte der Patienten mit einer Sarkoidose pathologisch erhöht ist. Ein wesentlich sensitiverer Parameter ist die Bestimmung eines erhöhten löslichen Interleukin-2-Rezeptors. Zusätzlich können eine Hyperkalzämie und eine Hypergammaglobulinämie bestehen.

Im Gelenkpunktat einer **chronischen Arthritis** bei Sarkoidose können mononukleäre und polynukleäre Zellen nachgewiesen werden. In der Synovialbiopsie sind nicht verkäsende Granulome detektierbar.

Bildgebung

Bei einer **akuten Arthritis** sind keine radiologischen Veränderungen der Gelenke nachweisbar. Im Röntgen-Thorax kann eine hiläre Lymphadenopathie (➤ Abb. 2.8) dargestellt werden. In der Arthrosonografie kann eine Synovitis oder Tenosynovitis diagnostiziert werden.

Als radiologische Zeichen können bei einer **chronischen Arthritis** eine Weichteilschwellung, eine periartikuläre Demineralisation und zystische Veränderungen in der Röntgendiagnostik nachgewiesen werden.

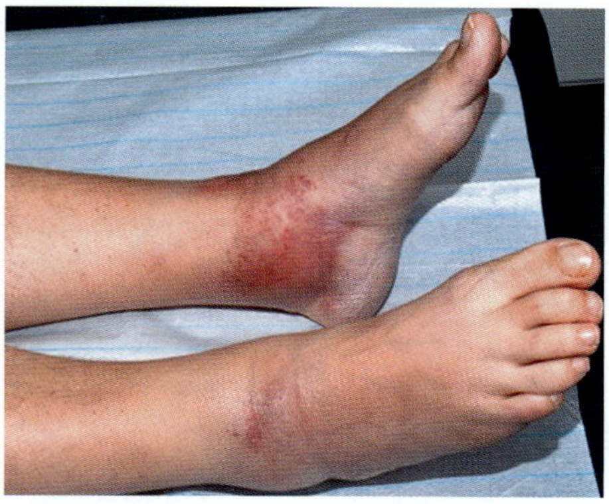

Abb. 2.7 Sprunggelenkarthritis mit einem Erythema nodosum bei einem Löfgren-Syndrom. [T816–2]

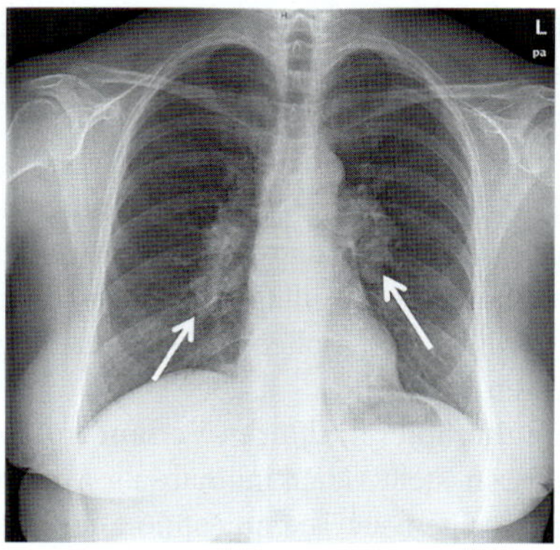

Abb. 2.8 Vergrößerung der Hili beidseits aufgrund einer bihilären Lymphadenopathie im Rahmen eines Löfgren-Syndroms (Pfeile). [T816–3]

Differenzialdiagnose

Als Differenzialdiagnosen einer chronischen Arthritis kommen infrage:
- Rheumatoide Arthritis (➤ 2.1)
- Psoriasis-Arthritis (➤ 4.1)
- Enteropathische Arthritiden (➤ 4.2)
- Gichtarthritis (➤ 2.5)
- Reaktive Arthritis (➤ 4.3)
- Septische Arthritis (➤ 2.3.2)

Therapie

- Zur Behandlung der **akuten Arthritis** bei einer Sarkoidose können die Patienten nichtsteroidale Antirheumatika (NSAR), lokale Glukokortikoid-Injektionen oder niedrig dosierte, systemisch verabreichte Glukokortikoide (Prednisolon 20–25 mg/Tag) erhalten.
- Bei einem Nichtansprechen auf die Therapie ist der Einsatz von Methotrexat, Azathioprin oder Leflunomid möglich.
- In der Behandlung des **Löfgren-Syndroms** kann Hydroxochloroquin als Reservemedikament eingesetzt werden.
- Bezüglich der **chronischen Arthritis,** welche kein Ansprechen auf NSAR oder Glukokortikoide zeigt, ist die Therapie mit Methotrexat, Azathioprin oder Leflunomid zu favorisieren.
- Bei einer **therapierefraktären Erkrankung** ist der Einsatz von Tumor-Nekrose-Faktor-α-Inhibitoren zu erwägen.

Krankheitsverlauf und Komorbiditäten

Die Beurteilung der Krankheitsaktivität der Arthritis erfolgt durch die klinische Verlaufsevaluation und die Kontrolle von CRP sowie BSG.

Bezüglich einer Arthritis bei einer Sarkoidose liegen keine spezifischen Komorbiditäten vor. Durch den Langezeiteinsatz der Glukokortikoide bei einer chronischen Arthritis besteht ein erhöhtes Risiko der Entwicklung einer Osteoporose (➤ 8.1).

2.8 Degenerative Erkrankungen der peripheren Gelenke

DEFINITION

Die **Arthrose der peripheren Gelenke** ist eine degenerative und nicht entzündliche Gelenkerkrankung, welche auf einer multifaktoriellen Genese (z. B. genetische, biologische, biomechanische Komponenten) beruht. Sie führt zu einer Zerstörung des Gelenkknorpels, Knochens und der angrenzenden Kapsel sowie des Bandapparats. Die Zerstörung des jeweiligen Gelenks kann mit einer entzündlichen Begleitreaktion verbunden sein.

Epidemiologie

Die Arthrose kann formal an jedem peripheren Gelenk auftreten, wobei für bestimmte Gelenkregionen eine Prävalenz besteht. Am häufigsten ist das Kniegelenk mit circa 50 % betroffen und folgend das Hüftgelenk mit 25 %. Arthrosen der Hand- und Fingergelenke treten deutlich häufiger bei Frauen (37 %) als bei Männern (16 %) auf. Der Krankheitsbeginn liegt häufig um das 50. bis 60. Lebensjahr, und die Prävalenz nimmt mit steigendem Alter zu. Frauen erkranken deutlich häufiger als Männer an einer Arthrose. Ab dem 60. Lebensjahr weisen 5–10 % der Männer und 5–15 % der Frauen eine Hüftarthrose auf. An einer Kniearthrose sind 15 % der Frauen und 10 % der Männer erkrankt.

Klassifikation und Einteilung

Die Arthrosen der betroffenen peripheren Gelenke tragen eigenständige Namen:
- Arthrose der proximalen interphalangealen Gelenke: Bouchard-Arthrose
- Arthrose der distalen interphalangealen Gelenke: Heberden-Arthrose
- Arthrose des Daumengrundgelenks: Rhizarthrose
- Arthrose des Hüftgelenks: Coxarthrose
- Arthrose des Kniegelenks: Gonarthrose
- Arthrose des Schultergelenks: Omarthrose

Die Arthrose kann **primär** ohne eine vorbestehende Gelenkerkrankung auftreten oder sich **sekundär** als Folge einer vorbestehenden Gelenkerkrankung bzw. Verletzungsfolge manifestieren.

Klinik

Die Klinik ist durch Schmerzen im Bereich des affektierten Gelenks gekennzeichnet. Die Schmerzen können akut einsetzen und ebenso rasch abklingen; sie können aber auch einen chronischen Verlauf annehmen.

Im Verlauf kann es bei einer Gelenkzerstörung zu einer Funktionseinschränkung des Gelenks kommen. Die Symptomatik geht ohne eine Rötung des Gelenks einher. Bei einer fortgeschrittenen Arthrose können klinisch ossäre Deformitäten des Gelenks auffallen.

Labor und Bildgebung/Diagnostik

Laborchemisch ist die Arthrose durch fehlende Entzündungsparameter wie C-reaktives Protein (CRP) und beschleunigte Blutsenkungsgeschwindigkeit (BSG) gekennzeichnet. Bei einer entzündlichen Begleitreaktion infolge der Gelenkzerstörung kann es zu einer Erhöhung von CRP und BSG kommen.

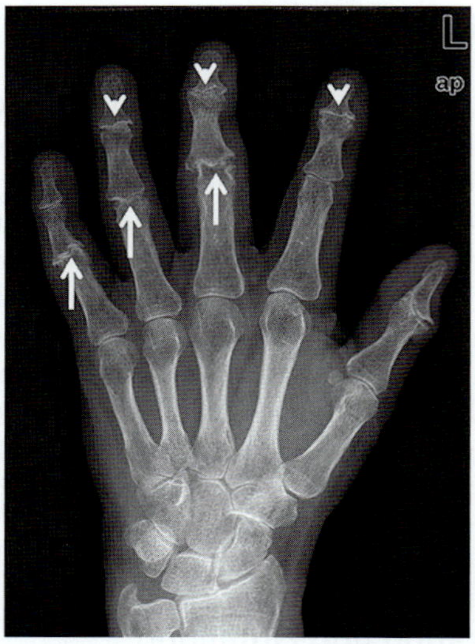

Abb. 2.9 Röntgenaufnahme der Hand mit einer ausgeprägten Fingerpolyarthrose. Arthrose der proximalen Interphalangealgelenke – Bouchard-Arthrose (Pfeile) und der distalen Interphalangealgelenke – Heberden-Arthrose (Pfeilköpfe). Als radiologische Zeichen sind eine Gelenkspaltverschmälerung mit Erosionen sowie osteophytären Anbauten nachweisbar. [T816–3]

Als **bildgebender Standard** zur Beurteilung einer Arthrose gilt die konventionelle Röntgenaufnahme. Hier können eine Gelenkspaltverschmälerung, Sklerosierungsvermehrungen, Geröllzysten und osteophytäre Anbauten visualisiert werden (➤ Abb. 2.9). Bei klinisch nicht eindeutigen Befunden stellt gegebenenfalls die Magnetresonanztomografie eine zusätzliche bildgebende Methode zur Beurteilung der Erkrankung dar.

Die **Beurteilung der Krankheitsintensität** erfolgt in Bezug auf die Klinik mit einer Bewertung der Schmerzintensität sowie der Inhibierung der radiologisch fassbaren Progression.

Differenzialdiagnostisch sind eine rheumatoide Arthritis (➤ 2.1), Psoriasis-Arthritis (➤ 4.1), Gichtarthritis (➤ 2.5), reaktive Arthritis (➤ 4.3) oder eine septische Arthritis (➤ 2.3.2) abzugrenzen.

Therapie

Die Therapie der Arthrose beruht auf einer Minimierung der Risikofaktoren (z. B. Übergewicht und Bewegungsmangel) sowie auf einer symptomatischen Schmerztherapie mit einem nichtopioiden Analgetikum (nichtsteroidale Antirheumatika, Coxibe und Metamizol).

Der Einsatz von operativen Behandlungsverfahren mit einem endoprothetischen Gelenkersatz ist eine therapeutische Option in der Behandlung der Om-, Cox- und Gonarthrose. In Bezug auf die kleinen Hand- und Fußgelenke stellt die Endoprothetik kein alternatives Behandlungsverfahren dar.

PATIENTENBERATUNG

Eine kausale Therapie der degenerativen Gelenkerkrankungen ist in den meisten Fällen nicht möglich. Zusätzlich zur symptomatischen Schmerztherapie sollten die Patienten zur Inanspruchnahme von Bewegungsprogrammen und bei Übergewicht zu einer Gewichtsreduktion angehalten werden. Je nach Ausmaß der Gelenkdestruktion bei Hüft-, Schulter- und Kniegelenksarthrosen kommt die endoprothetische Gelenkversorgung mit begleitenden physiotherapeutischen Maßnahmen in Betracht.

KAPITEL

3

Joachim Böttcher und Alexander Pfeil

Erkrankungen der Wirbelsäule

Kernaussagen

- **Spondyloarthritiden** bilden eine heterogene Gruppe von autoimmunologischen Entzündungen, die sich an der Wirbelsäule manifestieren und eine Mitbeteiligung von peripheren Gelenken aufweisen können. Es gibt eine axiale Form mit Beteiligung ausschließlich der Wirbelsäule und eine periphere Form mit Beteiligung von Wirbelsäule und peripheren Gelenken.
- Patienten mit einer **pustulösen Arthroosteitis (SAPHO-Syndrom)** weisen eine Synovitis, Akne, Pustulosis der Hand- und Fußflächen, Hyperostosis und Osteitis auf. Die Klinik ist gekennzeichnet durch eine Akne mit einer palmoplantaren Pustolose, eine Arthritis der Sternoklavikulargelenke sowie einen entzündungsbedingten Rückenschmerz, insbesondere im Bereich der thorakalen Wirbelsäule.
- Die **infektiöse Spondylodiszitis** ist eine Entzündung der Wirbelsäule, die vor allem die Lendenwirbelsäule betrifft. Die Erkrankung kann zu neurologischen Symptomen, Empyemen und Abszessen sowie zu einer lebensbedrohlichen Sepsis führen.
- **Degenerative Wirbelsäulenerkrankungen** sind nichtentzündliche Erkrankungen der Wirbelsäule, welche auf einer multifaktoriellen Genese (z. B. genetische, biologische, biomechanische Komponenten) beruhen. Sie führen zu ossären sowie ligamentären Veränderungen bzw. Veränderungen des Bandscheibenfachs. Klinisch können chronische Rückenschmerzen auftreten.

3.1 Axiale Spondyloarthritiden

DEFINITION

Spondyloarthritiden sind eine heterogene Gruppe von autoinflammatorischen Entzündungsformen, die eine Assoziation zum HLA-B27 aufweisen und eine Manifestation im Bereich der Wirbelsäule zeigen. Sie sind mit Rückenschmerzen und einer Beteiligung der Sehnenansätze (Enthesitis) verbunden.

Epidemiologie, Klassifikation und Einteilung

Die axiale Spondyloarthritis weist eine Prävalenz von 0,4 bis 2 % auf. Die Geschlechterverteilung zwischen Männern und Frauen liegt bei 2 : 1. Im zweiten und dritten Lebensjahrzehnt werden die ersten Symptome manifest.

Die Spondyloarthritiden (SpA) werden in zwei Erscheinungsformen unterteilt:

- **Rein axiale Form** mit Beteiligung der Wirbelsäule, insbesondere der Sakroiliakalgelenke (bei dem Nachweis einer radiografischen oder röntgenologischen Spondyloarthritis wird diese auch als ankylosierende Spondylitis oder Morbus Bechterew bezeichnet)
- **Periphere Form** mit Beteiligung der Wirbelsäule *und* der peripheren Artikulationen (➤ Kap. 4)

Ein Teil der Patienten mit der peripheren Form leidet nur an einer Arthritis, Enthesitis (Sehnenansatzentzündung) und Daktylitis (Entzündung eines Fingers oder Zehs) ohne Involvierung der Wirbelsäule.

Zur Klassifikation können die Klassifikationskriterien der *Assessment of SpondyloArthritis international Society* (ASAS) für die axiale Spondyloarthritis herangezogen werden (➤ Tab. 3.1). Zu den Voraussetzungen zählen der Symptombeginn vor dem 45. Lebensjahr und der chronische Rückenschmerz mit einer Dauer länger als drei Monate (➤ Tab. 3.1).

Tab. 3.1 ASAS-Klassifikationskriterien für die axiale Spondyloarthritis (Rudwaleit et al. 2009).

Voraussetzungen	
• Chronischer Rückenschmerz ≥ 3 Monate • Alter < 45 Jahre bei Erkrankungsbeginn	
Bildgebung	**Labor**
Sakroiliitis in der Bildgebung • MRT: aktive Sakroiliitis oder • Röntgen: röntgenologische Sakroiliitis im Sinne struktureller Veränderungen **plus mindestens ein 1 SpA-Kriterium**	**HLA-B27 plus mindestens zwei andere SpA-Kriterien**
SpA-Kriterien	
SpA-Kriterien: • Entzündlicher Rückenschmerz • Periphere Arthritis, Enthesitis (Ferse), Uveitis (Entzündung der Augenhaut), Daktylitis • Psoriasis • Kolitis bei einer chronisch-entzündlichen Darmerkrankung • Erhöhtes CRP • HLA-B27 positiv • Ansprechen auf nichtsteroidale Antirheumatika • Positive Familienanamnese für eine SpA	

Klinik

Als charakteristisches Merkmal ist der chronische Rückenschmerz zu sehen, welcher länger als 12 Monate besteht. Zur Beurteilung von Rückenschmerzen ist eine Abgrenzung des entzündlichen Rückenschmerzes vorzunehmen. Hierzu können die folgenden ASAS-Expertenkriterien zu Rate gezogen werden:

- Beginn der Rückenschmerzen im Alter jünger 40 Jahre
- Langsamer Beginn
- Besserung in Bewegung
- Keine Besserung in Ruhe
- Nächtlicher Rückenschmerz mit Besserung beim Aufstehen

Die Rückenschmerzen können eine Manifestation im Bereich der kompletten Wirbelsäule aufweisen, mit einer bevorzugten Manifestation im Bereich der lumbalen Wirbelsäule und der Iliosakralgelenke. Die Entzündung der Wirbelsäule geht in vielen Fällen mit einer Enthesitis sowie einer Uveitis einher.

Die axiale Spondyloarthritis ist mit einer verminderten Beweglichkeit verbunden. Bei der klinischen Untersuchung sollte ein besonderes Augenmerk auf die Beurteilung der Wirbelsäulenbeweglichkeit gelegt werden (➤ Tab. 3.2).

Labor

Im Rahmen der Labordiagnostik sollte eine Bestimmung von C-reaktivem Protein (CRP) und Blutsenkungsgeschwindigkeit (BSG) erfolgen. Zusätzlich ist eine Bestimmung des HLA-B27 vorzunehmen.

CAVE

Nur etwa die Hälfte der Patienten weist bei Diagnosestellung eine Erhöhung von CRP und BSG auf. Normalwerte dieser Parameter sind also kein Ausschlusskriterium!

Bildgebung

Zur frühzeitigen Detektion von entzündlichen Veränderungen der Wirbelsäule sollte heute primär die **Magnetresonanztomografie** (MRT) der Sakroiliakalgelenke und der Wirbelsäule zum Ausschluss einer aktiven Sakroiliitis und Spondylitis durchgeführt werden. Mit der MRT kann sehr frühzeitig anhand des Knochenödems eine aktive entzündliche Mitbeteiligung der Sakroiliakalgelenke detektiert werden, welche im Röntgenbild nicht dargestellt werden kann (➤ Abb. 3.1). Zusätzlich können im MRT eine Synovitis, Enthesitis und Kapsulitis visualisiert werden. Dieses Stadium der Erkrankung wird als nichtradiografische Spondyloarthritis bezeichnet. Als chronische Veränderungen der Sakroiliakalgelenke finden sich Erosionen, eine subchondrale Sklerose, eine Ankylose oder irreguläre Gelenkflächen.

Die Beurteilung von strukturellen Veränderungen erfolgt anhand von **Röntgenaufnahmen** der Sakroiliakalgelenke und der Wirbelsäule. Dabei können folgende radiologische strukturelle Stigmata imponieren:

Tab. 3.2 Parameter zur Beurteilung der Wirbelsäulenbeweglichkeit.

Messung	Normalwerte
Schober-Maß: Bestimmung der Distanz von Lendenwirbelkörper V 10 cm nach kranial in der Neutral-Null-Methode	Bei einer maximalen Beugung muss sich die Distanz um mind. 4 cm vergrößern.
Ott-Maß: Bestimmung der Distanz von Halswirbelkörper VII 30 cm nach kaudal in der Neutral-Null-Methode	Bei maximaler Beugung muss sich die Distanz um mind. 2 cm vergrößern.
Finger-Fußboden-Abstand bei maximaler Beugung	Normalwert 0 cm
Kinn-Sternum-Distanz	Normalwert 0 cm
Tragus-Wand-Abstand	Normalwert < 15 cm
Thoraxumfangsdifferenz in Ex- und Inspiration	Normalwert > 6 cm

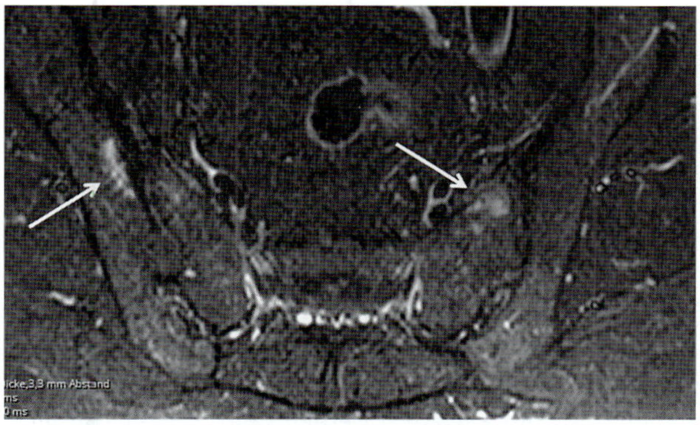

Abb. 3.1 MRT (T2-gewichte Sequenz mit Fettunterdrückung) der Iliosakralgelenke beidseits mit Nachweis eines Ödems im Iliosakralgelenk beidseits (Pfeil). [T815–3]

- **Sakroiliakalgelenke:**
  - Erosionen
  - Verschmälerung oder Verbreiterung des Gelenkspalts
  - Sklerosierung oder Ankylose
- **Wirbelsäule:**
  - Syndesmophyten
  - Sklerosierung der Wirbelkörperecken (Romanus-Läsion)
  - Erosion in den Grund- oder Deckplatten der Wirbelkörper (Anderson-Läsion)
  - Ausbildung von Kasten- oder Tonnenwirbeln

Die im Röntgenbild erfassbaren strukturellen Veränderungen werden unter dem Begriff der radiografischen oder röntgenologischen Spondyloarthritis (ankylosierende Spondylitis, Morbus Bechterew) zusammengefasst. Im Röntgenbild werden die Folgen der Entzündung abgebildet (➤ Abb. 3.2). Zur detaillierten Erfassung von strukturellen Veränderungen der Sakroiliakalgelenke kann **die Computertomografie** eingesetzt werden.

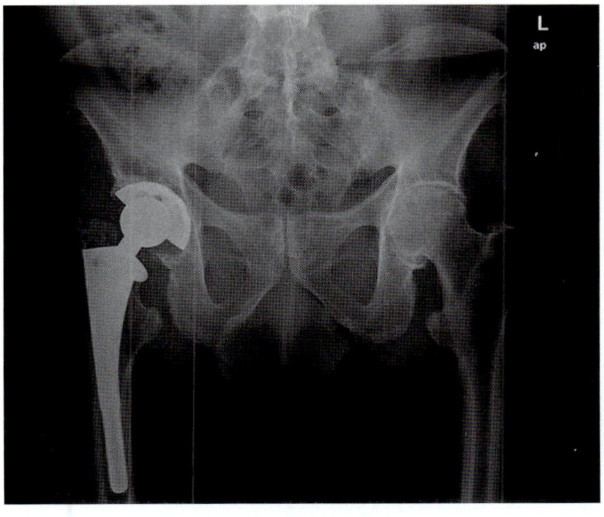

Abb. 3.2 Röntgen des Beckens mit Darstellung einer kompletten Ankylosierung der beiden Sakroiliakalgelenke und einer Totalendoprothese der Hüfte rechts. [T816–3]

Mithilfe der Bildgebung kann eine röntgenologische Spondyloarthritis mit strukturellen Veränderungen im Röntgenbild von einer nichtröntgenologischen Spondyloarthritis mit bildmorphologischen Veränderungen in der **Magnetresonanztomografie** abgegrenzt werden.

Zur bildgebenden Beurteilung einer Enthesitis (Entzündung eines Sehnenansatzes) ist die **Sonografie** unter Einsatz eines Power-Doppler-Signals eine aussagefähige Methode. Die diagnostische Aussagekraft entzündlicher Veränderungen durch die Skelettszintigrafie ist wegen der niedrigen Spezifität gering.

Krankheitsaktivität

Die Beurteilung der Krankheitsaktivität kann über die klinische Untersuchung, laborchemische Entzündungsparameter und durch die Bildgebung erfolgen. Des Weiteren wurden der Bath Ankylosing Spondylitis Disease Activity Index (BASDAI) und der Ankylosing Spondylitis Disease Activity Score (ASDAS) zur Bestimmung der Krankheitsaktivität etabliert. Der **BASDAI** erfasst über eine nummerische Skala die Schmerzen im Bereich der Wirbelsäule, der Hüfte, des Nackens und anderer Gelenke, die Dauer der Morgensteifigkeit und die Müdigkeit. Der Gesamtscore kann Werte zwischen 0 (niedrige Krankheitsaktivität) und 10 (hohe Krankheitsaktivität) annehmen. Durch den **ASDAS** werden folgende Parameter evaluiert:

- Rückenschmerz
- Gelenkschwellung, Gelenkschmerzen
- Dauer der Morgensteifigkeit
- CRP oder Blutsenkungsgeschwindigkeit
- Patientenglobalurteil

Aus den Punktwerten dieser Parameter wird die Krankheitsaktivität bestimmt (➤ Tab. 3.3):

Differenzialdiagnose

Im Rahmen der differenzialdiagnostischen Abklärung müssen folgende Erkrankungen abgegrenzt werden:

- Degenerative Veränderungen der Sakroiliakalgelenke und der Wirbelsäule (➤ 3.4),
- Septische Entzündungen (➤ 3.3)
- Knochentumore

Tab. 3.3 Ankylosing Spondylitis Disease Activity Score (ASDAS) (nach Machado et al. 2011).

ASDAS	Aktivität
< 1,3	Inaktive Erkrankung
1,3–2,0	Moderate Krankheitsaktivität
2,1–3,4	Hohe Krankheitsaktivität
> 3,5	Sehr hohe Krankheitsaktivität

Therapie

- **Nichtpharmakologische Therapie:** Physiotherapeutische Maßnahmen kombiniert mit Bewegungstherapien und Patientenschulung
- **Pharmakologische Therapie:**
  - **Initial:** NSAR oder Coxibe, bei fehlender Wirkung nach vier Wochen Umstellung auf ein zweites NSAR oder Coxibe.
  - **Erkrankung nach weiteren vier Wochen aktiv:** Wechsel auf ein biologisches DMARD (Adalimumab, Certolizumab, Etanercept, Golimumab, Infliximab, Secukinumab).

Die Behandlung der axialen Spondyloarthritis basiert auf einem multimodalen Behandlungskonzept. Zum nichtpharmakologischen Behandlungskonzept gehören die Durchführung von physiotherapeutischen Maßnahmen und Bewegungstherapien sowie die Patientenschulung.

PATIENTENBERATUNG

Die selbstständige und stetige Durchführung von Bewegungsübungen führt zu einer verbesserten Flexibilität der Wirbelsäule und einer Schmerzverminderung. Des Weiteren sollte regelmäßig Sport getrieben werden, um die körperliche Kondition aufrechtzuerhalten und die Atemkapazität zu optimieren.

In der pharmakologischen Therapie werden primär **nichtsteroidale Antirheumatika** (NSAR) eingesetzt: Nutzbar sind die klassischen NSAR oder Coxibe. Zeigen NSAR oder Coxibe nach vier Wochen keine Wirkung, ist die Umstellung auf ein zweites NSAR oder Coxibe zu empfehlen.

EVIDENZ

Bei einer Vielzahl der Patienten kann durch den Einsatz von nichtsteroidalen Antirheumatika in Kombination mit physiotherapeutischen Maßnahmen und Bewegungstherapien eine sehr gute Kontrolle der Krankheitsaktivität erreicht werden (ASAS/EULAR-Leitlinie 2016).

Ist ein Nichtansprechen der Therapie nach weiteren vier Wochen zu verzeichnen, empfiehlt sich die Umstellung auf eine biologische antikörperbasierte Therapie (Biologika) im Sinne von biologischen **Disease-modifying Antirheumatic Drugs (DMARD)** mit der Hemmung des Tumor-Nekrose-Faktor-α-(TNF-α)-Weges (Adalimumab, Certolizumab, Etanercept, Golimumab, Infliximab). Die Wirkung der biologischen DMARD-Therapie sollte nach 12 Wochen evaluiert werden.

Eine Beendigung der biologischen DMARD-Therapie ist mit der hohen Wahrscheinlichkeit einer erneuten Aktivierung der Spondyloarthritis verbunden. Bei einer nicht ausreichenden Wirkung ist die Umstellung auf einen weiteren TNF-Blocker bzw. auf Secukinumab (Hemmung Interleukin-17-Weg) zu erwägen.

CAVE

Unter der Therapie mit biologischen DMARD besteht ein erhöhtes Risiko für die Reaktivierung einer Tuberkulose. Aus diesem Grund sind vor Therapiebeginn eine Röntgen-Thoraxaufnahme zum Ausschluss von postspezifischen Veränderungen und ein Gamma-Interferon-Test durchzuführen

Konventionelle synthetische DMARD (z. B. Methotrexat) weisen keine therapeutische Wirkung bei einer axialen Spondyloarthritis auf. Die Ausnahme bildet hier Sulfasalazin, das zur Therapie einer *peripheren* Arthritis bei einer axialen Spondyloarthritis eingesetzt werden kann. Sulfasalazin zeigt jedoch keine Wirkung auf die axialen Symptome der Spondyloarthritis.

Zur lokalen Therapie einer aktiven und symptomatischen Sakroiliitis kann eine lokale Glukokortikoid-Injektion in das affektierte Sakroiliakalgelenk erwogen werden. Die systemische Applikation von Glukokortikoiden zeigt bei der axialen Spondyloarthritis keine ausreichende Wirkung. (Weitere Therapiehinweise ➤ Kap. 9)

Komplikationen

Für Patienten mit einer Spondyloarthrtitis besteht ein erhöhtes **Osteoporoserisiko,** sodass alle Patienten einem osteologischen Screening zugeführt werden sollten (➤ 8.1). Die Manifestation von Frakturen, insbesondere der Wirbelsäule, im Rahmen der sekundären Osteoporose zeigt oft komplizierte Verläufe mit einer hohen Mortalität. Des Weiteren ist die Erkrankung durch ein erhöhtes **kardiovaskuläres** Risiko gekennzeichnet.

Bei einer fortgeschritten Spondyloarthritis können aufgrund einer verminderten Atemexkursion des Thorax und Thoraxdeformitäten restriktive **Ventilationsstörungen** auftreten. Des Weiteren können Patienten mit einer Spondyloarthritis in seltenen Fällen eine Störung des **Reizleitungssystems** am Herzen, eine **Aorteninsuffizienz** und eine **Aortitis** entwickeln. Die chronische Entzündung ist mit der Ausbildung einer **AA-Amyloidose** verbunden.

LEITLINIEN

Das Management der Spondyloarthritis wird in der *S3-Leitlinie Axiale Spondyloarthritis inklusive Morbus Bechterew und Frühformen* der Deutschen Gesellschaft für Rheumatologie detailliert dargestellt (AWMF-Register-Nr. 060/003, Stand: November 2013). www.awmf.org/leitlinien/detail/ll/060-003.html

Auf internationaler Ebene haben die European League Against Rheumatism (EULAR) und die Assessment of Spondylo-Arthritis International Society (ASAS) gemeinsame Empfehlungen formuliert, die zuletzt 2016 aktualisiert wurden:

van der Heijde D et al: *2016 update of the ASAS-EULAR management recommendations for axial spondyloarthritis.* Ann Rheum Dis 2017; 76(6):978–991.

3.2 Pustulöse Arthroosteitis (SAPHO-Syndrom)

DEFINITION

Das **SAPHO-Syndrom** ist eine Erkrankung, die dem Formenkreis der Spondyloarthritiden zugeordnet ist. Das Syndrom ist charakterisiert durch eine **S**ynovitis, **A**kne, **P**ustulosis der Hand- und Fußflächen, **H**yperostosis und **O**steitis.

Epidemiologie, Klassifikation und Einteilung

Aufgrund der Seltenheit der Erkrankung liegen keine aktuellen epidemiologischen Daten vor. Die Prävalenz des SAPHO-Syndroms wird mit 0,04 % angeben. Die Erkrankung scheint bevorzugt Frauen zu betreffen.

Es gibt keine international akzeptierten Diagnose- oder Klassifikationskriterien für das SAPHO-Syndrom.

Klinik

Klinisch besteht am häufigsten eine Beteiligung der knöchernen Strukturen des vorderen Thorax, insbesondere der Sternoklavikulargelenke. Diese Manifestation ist als eine Arthritis mit Gelenkschmerzen gekennzeichnet. Im Rahmen der Beteiligung des Achsenskeletts besteht die häufigste Manifestation im Bereich der thorakalen Wirbelsäule, gefolgt von der zervikalen und lumbalen Wirbelsäule bzw. den Sakroiliakalgelenken. Die Erkrankung ist mit einem entzündlichen Rückenschmerz verbunden. Die Sakroiliitis tritt beim SAPHO-Syndrom häufiger unilateral auf. Hinsichtlich der dermatologischen Veränderungen können eine palmoplantare Pustolose (➤ Abb. 3.3) und eine Akne auftreten.

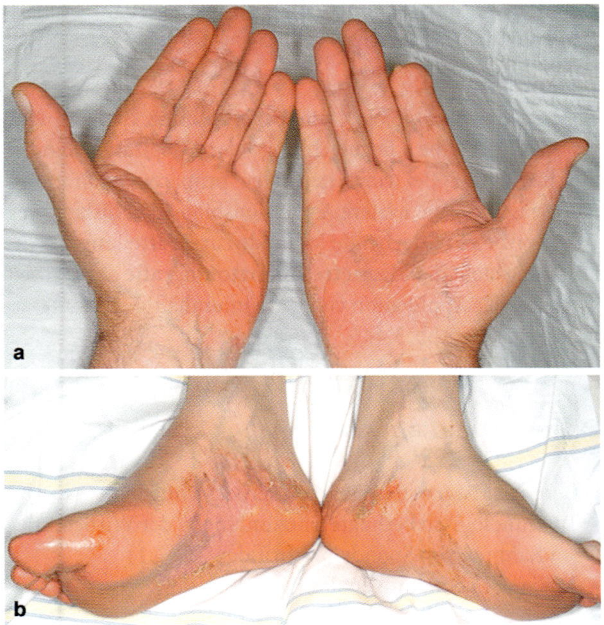

Abb. 3.3 Palmoplantare Pustolose a) der Hände und b) der Füße. [T816–2]

Labor und Bildgebung

Im Rahmen der Labordiagnostik sollte eine Bestimmung von C-reaktivem Protein (CRP) und Blutsenkungsgeschwindigkeit (BSG) durchgeführt werden. Die Werte zeigen im Rahmen der aktiven Entzündung eine moderate Erhöhung. Spezielle immunologische oder genetische Laborparameter können nicht nachgewiesen werden.

Die primäre Bildgebung erfolgt über die Durchführung von **Röntgenaufnahmen** der klinisch auffälligen Gelenkregionen. Konventionell radiografisch geht das SAPHO-Syndrom mit einer Hyperostose und Osteitis als chronische entzündliche Reaktion des kortikalen und trabekulären Knochens einher. In der Frühphase der Erkrankung führt die Osteitis zu einer Osteolyse, gefolgt von einem gemischten Bild mit Osteolysen, einer Sklerose sowie einer Hyperostose im chronischen Stadium des SAPHO-Syndroms. Die Beurteilung des Ausmaßes der entzündlichen Veränderungen kann über eine **Skelettszintigrafie** oder **Ganzkörper-MRT** komplettiert werden. Durch die **Computertomografie** können vor allem kleine osteolytische Läsionen und Sklerosierungsvermehrungen detektiert werden, welche in den konventionellen Röntgenaufnahmen nicht erfasst werden können.

Differenzialdiagnose

Bezüglich der **Knochenstrukturen** sollten differenzialdiagnostisch ausgeschlossen werden:
- Infektiöse Osteomyelitis
- Septische Arthritis
- Infektiöse Spondylodiszitis
- Osteosarkom, Ewing-Sarkom, ossäre Metastasen
- Arthrose des Sternoklavikulargelenks
- Eosinophile Granulome
- Morbus Paget
- Osteonekrosen

In Bezug auf die **Hautmanifestation** kommen differenzialdiagnostisch infrage:
- Pyoderma gangrenosum (autoimmunologische Entzündung der Haut, die zu einem Ulkus und Gangrän der Haut führt)
- Infektiöse palmoplantare Pustulose
- Palmoplantare Keratodermie
- Sweet-Syndrom

Therapie

- **Nichtpharmakologische Therapie:** Physiotherapeutische Maßnahmen, Bewegungstherapien und Patientenschulung.
- **Initial:** NSAR oder Coxibe. Fehlende Wirkung nach zwei bis vier Wochen führt zur Umstellung auf ein zweites NSAR oder Coxibe.
- **Therapieversagen:** synthetische DMARD.
- **Therapieversagen synthetische DMARD:** biologische DMARD.

Die primäre Therapie besteht im Einsatz von **nichtsteroidalen Antirheumatika** (NSAR). Ein Teil der Patienten profitiert durch den Einsatz von Glukokortikoiden, insbesondere in Form von intraartikulären Injektionen. Bei einem Therapieversagen der NSAR besteht die Möglichkeit des Einsatzes von konventionellen synthetischen **Disease-Modifying Antirheumatic Drugs** (DMARD) wie Methotrexat, Azathioprin und Sulfasalazin. Erfolgt kein Therapieansprechen auf konventionelle synthetische DMARD, können biologische DMARD (Adalimumab, Etanercept und Infliximab) verwendet werden. Ihre Wirksamkeit beruft auf der Blockade des Tumor-Nekrose-Faktor-α-(TNF-α)-Weges. Die meisten Erfahrungen liegen für den Einsatz von Infliximab vor.

Krankheitsverlauf und Komplikationen

Eine Beurteilung der Krankheitsaktivität erfolgt durch die klinische Symptomatik sowie die laborchemischen Entzündungsparameter. Beim größten Teil der Patienten nimmt die Erkrankung einen chronischen Verlauf an. Nur wenige Patienten zeigen nach primärer Krankheitsmanifestation eine vollständige Remission.

Für Patienten mit einem SAPHO-Syndrom besteht ein erhöhtes Osteoporoserisiko aufgrund der chronischen Entzündung, sodass für alle Patienten ein osteologisches Screening obligat ist (➤ 8.1).

3.3 Infektiöse Spondylodiszitis

DEFINITION

Die **infektiöse Spondylodiszitis** wird auch als Osteomyelitis der Wirbelsäule bezeichnet. Sie geht mit persistierenden Rückenschmerzen einher und ist aufgrund der unterschiedlichen Erreger und Manifestationen durch eine variable Klinik gekennzeichnet.

Epidemiologie, Klassifikation und Einteilung

Die Inzidenz der infektiösen Spondylodiszitis beträgt 2,4 Fälle pro 100.000 Einwohner. Sie nimmt mit steigendem Lebensalter zu. Das Verhältnis Männer zu Frauen beträgt 2:1. Immunsuppressive Therapie, Alkoholabusus, intravenöser Drogenkonsum sowie Diabetes mellitus stellen Risikofaktoren für die Entwicklung einer infektiösen Spondylodiszitis dar.

Die Diagnosestellung der infektiösen Spondylodiszitis erfolgt über die Klinik. Diagnose- oder Klassifikationskriterien sind nicht definiert.

Klinik, Labor und Bildgebung

Die infektiöse Spondylodiszitis kann einen schleichenden Beginn aufweisen oder mit fulminanten Rückenschmerzen einhergehen. Zusätzlich kann bei den Patienten Fieber bestehen. Aufgrund der Anatomie sind häufig zwei Wirbelkörper und das Bandscheibenfach (segmentaler Befall) betroffen. Am häufigsten ist die Lendenwirbelsäule involviert, gefolgt von der Brust- und Halswirbelsäule.

Im Rahmen der Labordiagnostik sollte eine Bestimmung von C-reaktivem Protein (CRP) und Blutsenkungsgeschwindigkeit (BSG) durchgeführt werden. Diese Werte sind oft deutlich erhöht. Zusätzlich empfiehlt sich die Abnahme von Blutkulturen. Bei Patienten mit einer Immunsuppression sollte an die Möglichkeit einer pilzassoziierten Spondylodiszitis gedacht werden. Zusätzlich sind bei dem Verdacht auf eine durch Mykobakterien bedingte Spondylodiszitis ein Gamma-Interferon-Test und ein Tuberkulin-Hauttest durchzuführen.

CAVE

Die Bestimmung von Erregern über Blutkulturen oder serologisch weist niedrige Detektionsraten auf. Ist eine Erregersicherung auf diesem Wege nicht möglich, sollte eine Aspirationsbiopsie aus dem Bandscheibenfach oder aus einer assoziierten Abszedierung zur Erregersicherung durchgeführt werden.

Neben der mikrobiologischen Untersuchung ist auch eine histopathologische Begutachtung der Aspirationsbiopsie durchzuführen. Bei einer negativen primären Aspirationsbiopsie ist ggf. eine weitere Aspirationsbiopsie zu diskutieren.

Die primäre bildgebende Methode zur Beurteilung der Erkrankung stellt die **Magnetresonanztomografie** der Wirbelsäule mit der Applikation von gadoliniumhaltigem Kontrastmittel dar (➤ Abb. 3.4).

Differenzialdiagnose

Differenzialdiagnostisch sind zu berücksichtigen:

- Immunologisch bedingte Entzündungen der Wirbelsäule im Rahmen von Spondyloarthritiden (➤ 3.1)
- Maligne Erkrankungen der Wirbelsäule
- Erosive Osteochondrose

Auch eine infektiöse Spondyloarthritis der Facettengelenke kann vergleichbare Beschwerdekonstellationen bis hin zum Empyem im Spinalkanal verursachen.

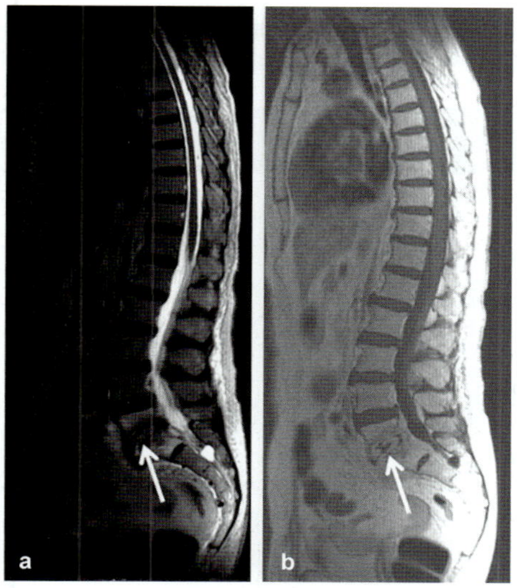

Abb. 3.4 MRT der Brust und Lendenwirbelsäule. [T816–3]
a) T2-gewichtete Sequenz.
b) T1-gewichtete Sequenz nach Kontrastmittelgabe mit Darstellung einer Spondylodiszitis des Bandscheibenfachs L5/S1.

Therapie

- **Konservative antibiotische Therapie** entsprechend dem Erregerspektrum für sechs Wochen
- **Chirurgische Therapie** bei neurologischen Symptomen, einer Wirbelsäuleninstabilität, intraspinalen und paravertebralen Empyemen und Abszessformationen oder einem septischen Schock

Primär ist eine empirische intravenöse antibiotische Therapie nach einer CT-gesteuerten Aspirationsbiopsie zu beginnen. Im Rahmen einer lebensbedrohlichen Situation (z. B. Sepsis oder Myelonkompression) ist die antibiotische Therapie ohne Zeitverzögerung zu beginnen:

- **Ambulant erworbene Spondylodiszitis:** Flucloxacillin 4× 3 g oder Cefazolin 3× 2 g und Ciprofloxacin 3× 400 mg; *alternativ:* Flucloxacillin 4× 3 g und Ceftazidim 3× 2 g, bei einer bekannten MRSA-Kolonisation zusätzlich Vancomycin oder Linezolid.
- **Nosokomial erworbene Spondylodiszitis:** Vancomycin 2× 1 g und Piperacillin/Tazobactam 3–4× 4,5 g; *alternativ:* Vancomycin 2× 1 g und Meropenem 3× 1–2 g.

CAVE

In lebensbedrohlichen Situationen (z. B. Sepsis, Myelonkompression) ist eine sofortige antibiotische Therapie zu initiieren und gegebenenfalls eine chirurgische Sanierung anzustreben.

Entsprechend der antibiotischen Testung sollte die antibiotische Therapie angepasst und für sechs Wochen durchgeführt werden (➤ Tab. 3.4). Des Weiteren ist eine chirurgische Mitbetreuung der Patienten in Bezug auf operative Behandlungsoptionen und das Komplikationsmanagement sicherzustellen. Insbesondere bei neurologischen Symptomen, einer Wirbelsäuleninstabilität, intraspinalen und paravertebralen Empyemen und Abszessformationen oder einem septischen Schock sollte eine sofortige chirurgische Therapie der infektiösen Spondylodiszitis durchgeführt werden.

Tab. 3.4 Antibiotische Behandlungsmöglichkeiten der infektiösen Spondylodiszitis (adaptiert nach Berbari et al. 2015). Im Rahmen der Behandlung mit Vancomycin ist gegebenenfalls eine Loading-Dose zu verabreichen und es sollte eine Überwachung des Serumspiegels erfolgen.

Keim	Erste Wahl	Alternative	Behandlungsdauer
Staphylococcus aureus	**Ceftriaxon** 2 g, i. v. alle 24 Stunden oder **Cefazolin** 1–2 g i. v. alle 8 Stunden	**Vancomycin** 15–20 mg/kg KG i. v. alle 12 Stunden oder **Daptomycin** 6–8 mg/kg KG i. v. alle 24 Stunden oder **Linezolid** 600 mg per os oder i. v. alle 12 Stunden oder **Rifampicin** 600 mg per os täglich oder **Clindamycin** 600 bis 900 mg i. v. alle 8 Stunden	6 Wochen
Methicillin-resistenter Staphylococcus aureus (MRSA)	**Vancomycin** 15–20 mg/kg KG i. v. alle 12 Stunden	**Daptomycin** 6–8 mg/kg KG i. v. alle 24 Stunden oder **Linezolid** 600 mg per os oder i. v. alle 12 Stunden oder **Rifampicin** 600 mg per os täglich	6 Wochen
Enterococcus (Penicillin-sensibel)	**Penicillin G** 20–24 Mio. Einheiten i. v. alle 24 Stunden oder auf 6 Einzelgaben aufgeteilt oder **Ampicillin** 12 g 20 Mio. Einheiten i. v. alle 24 Stunden oder auf 6 Einzelgaben aufgeteilt	**Vancomycin** 15–20 mg/kg KG i. v. alle 12 Stunden oder **Daptomycin** 6 mg/kg KG i. v. alle 24 Stunden oder **Linezolid** 600 mg per os oder i. v. alle 12 Stunden	4 bis 6 Wochen

Tab. 3.4 Antibiotische Behandlungsmöglichkeiten der infektiösen Spondylodiszitis (adaptiert nach Berbari et al. 2015). Im Rahmen der Behandlung mit Vancomycin ist gegebenenfalls eine Loading-Dose zu verabreichen und es sollte eine Überwachung des Serumspiegels erfolgen. *(Forts.)*

Keim	Erste Wahl	Alternative	Behandlungsdauer
Enterococcus (Penicillin resistent)	**Vancomycin** 15–20 mg/kg KG i. v. alle 12 Stunden	**Daptomycin** 6 mg/kg KG i. v. alle 24 Stunden oder **Linezolid** 600 mg per os oder i. v. alle 12 Stunden	4 bis 6 Wochen
Pseudomonas aeruginosa	**Cefepime** 2 g i. v. alle 12 Stunden oder **Meropenem** 1 g i. v. alle 8 Stunden	**Ciprofloxacin** 750 mg per os alle 12 Stunden oder 400 mg i. v. alle 8 Stunden oder **Aztreonam** 2 g i. v. alle 8 Stunden oder **Ceftazidim** 2 g i. v. alle 8 Stunden	6 Wochen
Enterobacteriaceae	**Cefepim** 2 g i. v. alle 12 Stunden	**Ciprofloxacin** 500 bis 750 mg per os alle 12 Stunden oder 400 mg i.v. alle 12 Stunden	6 Wochen
Beta-hämolysierende Streptokokken	**Penicillin G** 20 Mio. Einheiten i. v. alle 24 Stunden oder auf 6 Einzelgaben aufgeteilt oder **Ceftriaxon** 2 g, i. v. alle 24 Stunden	**Vancomycin** 15–20 mg/kg KG i. v. alle 12 Stunden	6 Wochen
Propionibacterium acnes	**Penicillin G** 20 Mio. Einheiten i. v. alle 24 Stunden oder auf 6 Einzelgaben aufgeteilt oder **Ceftriaxon** 2 g, i. v. alle 24 Stunden	**Clindamycin** 600 bis 900 mg i. v. alle 8 Stunden oder **Vancomycin** 15–20 mg/kg KG i. v. alle 12 Stunden	6 Wochen
Salmonellen	**Ciprofloxacin** 500 mg per os alle 12 Stunden oder 400 mg i. v. alle 12 Stunden	**Ceftriaxon** 2 g, i. v. alle 24 Stunden	6 bis 8 Wochen

Krankheitsverlauf und Komplikationen

Eine Beurteilung des Krankheitsverlaufs erfolgt durch die Klinik sowie die Kontrolle der laborchemischen Entzündungsparameter. Bei einer fehlenden klinischen Verbesserung der Symptomatik oder einem fehlenden Abfall der laborchemischen Entzündungsparameter (CRP und BSG) ist eine bildgebende Verlaufskontrolle mit der Magnetresonanztomografie durchzuführen.

Komplikationen betreffen vor allem die chirurgische Therapie mit Wundheilungsstörungen sowie das Auftreten eines neurologischen Defizits als Folge einer Schädigung des Myelons oder der Spinalnerven. Bei einem foudroyanten Krankheitsverlauf oder einer nicht behandelten bzw. ineffektiv therapierten Spondylodiszitis besteht die Möglichkeit des Auftretens einer Sepsis.

LEITLINIEN

In der Leitlinie *2015 Infectious Diseases Society of America (IDSA) Clinical Practice Guidelines for the Diagnosis and Treatment of Native Vertebral Osteomyelitis in Adults* werden ausführlich die konservativen Behandlungsoptionen der Spondylodiszitis aufgeführt:
https://academic.oup.com/cid/article/61/6/e26/452579/2015-Infectious-Diseases-Society-of-America-IDSA

3.4 Degenerative Wirbelsäulenerkrankungen

DEFINITION

Degenerative Wirbelsäulenerkrankungen sind nichtentzündliche Erkrankungen der Wirbelsäule, welche auf einer multifaktoriellen Genese (z. B. genetische, biologische, biomechanische Komponenten) beruhen und zu ossären sowie ligamentären Veränderungen führen bzw. mit Veränderungen des Bandscheibenfachs einhergehen.

Epidemiologie, Klassifikation und Einteilung

Mit steigendem Alter treten zunehmend degenerative Veränderungen der Wirbelsäule auf. Diese können asymptomatisch Verlaufen oder mit chronischen Rückenschmerzen einhergehen. Epidemiologische Daten zur Prävalenz und Inzidenz degenerativer Wirbelsäulenerkrankungen liegen nicht vor. 50 % der Frauen und 40 % der Männer sind in einem Alter über 70 Jahre an chronischen Rückenschmerzen erkrankt.

Diagnose- und Klassifikationskriterien liegen für das Erkrankungsbild nicht vor. Die Diagnosestellung der Erkrankung wird anhand der Klinik und durch den Nachweis degenerativer Veränderungen in der Bildgebung vorgenommen.

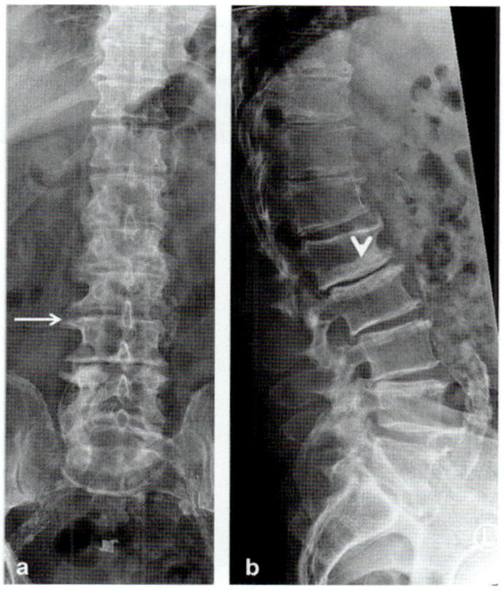

Abb. 3.5 Röntgenaufnahme der Lendenwirbelsäule. [T816–3]
a) Ausgeprägte Osteophyten (Pfeil).
b) Deutliche Sklerosierung der Grundplatte von Lendenwirbel 1 und der Deckplatte von Lendenwirbelkörper 2 im Rahmen einer Osteochondrose.

Klinik, Labor und Bildgebung

Die Patienten berichten über wiederkehrende Rückenschmerzen. Die Rückenschmerzen weisen keinen entzündlichen Charakter auf. Eine tageszeitliche Dynamik liegt nicht vor. Häufig werden die Schmerzen unter Bewegung und Belastung verstärkt.

Laborchemisch sind keine spezifischen Parameter nachweisbar, welche auf degenerative Wirbelsäulenerkrankungen schließen lassen. Die Entzündungsparameter (C-reaktives Protein und Blutsenkungsgeschwindigkeit) sind normwertig, sofern keine entzündlichen Prozesse im Bereich der Wirbelsäule vorliegen.

Zur Beurteilung struktureller Veränderungen sollten von den symptomatischen Regionen der Wirbelsäule **Röntgenaufnahmen in zwei Ebenen** angefertigt werden. Hierzu zählen die Halswirbelsäule, Brustwirbelsäule, Lendenwirbelsäule und die Iliosakralgelenke. Als radiologische Zeichen degenerativer Wirbelsäulenveränderungen gelten Spondylophyten, Sklerosierungen der Grund- und Deckplatten sowie der Iliosakralgelenke (➤ Abb. 3.5). Durch eine Degeneration der Bandscheibe kann eine Höhenminderung des Bandscheibenfachs in der konventionellen Röntgendiagnostik nachgewiesen werden. Die Wirbelsäulenlängsbänder können verkalken und ossifizieren. Die Veränderungen können einzeln und in Kombination auftreten. Einen Überblick über die radiologischen Zeichen degenerativer Wirbelsäulenerkrankungen gibt ➤ Tab. 3.5.

Im Rahmen einer differenzialdiagnostischen Betrachtung ist gegebenenfalls additiv eine Computertomografie und/oder Magnetresonanztomografie durchzuführen.

Differenzialdiagnose

Differenzialdiagnostisch müssen folgende Erkrankungen ausgeschlossen werden:

- Erregerassoziierte entzündliche Erkrankungen (➤ 3.3)
- Immunologische entzündliche Erkrankungen (➤ 3.1)
- Osteoporose (➤ Kap. 8)
- Maligne Krankheitsbilder (z. B. Wirbelköpermetastasen)

Therapie

- Symptomatische Behandlung: NSAR und Physiotherapie, ggf. auch operative Intervention
- Schwere chronische therapieresistente Schmerzen: Schmerztherapeutische Mitbetreuung

Ein kausaler Therapieansatz steht nicht zur Verfügung. Symptomatisch können nichtsteroidale Antirheumatika (NSAR) und physiotherapeutische Maßnahmen eingesetzt werden.

PATIENTENBERATUNG

Eine kausale Therapie ist in den meisten Fällen nicht möglich. Häufig kann nur eine symptomatische Schmerztherapie in Kombination mit physiotherapeutischen Maßnahmen durchgeführt werden.

Eine Beurteilung des Therapieansprechens ist anhand der klinischen Symptomatik vorzunehmen. Bei schweren chronischen therapieresistenten Schmerzen ist eine schmerztherapeutische Mitbetreuung als sinnvoll anzusehen. Operative Eingriffe sind gerade bei einem zusätzlichen Auftreten einer Spinalkanalstenose oder einer Gefügestörung (Listhese) indikationsgerecht zu prüfen.

Tab. 3.5 Radiologische Zeichen bei degenerativen Wirbelsäulenerkrankungen. [Zeichnungen: L231]

Erkrankung	Radiologisches Zeichen
Chondrose 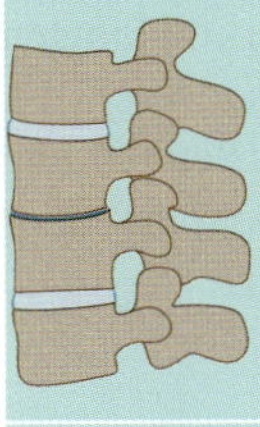	Abflachung des Bandscheibenfachs ohne knöcherne Reaktionen
Osteochrondrose 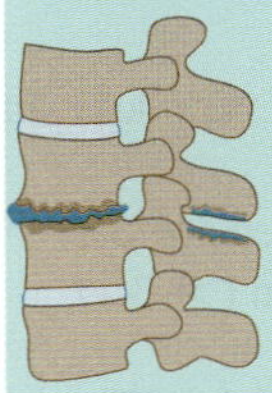	Höhenminderung des Bandscheibenfachs mit einer vermehrten Sklerosierung der Wirbelkörpergrund- und Deckplatten
Spondylosis deformans 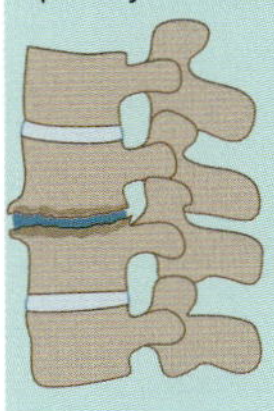	Osteophytäre Abstützreaktion des Bandscheibenfachs (hier zusätzliche Darstellung einer Sklerosierung der Wirbelkörpergrund- und Deckplatten)
Spondyloarthrose 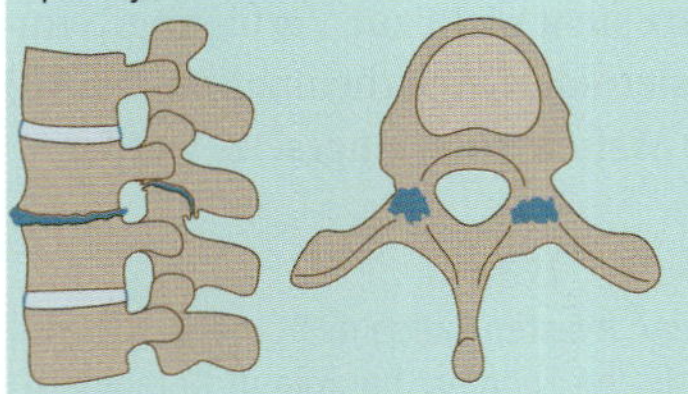	Facettengelenkdegeneration mit einer Verschmälerung des Gelenkspalts, Erosionen sowie osteophytären Anbauten; Deformierung der gelenknahen knöchernen Strukturen (wie hier dargestellt ist die Spondylarthrose häufig mit einer Osteochondrose assoziiert)
Unkovertebralarthrose 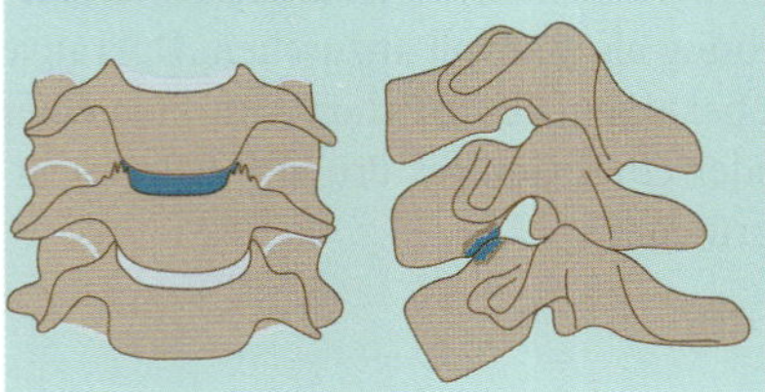	Arthrose der Unkovertebralgelenke der Halswirbelsäule mit einer Reduktion der Gelenkspaltweite, Erosionen und osteophytären Anbauten

Tab. 3.5 Radiologische Zeichen bei degenerativen Wirbelsäulenerkrankungen. [Zeichnungen: L231] *(Forts.)*

Erkrankung	Radiologisches Zeichen
Bandverkalkungen und Ossifikationen 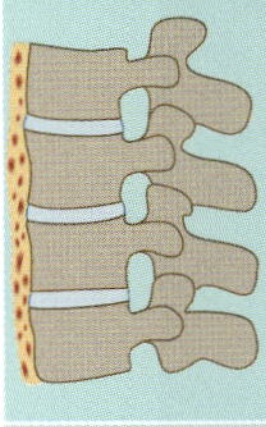	Verkalkung und Ossifikation der Längsbänder der Wirbelsäule
Diffuse idiopathische Skelettdhyperostose (DISH, Morbus Forestier) 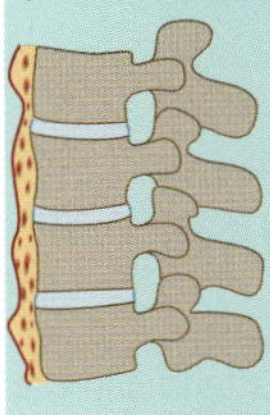	Wellige Verkalkung des vorderen Längsbands nichtentzündlicher Genese (Sonderform der Bandverkalkungen und Ossifikationen)
Spondylolisthese 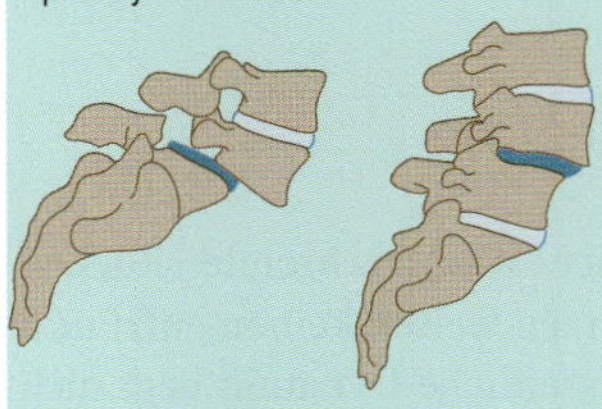	Vermehrtes Gleiten eines Wirbelkörpers mit dem kranial gelegenen Wirbelkörperanteil nach ventral (Ventrolisthesis) oder dorsal (Retrolisthesis)
Spinalkanalstenose 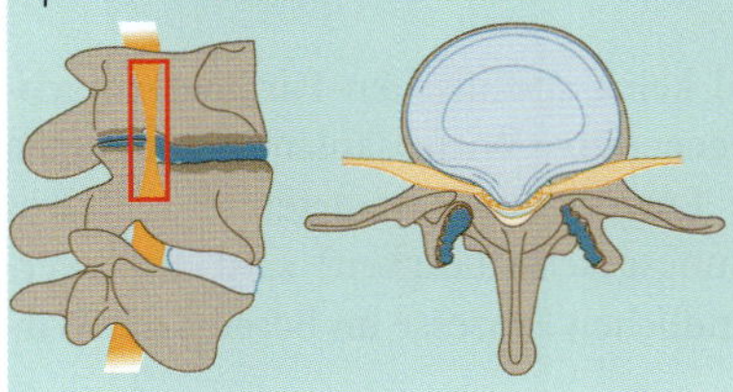	Einengung des Spinalkanals durch eine Retrospondylose, Spondylarthrose, Bandscheibe, Ligamenta flava oder Raumforderungen

KAPITEL

4

Alexander Pfeil

Erkrankungen der peripheren Gelenke und der Wirbelsäule

Kernaussagen

- Zu den autoimmunologischen Erkrankungen, welche eine Manifestation im Bereich der peripheren Gelenke und der Wirbelsäule aufweisen, zählen die Psoriasis-Arthritis, die enteropathischen Arthritiden bei einer chronisch-entzündlichen Darmerkrankung und Zöliakie sowie die reaktive Arthritis.
- Die **Psoriasis-Arthritis** (PsA) ist eine chronisch-inflammatorische Gelenkerkrankung, die im Kontext einer Psoriasis auftritt. Sie weist keine spezifische immunologische Prägung auf. Die Therapie der Psoriasis-Arthritis erfolgt mit NSAR und konventionellen synthetischen bzw. biologischen DMARD.
- Eine Arthritis bei einer **chronisch-entzündlichen Darmerkrankung** (CED) kann zusätzlich extraartikuläre Manifestationen der Haut, der Augen, des Herzens und des Urogenitaltrakts aufweisen. Zur Therapie kommen je nach Krankheitsaktivität der Grunderkrankung COX2-Inhibitoren, Glukokortikoide und Sulfasalazin sowie Tumornekrosefaktor-α-Inhibitoren zum Einsatz.
- Die Diagnose einer **Arthritis bei einer Zöliakie** sollte durch eine gastroenterologische Evaluation gesichert werden. Labordiagnostisch finden sich bei der Zöliakie eine Anämie, ein Folsäuremangel, ein Vitamin-D_3-Mangel und erhöhte Entzündungsparameter. Die Therapie besteht in einer glutenfreien Diät.
- Die **reaktive Arthritis** ist eine sterile Synovitis, die nach einer bakteriellen Infektion auftreten kann. Extraartikuläre Beteiligungen sind möglich. Zur Therapie der reaktiven Arthritis kommen NSAR zum Einsatz.

4.1 Psoriasis-Arthritis

DEFINITION

Die **Psoriasis-Arthritis (PsA)** stellt eine chronische immunologisch vermittelte entzündliche Gelenkerkrankung dar, welche in den meisten Fällen mit einer Plaque-Psoriasis assoziiert ist und keine spezifische immunologische Prägung (Rheumafaktor und Antikörper gegen citrullinierte Proteine/Peptid negativ) aufweist. Bezüglich der Manifestation weist die PsA eine periphere Gelenkbeteiligung wie auch eine axiale Beteiligung auf.

Epidemiologie, Klassifikation und Einteilung

Die PsA weist eine Prävalenz von 0,05–0,3 % auf, wobei abhängig vom Studienkollektiv 6 bis 42 % der Psoriasis-Patienten eine PsA entwickeln. Die Inzidenz wird mit 0,06 ‰ pro Jahr beschrieben. Männer und Frauen sind etwa gleich häufig betroffen.

Entsprechend dem klinischen Erscheinungsbild ist die Unterteilung der PsA in eine periphere und eine axiale Verlaufsform sinnvoll. Hinsichtlich der **peripheren Verlaufsform** werden eine Oligoarthritis (≤ 4 Gelenke) und eine Polyarthritis (≥ 5 Gelenke) unterschieden. Die Klassifikation der PsA wird über die CASPAR-Kriterien vorgenommen (➤ Tab. 4.1).

Die **axiale Verlaufsform** (Beteiligung der Wirbelsäule) ist durch eine Sakroiliitis mit oder ohne eine periphere Polyarthritis gekennzeichnet. Aufgrund der möglichen axialen Beteiligung wird die PsA auch den peripheren Spondyloarthritiden zugeordnet. Zur Klassifikation können die ASAS (Assessment of SpondyloArthritis)-Klassifikationskriterien für die periphere Spondyloarthritis adressiert werden (➤ Tab. 4.2).

Tab. 4.1 CASPAR-Kriterien zur Klassifikation der PsA. Die CASPAR-Kriterien gelten als positiv bei einem CASPAR-Score ≥ 3 und dem Vorhandensein einer Entzündung der Gelenke, der Wirbelsäule, der Sehnen oder Sehnenansätze (nach Taylor et al. 2006).

Item	Punkte
1. **Psoriasis** – bestehende Psoriasis – anamnestisch bekannte Psoriasis – Positive Familienanamnese für eine Psoriasis	 2 1 1
1. **Nagelveränderungen im Rahmen der Psoriasis** (Onycholyse, Nageltüpfelung und Hyperkeratose)	1
1. **Rheumafaktor negativ**	1
1. **Daktylitis** (bestehende Daktylitis [definiert als Schwellung eines Fingers oder einer Zehe] oder eine anamnestisch durch einen Rheumatologen dokumentierte Daktylitis)	1
1. **Radiografischer Nachweis einer Knochenneubildung** durch Röntgenaufnahmen der Hände und Vorfüße (ausgenommen osteophytäre Knochenanbauten)	1

Tab. 4.2 ASAS-Klassifikationskriterien für die periphere Spondyloarthritis. Zu den Voraussetzungen einer Arthritis, Enthesitis oder Daktylitis müssen die Patienten ein zusätzliches Kriterium aus der linken Spalte oder zwei Kriterien aus der rechten Spalte erfüllen.

Arthritis oder Enthesitis oder Daktylitis	
Plus eines der folgenden Kriterien: • Psoriasis • Chronisch-entzündliche Darmerkrankung • Vorausgegangene Infektion • HLA-B27 positiv • Uveitis • Nachweisbare Sakroiliitis in der Bildgebung (MRT oder Röntgen)	Plus zwei der folgenden Kriterien: • Arthritis • Enthesitis • Daktylitis • Entzündlicher Rückenschmerz in der Anamnese • Positive Familienanamnese bezüglich einer Spondyloarthritis

Klinik

Die Psoriasis (➤ Abb. 4.1) geht der Gelenkmanifestation häufig zeitlich voraus. Als **periphere PsA** ist eine Manifestation im Sinne einer asymmetrischen Oligoarthritis oder Polyarthritis möglich. Die Polyarthritis ist häufig nicht symmetrisch

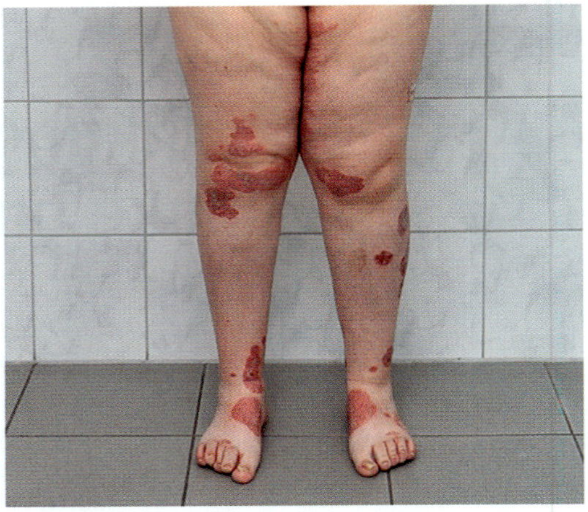

Abb. 4.1 Klinisches Bild einer PsA mit ausgeprägten Psoriasis-Plaques im Bereich der Streckseite der Knie beidseits. [T816–2]

ausgeprägt, sodass nur einzelne Finger- und Zehengelenke betroffen sein können. Des Weiteren zeigt die PsA auch eine Involvierung der distalen Interphalangealgelenke, welche bei der rheumatoiden Arthritis ausgespart sind (➤ Abb. 4.2). Bei einem Teil der Patienten manifestiert sich die PsA als Monarthritis der Kniegelenke. Die entzündlich involvierten Gelenke zeigen eine Schwellung, eine Druckschmerzhaftigkeit und Bewegungseinschränkung. Die diffuse Schwellung eines Fingers oder einer Zehe wird als Daktylitis bezeichnet.

Die **axiale PsA** weist eine Manifestation im Bereich der Wirbelsäule und der Sakroiliakalgelenke auf. Die axiale PsA kann mit einer peripheren Arthritis assoziiert sein. Der entzündliche Rückenschmerz spiegelt die Entzündung des Achsenskeletts wider (➤ 3.1). Patienten mit einer axialen PsA können zudem durch eine Uveitis und Iritis auffallen.

Neben den Entzündungen der peripheren und axialen Gelenke ist die PsA typischerweise durch eine Entzündung der Sehnenansätze (Enthesitis) und der Sehnenscheiden (Tenosynovitis) gekennzeichnet.

Labor

Es sollte eine Bestimmung des C-reaktiven Proteins (CRP) und der Blutsenkungsgeschwindigkeit (BSG) vorgenommen

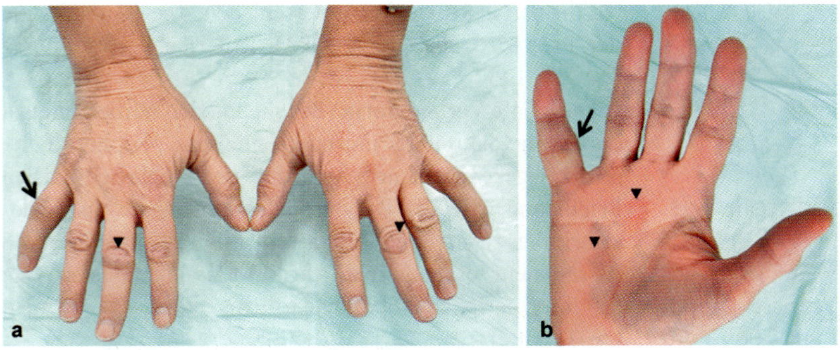

Abb. 4.2 Psoriasis-Arthritis. Schwellung des proximalen Interphalangealgelenks V (A, Pfeil) und Nachweis von Psoriasis-Plaques (A und B) im Bereich der Streckseite des proximalen Interphalangealgelenks III beidseits sowie der Handinnenfläche (Pfeilköpfe). [T816–2]

werden; beide Werte sind in der aktiven Phase einer PsA erhöht. Spezielle Autoantikörper können nicht zur Diagnosestellung beitragen. Es sollten aber bei der Erstvorstellung Rheumafaktoren, Antikörper gegen citrullinierte Proteine/Peptide (➤ 2.1) und antinukleäre Antikörper (➤ Kap. 5) zur differenzialdiagnostischen Beurteilung bestimmt werden. Bei dem Verdacht auf eine axiale Beteiligung ist eine Bestimmung des **HLA-B27** zu empfehlen.

Bildgebung

Für die Beurteilung der **peripheren Verlaufsform** der PsA sollten **Röntgenaufnahmen** der **Hände** und **Vorfüße** in zwei Ebenen angefertigt werden. Die PsA zeigt einen zum Teil asymmetrischen Befall der Finger- und Zehengelenke. Die distalen Interphalangealgelenke sind typischerweise bei der PsA schon frühzeitig involviert. Als radiologische Zeichen sind osteodestruktive Veränderungen (Gelenkspaltverschmälerung, Erosion und Ankylose) von osteoproliferativen Veränderungen (Periostproliferationen und Knochenproliferation) abzugrenzen (➤ Abb. 4.3).

Die **Arthrosonografie** bietet als nichtinvasive und strahlenfreie Technik eine sehr gute Option zur Beurteilung der Synovitis, Tenosynovitis und Enthesitis. Zur Diagnostik der Daktylitis kann auch der Power-Doppler-Modus eingesetzt werden, mit dessen Hilfe die Hypervaskularisierung abgebildet werden kann.

Bei der **axialen PsA** sollte zum Ausschluss einer Sakroiliitis und Spondylitis eine **Magnetresonanztomografie** der Sakroiliakalgelenke und der Wirbelsäule durchgeführt werden. Mit der MRT kann sehr frühzeitig anhand des Knochenödems eine entzündliche Mitbeteiligung der Sakroiliakalgelenke detektiert werden, die im Röntgenbild nicht dargestellt werden kann.

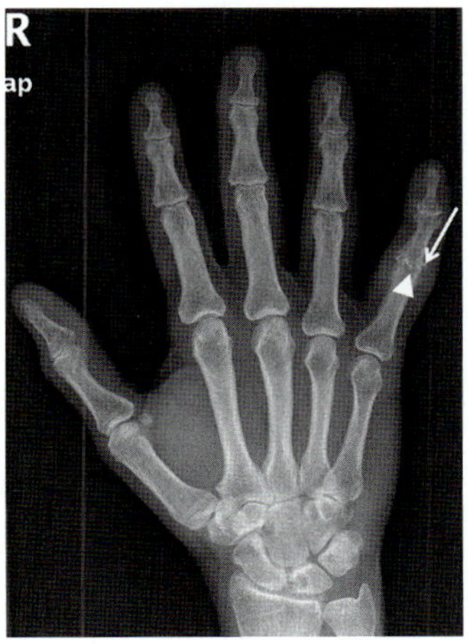

Abb. 4.3 Röntgenaufnahme der Hand mit einer deutlichen periartikulären Demineralisation und einer Gelenkspaltverschmälerung des PIP-Gelenks V mit Erosionen (Pfeilkopf) sowie osteoproliferativen Anbauten (Pfeil). [T816–3]

Krankheitsaktivität

Aufgrund der vielfältigen Symptome der PsA ist eine Beurteilung der Krankheitsaktivität nicht einfach vorzunehmen. In Bezug auf die Haut- und Nagelmanifestationen ist hier eine Zusammenarbeit mit Dermatologen unabdingbar.

In klinischen Studien wird die Krankheitsaktivität in Bezug auf die Arthritis über den für die rheumatoide Arthritis entwickelten **Disease Activity Score 28** (➤ 2.1) quantifiziert, wobei dieser das Erscheinungsbild der PsA nicht vollständig abbildet. Die Quantifizierung der Gelenkschmerzen kann über die **Visuelle Analog-Skala** (VAS) umfasst werden.

Zur Beurteilung des Schweregrades der Psoriasis kann der **Psoriasis Area and Severity Index** (PASI) eingesetzt werden, welcher die Rötung, Dicke und Schuppung der Psoriasis-Plaques quantifiziert. Niedrige PASI-Werte sprechen für einen niedrigen Krankheitsschweregrad.

Differenzialdiagnose

Zu den Differenzialdiagnosen einer peripheren PsA gehört die **rheumatoide Arthritis,** welche im Gegensatz zur PsA eine Manifestation im Bereich der Metakarpophalangeal-, Metatarsophalangeal- und proximalen Interphalangealgelenke aufweist. Die distalen Interphalangealgelenke werden bei der rheumatoiden Arthritis ausgespart. Zusätzlich zeigt die rheumatoide Arthritis häufig eine immunologische Prägung auf, d. h., Rheumafaktor und Antikörper gegen citrullinierte Proteine/Peptide sind positiv (➤ 2.1).

Bei einer Schwellung der Finger sollte differenzialdiagnostisch eine **Kollagenose** ausgeschlossen werden (➤ Kap. 5). Des Weiteren kann eine Synovitis der Finger-, Hand- und Ellenbogengelenke mit einer ödematösen Schwellung des Hand- und Fußrückens für ein **RS3PE-Syndrom** („Remitting Seronegative Symmetrical Synovitis with Pitting Edema", vorübergehende seronegative symmetrische Synovitis mit eindrückbarem Ödem) sprechen. Laborchemisch ist das RS3PE-Syndrom durch erhöhte Entzündungsparameter bei negativen Antikörperbefunden gekennzeichnet. Unter der Gabe von Glukokortikoiden kommt es zu einer vollständigen Regredienz der Symptomatik des RS3PE-Syndroms.

Zusätzlich sollten differenzialdiagnostisch eine **bakterielle Arthritis** (➤ 2.3), **Arthritis urica** (➤ 2.5) oder eine Fingerpolyarthrose (➤ 2.8) ausgeschlossen werden. In Hinblick auf eine axiale PsA müssen in der differenzialdiagnostischen Betrachtung axiale und periphere **Spondyloarthritiden** Beachtung finden (➤ 3.1).

Therapie

Die Behandlung einer PsA sollte in Zusammenarbeit eines Dermatologen und eines Rheumatologen erfolgen.

- **Periphere PsA**
  - **Initial:** NSAR. Bei NSAR-Versagen oder dem Vorliegen von negativen prognostischen Faktoren Methotrexat (15–25 mg/Woche). Bei einer Unverträglichkeit von Methotrexat empfiehlt sich der Einsatz von Leflunomid oder Ciclosporin oder Sulfasalazin.
  - **Erkrankung nach 3 bis 6 Monaten aktiv:** Wechsel auf Leflunomid oder Ciclosporin oder Sulfasalazin oder eine Kombination von zwei synthetischen DMARD oder Beginn eines biologischen DMARD.
- **Axiale Spondyloarthritis**
  - **Initial:** NSAR.
  - **Erkrankung nach 3 bis 6 Monaten aktiv:** Wechsel auf ein biologisches DMARD (Adalimumab, Certolizumab, Etanercept, Golimumab, Infliximab, Ustekinumab, Secukinumab).

LEITLINIEN

Zur Behandlung der PsA liegen aktuell zwei Behandlungsschemata vor, welche von der European League Against Rheumatism (EULAR) und der Group for Research and Assessment of Psoriasis and Psoriatic Arthritis (GRAPPA) implementiert wurden.

EULAR recommendations for the management of psoriatic arthritis with pharmacological therapies: 2015 update
http://ard.bmj.com/content/early/2015/12/07/annrheumdis-2015-208337

GRAPPA-2015 treatment recommendations for psoriatic arthritis:
www.the-rheumatologist.org/article/2015-treatment-recommendations-psoriatic-arthritis/

Die EULAR-Leitlinie beschreibt die Therapie entsprechend den klassischen Therapieschritten, wohingegen die GRAPPA-Leitlinie auf die einzelnen Phänotypen der PsA eingeht und unterschiedliche Therapieoptionen aufweist (➤ Tab. 4.3).

Tab. 4.3 Therapieschema zur Behandlung der PsA entsprechend dem dominierenden Phänotyp (adaptiert an die GRAPPA-Leitlinie 2015).

Manifestation	Medikation
Periphere PsA	• NSAR und intraartikuläre Kortikosteroidinjektionen oder • Konventionelle synthetische DMARD (Methotrexat, Leflunomid, Sulfasalazin) oder biologische DMARD (Adalimumab, Certolizumab, Etanercept, Golimumab, Infliximab) oder target-synthetisches DMARD (Apremilast) • *Bei Therapieversagen:* Biologische DMARD (Adalimumab, Certolizumab, Etanercept, Golimumab, Infliximab, Ustekinumab, Secukinumab) oder target-synthetisches DMARD (Apremilast) • *Bei erneutem Therapieversagen:* Änderung des biologischen DMARD (Adalimumab, Certolizumab, Etanercept, Golimumab, Infliximab, Ustekinumab, Secukinumab)
Axiale PsA	• Physiotherapie • NSAR • *Bei Therapieversagen:* Biologische DMARD (Adalimumab, Certolizumab, Etanercept, Golimumab, Infliximab, Ustekinumab, Secukinumab) • *Bei erneutem Therapieversagen:* Änderung des biologischen DMARD (Adalimumab, Certolizumab, Etanercept, Golimumab, Infliximab, Ustekinumab, Secukinumab)
Enthesitis	• Physiotherapie • NSAR • *Bei Therapieversagen:* Biologische DMARD (Adalimumab, Certolizumab, Etanercept, Golimumab, Infliximab, Ustekinumab, Secukinumab) oder target-synthetisches DMARD (Apremilast) • *Bei erneutem Therapieversagen:* Änderung des biologischen DMARD (Adalimumab, Certolizumab, Etanercept, Golimumab, Infliximab, Ustekinumab, Secukinumab) oder target-synthetisches DMARD (Apremilast)
Daktylitis	• NSAR und wo indiziert intraartikuläre Kortikosteroidinjektionen • *Bei Therapieversagen:* Konventionelle synthetische DMARD (Methotrexat, Leflunomid, Sulfasalazin) oder target-synthetisches DMARD (Apremilast) • *Bei erneutem Therapieversagen:* Biologische DMARD (Adalimumab, Certolizumab, Etanercept, Golimumab, Infliximab, Ustekinumab) • *Bei erneutem Therapieversagen:* Änderung des biologischen DMARD (Adalimumab, Certolizumab, Etanercept, Golimumab, Infliximab, Ustekinumab, Secukinumab) oder target-synthetisches DMARD (Apremilast)
Haut- und Nagelpsoriasis	• Topische Therapie und Lichttherapie (PUVA/UVB) • *Bei Therapieversagen:* Konventionelle synthetische DMARD (Methotrexat, Ciclosporin, Acitretin, Fumarsäureester) oder target-synthetisches DMARD (Apremilast) • *Bei erneutem Therapieversagen:* Biologische DMARD (Adalimumab, Certolizumab, Etanercept, Golimumab, Infliximab, Ustekinumab, Secukinumab) oder target-synthetisches DMARD (Apremilast) • *Bei erneutem Therapieversagen:* Änderung des biologischen DMARD (Adalimumab, Certolizumab, Etanercept, Golimumab, Infliximab, Ustekinumab, Secukinumab) oder target-synthetisches DMARD (Apremilast)

Therapie bei peripherer Psoriasis-Arthritis nach EULAR-Kriterien

Zur Behandlung der PsA sollten alle Patienten ein nichtsteroidales Antirheumatikum (NSAR) entsprechend den EULAR-Empfehlungen erhalten.

Bei einem Versagen der NSAR-Therapie nach drei bis sechs Monaten bzw. dem Vorhandensein von ungünstigen prognostischen Faktoren ist eine Basistherapie mit einem konventionellen synthetischen **Disease-Modifying Antirheumatic Drug** (DMARD) einzuleiten. Als ungünstige Prognosefaktoren gelten:

- ≥ 5 aktiv entzündliche Gelenke
- Radiologische Veränderungen im Sinne einer PsA im Röntgenbild
- Hohe laborchemische Entzündungsparameter
- Extraartikuläre Manifestationen (insbesondere eine Daktylitis)

Als konventionelles synthetisches DMARD sollte als erstes Methotrexat (15–25 mg einmal pro Woche) bei einer ausgeprägten Psoriasis eingesetzt werden. Zur Reduktion der Nebenwirkungen von Methotrexat ist am Folgetag der Methotrexatgabe eine einmalige Applikation von Folsäure (5 mg) vorzunehmen. Bei einer Unverträglichkeit oder Kontraindikation für Methotrexat oder einer im Vordergrund stehenden Arthritis ist Leflunomid (20 mg/Tag) zu favorisieren. Alternativ stehen als konventionelle synthetische DMARD Ciclosporin (2,5 mg/kg KG pro Tag in zwei getrennten Einzeldosen) und Sulfasalazin (nach Aufsättigung 2 g je Tag) zur Verfügung. Sulfasalazin zeigt auch einen Behandlungseffekt bei der axialen PsA.

Ist nach drei bis sechs Monaten keine ausreichende Wirkung (Remission oder Reduktion der Krankheitsaktivität) erzielt worden und liegen keine ungünstigen prognostischen Faktoren vor, so ist eine Umstellung auf ein anderes konventionelles synthetisches DMARD oder eine Kombinationstherapie zweier konventioneller synthetischer DMARD zu diskutieren.

Bei Vorliegen ungünstiger prognostischer Faktoren und dem Versagen der primären konventionellen synthetischen DMARD-Therapie kann eine **biologische DMARD-Therapie** (Biologika) initiiert werden. Hierzu kann eine Blockade des Tumornekrosefaktor-α-(TNF-α)-Weges durch antikörperbasierte Therapien mit Adalimumab, Certolizumab, Etanercept, Golimumab oder Infliximab vorgenommen werden. Bezüglich des Benefits in der Kombination der Hemmung des TNF-α-Weges mit Methotrexat liegen keine einheitlichen Daten vor. Sollte ein Versagen der Anti-TNF-α-Therapie nach drei bis sechs Monaten (keine Remission oder verringerte Krankheitsaktivität) vorliegen, kann ggf. auf weitere TNF-α-Blocker gewechselt werden (welche aber mit niedrigeren Ansprechraten verbunden sind).

Eine weitere Möglichkeit der biologischen DMARD-Therapie stellt die Hemmung des Interleukin-12/23-Weges durch Ustekinumab und die Hemmung des Interleukin-17-Weges durch Secukinumab dar. Ustekinumab und Secukinumab können nach dem Versagen einer konventionellen synthetischen DMARD-Therapie mit oder ohne Kombination mit Methotrexat eingesetzt werden. Beim Versagen einer biologischen DMARD-Therapie ist ein Wechsel auf ein anderes Biologikum durchzuführen.

Weiterführend steht ein weiterer neuer Behandlungsweg mit Apremilast als target-synthetisches DMARD zur Verfügung. Apremilast ist ein **Hemmer** der **Phosphodiesterase-4** in Entzündungszellen. Unter Apremilast kommt es zum Anstieg der intrazellulären cAMP-Konzentration und einer reduzierten Bildung von TNF-α, Interleukin-17 und Interleukin-13 sowie einer vermehrten Bildung von Interleukin-10 als antiinflammatorischem Botenstoff. Apremilast kann in bestimmten Fällen nach dem Versagen einer konventionellen synthetischen oder einer biologischen DMARD-Therapie eingesetzt werden.

Bezüglich des Einsatzes von **Kortikosteroiden** liegen keine kontrollierten Studien vor, aber eine niedrig dosierte Kortikosteroidtherapie scheint einen positiven Effekt auf die Behandlung der PsA zu haben. Des Weiteren können auch zur Behandlung einer arthritischen Gelenkmanifestation lokale Glukokortikoidinjektionen vorgenommen werden.

Therapie der axialen Psoriasis-Arthritis nach EULAR-Kriterien

Zur der Behandlung einer axialen PsA sollten primär NSAR eingesetzt werden. Ist hierunter keine Kontrolle der Erkrankung (Remission oder niedrige Krankheitsaktivität) innerhalb von drei bis sechs Monaten zu erreichen bzw. liegt auch eine schwere Enthesitis vor, ist eine Einstellung auf eine biologische DMARD-Therapie möglich. Hier stehen die gleichen biologischen DMARD wie bei der Behandlung der peripheren PsA zur Verfügung. Nach drei bis sechs Monaten sollte eine Remission oder zumindest eine niedrige Krankheitsaktivität vorliegen. Ist dies nicht der Fall, ist ein Wechsel auf ein anderes biologisches DMARD vorzunehmen.

Weiterführend werden in naher Zukunft Small Molecules wie der JAK-Kinase-Inhibitor Tofacitinib oder Baricitinib für die Therapie der PsA zur Verfügung stehen. Weitere Hinweise zur Therapieinitiierung und -überwachung: ➤ 9.1.

Komplikationen

Die PsA als chronisch-entzündliche Erkrankung ist mit einem erhöhten kardiovaskulären Risiko und dem Auftreten einer AA-Amyloidose assoziiert. Zusätzlich ist die PsA mit einer arteriellen Hypertonie, Dyslipoproteinämie, Adipositas und einer Insulinresistenz vergesellschaftet. Weiterführend besteht ein erhöhtes Osteoporoserisiko, sodass alle Patienten ein osteologisches Screening erhalten sollten (➤ 8.1).

4.2 Enteropathische Arthritiden

4.2.1 Arthritis bei chronisch-entzündlichen Darmerkrankungen

DEFINITION

Die **Arthritis bei chronisch-entzündlichen Darmerkrankungen (CED)** ist eine immunologisch bedingte Gelenkerkrankung, welche sowohl die peripheren Gelenke als auch die Wirbelsäule betreffen kann.

Epidemiologie, Klassifikation und Einteilung

Eine Arthritis weist bei Patienten mit einer chronisch-entzündlichen Darmerkrankung eine Prävalenz von 17 % bis 39 % auf.

Die **axiale Verlaufsform** (Beteiligung der Wirbelsäule) ist mit einer Sakroiliitis mit oder ohne eine periphere Polyarthritis gekennzeichnet. Weil bei der Erkrankung eine Entzündung der Wirbelsäule und gleichzeitig auch der peripheren Gelenke auftreten kann, wird die Arthritis bei einer CED auch den peripheren Spondyloarthritiden zugeordnet.

Die Beteiligung der **peripheren Gelenke** kann in zwei Subtypen unterteilt werden: Bei Typ I tritt die akute Arthritis mit dem Beginn der chronisch-entzündlichen Darmerkrankung auf und kann selbstlimitierend bzw. parallel zu den Symptomen der CED verlaufen. Hiervon ist der Typ II abzugrenzen, bei dem der Krankheitsverlauf der Arthritis sich unabhängig von der Krankheitsaktivität der chronisch-entzündlichen Darmerkrankung entwickelt.

Klinik

Im Rahmen einer Arthritis bei einer chronisch-entzündlichen Darmerkrankung können eine Entzündung der **peripheren Gelenke** sowie eine Beteiligung des **Achsenskeletts,** insbesondere der Sakroiliakalgelenke, auftreten. Die Beteiligung der Wirbelsäule geht in der Regel mit einem entzündlichen Rückenschmerz (nächtlicher Rückenschmerz mit Besserung beim Aufstehen und unter Bewegung, keine Schmerzbesserung in Ruhe, Beginn der Rückenschmerzen im Alter unter 40 Jahren und langsamer Beginn) einher.

Es können auch extraartikuläre und extraintestinale Manifestationen mit einer Beteiligung der Haut (Erythema nodosum und Pyoderma gangrenosum), der Augen (Uveitis anterior), des Herzens (Aorteninsuffizienz) und des Urogenitaltrakts auftreten.

Labor und Bildgebung

Laborchemisch sollte eine Bestimmung von Blutbild und **Entzündungsmarkern** (C-reaktives Protein und Blutsenkungsgeschwindigkeit) erfolgen. Bei Verdacht auf eine Beteiligung der Wirbelsäule ist eine Bestimmung des **HLA-B27** vorzunehmen.

Zur bildgebenden Beurteilung der peripheren Arthritis kann eine **Arthrosonografie** durchgeführt werden, mit der die Visualisierung sowohl einer Synovitis als auch eines Gelenkergusses gelingt. In der **Röntgenbildgebung** der entsprechenden Gelenke zeigen sich keine Erosionen.

Bei Verdacht auf eine **axiale Beteiligung** und insbesondere auf eine Sakroiliitis ist eine **Magnetresonanztomografie** der Sakroiliakalgelenke zu favorisieren.

CAVE

In Hinblick auf die möglichen Therapieoptionen sollte auch eine Beurteilung der Aktivität der zugrunde liegenden chronisch-entzündlichen Darmerkrankung durchgeführt werden.

Differenzialdiagnose

Differenzialdiagnostisch sind folgende Erkrankungen auszuschließen:

- Psoriasis-Arthritis (➤ 4.1)
- Reaktive Arthritis (➤ 4.3)
- Septische Arthritis (➤ 2.3.2)
- Spondylodiszitis (➤ 3.3)

Therapie

Das therapeutische Vorgehen ist zwischen Rheumatologen und Gastroenterologen abzustimmen. Die Therapie der Arthritis richtet sich nach ihrer Manifestation und der Krankheitsaktivität der Grunderkrankung:

- **Periphere Arthritis:**
  - Bei inaktiver chronisch-entzündlicher Darmerkrankung können COX2-Inhibitoren oder systemisch verabreichte Glukokortikoide in Kombination mit Sulfasalazin eingesetzt werden.
  - Die Arthritis bei aktiver chronisch-entzündlicher Darmerkrankung sollte mit systemisch verabreichten Glukokortikoiden und Sulfasalazin behandelt werden; bei Therapieversagen mit Tumor-Nekrose-Faktor-α-Inhibitoren.
- **Axiale Arthritis:** Bei einer Beteiligung der Wirbelsäule sollten intensive physiotherapeutische Maßnahmen durchgeführt werden. Zusätzlich können Tumor-Nekrose-Faktor-α-Inhibitoren eingesetzt werden.

Hinsichtlich der TNF-α-Inhibitoren liegen die meisten Daten zum Einsatz von Infliximab und Adalimumab (Morbus

Crohn und Colitis ulcerosa) vor. Golimumab kann zur Behandlung der Colitis ulcerosa verwendet werden.

CAVE

Nichtsteroidale Antirheumatika (NSAR) können zu einer Verschlechterung der chronisch-entzündlichen Darmerkrankung führen. Sie sind daher zur Behandlung der Arthritis bei einer aktiven CED nicht angeraten.

Krankheitsverlauf, Komorbiditäten und Komplikationen

Die Beurteilung der Krankheitsaktivität erfolgt über die Kontrolle der laborchemischen Entzündungsparameter und der Klinik. Die Aktivität der axialen Beteiligung kann über den Bath Ankylosing Spondylitis Disease Activity Index (BASDAI) oder den Ankylosing Spondylitis Disease Activity Score (ASDAS) berechnet werden:

- http://basdai.com/
- www.asas-group.org/clinical-instruments/asdas_calculator/asdas.html

Aufgrund der chronisch-entzündlichen Grunderkrankung und einer hieraus resultierenden Vitamin-D_3-Malabsorption ist eine Bestimmung des Vitamin-D_3-Spiegels zum Ausschluss eines **Vitamin-D_3-Mangels** vorzunehmen und ggf. eine entsprechende Substitution einzuleiten (➤ 8.2). Zusätzlich ist eine sekundäre Osteoporose auszuschließen (➤ 8.1). Des Weiteren müssen die Komplikationen der chronisch-entzündlichen Darmerkrankung (z. B. Malabsorption, Wachstumsstörung im Kindesalter, Darmstenosen, Fisteln, Abszesse und ein erhöhtes Risiko für kolorektale Karzinome) berücksichtigt werden.

4.2.2 Arthritis bei Zöliakie

DEFINITION

Arthritis bei Zöliakie

Im Rahmen einer Zöliakie kann eine Entzündung im Bereich der Wirbelsäule sowie der großen und kleinen Gelenke auftreten.

Bezüglich der Arthritis bei einer Zöliakie liegen weder epidemiologische Daten zur Inzidenz und Prävalenz noch Diagnose- oder Klassifikationskriterien vor.

Klinik

Bei einer Zöliakie kann eine Arthritis der **peripheren Gelenke** (Schulter-, Ellenbogen-, Hüft-, Knie- und Sprunggelenke) beobachtet werden. Des Weiteren kann auch eine seronegative Polyarthritis unter Beteiligung der Handgelenke, der proximalen und distalen Interphalangealgelenke und des Interphalangealgelenks von Digitus I auftreten. Diesbezüglich werden eine Gelenkschwellung und Gelenkschmerzen einhergehend mit einer Morgensteifigkeit beschrieben.

Es ist auch eine **axiale Beteiligung** der Sakroiliakalgelenke sowie der zervikalen und thorakalen Wirbelsäule möglich.

Labor

Im Labor sollte neben der Bestimmung des **Blutbilds** (Anämie) eine Beurteilung der laborchemischen **Entzündungsparameter** (C-reaktives Protein und Blutsenkungsgeschwindigkeit) erfolgen, welche bei einer aktiven Arthritis erhöht sind. Oft findet sich ein Folsäure- und Vitamin-D_3-Mangel. Es stellen sich für die Rheumafaktoren, Antikörper gegen citrullinierte Proteine/Peptide und antinukleäre Antikörper unauffällige Befunde dar.

Zur Diagnosestellung einer Zöliakie sollte eine **Dünndarmbiopsie** durch eine Bestimmung der **Antikörper gegen Gliadin, Endomysium** und **Gewebetransglutaminase** im Serum komplettiert werden.

Bildgebung/Diagnostik

Bei **Beteiligung der peripheren Gelenke** kann in der **Arthrosonografie** eine Synovitis bzw. ein Gelenkerguss nachgewiesen werden. Bei einem prolongierten Krankheitsverlauf können auch erosive Veränderungen der kleinen Fingergelenke diagnostiziert werden.

Zur Beurteilung einer **Beteiligung der Wirbelsäule** sollte eine **Magnetresonanztomografie,** insbesondere der Sakroiliakalgelenke, durchgeführt werden. Im Langzeitverlauf ohne eine adäquate Therapie können im **Röntgenbild** radiografische Zeichen (Erosionen und Ankylose) an den Sakroiliakalgelenken dargestellt werden.

Differenzialdiagnostisch sollten eine reaktive Arthritis (➤ 4.3) sowie durch entsprechende gastroenterologische Diagnostik eine Arthritis bei einer chronisch-entzündlichen Darmerkrankung (➤ 4.2.1) ausgeschlossen werden.

Therapie

Unter einer glutenfreien Diät ist eine vollständige Remission der Arthritis möglich. Gegebenenfalls ist eine symptomatische Schmerztherapie durchzuführen.

PATIENTENBERATUNG

Die Basis der Therapie einer Arthritis bei einer Zöliakie stellt die glutenfreie Diät dar. Die Umsetzung einer solchen Diät ist jedoch für die Patienten nicht ganz einfach. Es ist daher sinnvoll, die Betroffenen an eine Ernährungsberatung zu verweisen und ggf. die Teilnahme an einer Selbsthilfegruppe anzuraten.

Eine gute Übersicht über glutenfreie und glutenhaltige Lebensmittel sowie über Fertigprodukte, die Gluten enthalten können, bietet das Online-Angebot der Deutschen Zöliakie-Gesellschaft e. V.: www.dzg-online.de/uebersicht-zur-auswahl-glutenfreier-lebensmittel.963.0.html

Krankheitsverlauf, Komorbiditäten und Komplikationen

Die Beurteilung der Krankheitsaktivität erfolgt am klinischen Verlauf unter Kontrolle des C-reaktiven Proteins und der Blutsenkungsgeschwindigkeit.

Unter diagnostischer Berücksichtigung der Zöliakie sollten ein Vitamin-D_3-Mangel (➤ 8.2) sowie eine Osteoporose (➤ 8.1) ausgeschlossen werden.

4.3 Reaktive Arthritis

DEFINITION

Die **reaktive Arthritis** ist eine sterile Synovitis, welche eine bis zwei Wochen nach einer bakteriellen Infektion (bis vier Wochen nach einer Chlamydien-Infektion) auftritt. Die Arthritis kann die peripheren Gelenke wie auch die Wirbelsäule betreffen.

Epidemiologie, Klassifikation und Einteilung

Die Inzidenz beträgt 0,6 bis 27 Erkrankungen je 100.000 Einwohner. Die Erkrankung betrifft häufig junge Erwachsene mit einem Alter unter 40 Jahren, wobei keine Geschlechtsunterschiede bestehen.

Die reaktive Arthritis kann mit einer peripheren Arthritis sowie mit einer Beteiligung der axialen Gelenke mit einer Sakroiliitis-Form im Sinne einer peripheren Spondyloarthritis einhergehen. In ➤ Tab. 4.4 sind die Kriterien der Deutschen Gesellschaft für Rheumatologie in Bezug auf das Vorliegen einer reaktiven Arthritis dargestellt.

Eine reaktive Arthritis kann nach den in ➤ Tab. 4.5 aufgeführten Infektionen auftreten.

Klinik

Die **periphere Arthritis** ist klinisch durch eine Oligoarthritis gekennzeichnet, welche vor allem die großen Gelenke der unteren Extremitäten befällt. Ebenso kann in seltenen Fällen eine Polyarthritis der kleinen Gelenke auftreten oder einer Beteiligung der Wirbelsäule mit einem entzündlichen Rückenschmerz beobachtet werden (➤ 3.1). Im Bereich des **Achsenskeletts** ist die reaktive Arthritis mit einer Sakroiliitis verbunden.

Tab. 4.4 Kriterien der Deutschen Gesellschaft für Rheumatologie für das Vorliegen einer reaktiven Arthritis (Kuipers et al. 2015).

Kriterien	
1. Typischer Gelenkbefall (peripher, asymmetrisch, oligoartikulär, untere Extremität, insbesondere Knie- und Sprunggelenk) 2. Typische Anamnese (Diarrhoe, Urethritis) und/oder klinische Manifestation der Infektion an der Eintrittspforte 3. Erregerdirektnachweis an der Eintrittspforte 4. Nachweis spezifischer agglutinierender Antikörper mit signifikantem Titeranstieg 5. HLA-B27 positiv 6. Nachweis von Erregermaterial mittels Polymerase-Kettenreaktion oder spezifischen monoklonalen Antikörpern	
Auswertung	
Sichere reaktive Arthritis	Vorliegen der Kriterien 1 plus 3 oder 4 oder 6
Wahrscheinliche reaktive Arthritis	Vorliegen der Kriterien 1 plus 2 und/oder plus 5
Mögliche reaktive Arthritis	Vorliegen von Kriterium 1

Tab. 4.5 Lokalisation nach Primärinfektion und Erreger einer bakteriellen Erkrankung, welche zu einer reaktiven Arthritis führen (adaptiert nach Hannu et al. 2011).

Infektionslokalisation	Erreger
Gastrointestinale Infektionen	• Salmonellen • Shigellen (*Shigella flexneri, Shigella dysenteriae, Shigella sonnei*) • Yersinien (*Yersinia enterocolica, Yersinia pseudotuberculosis*) • Campylobacter (*Campylobacter jejuni, Campylobacter coli*) • *Clostridium difficile* • *Escherichia coli*
Urogenitale Infektionen	• *Chlamydia trachomatis* • *Ureaplasma urealyticum* • *Mycoplasma genitalium*
Infektionen des Respirationstrakts	• *Chlamydia pneumoniae* • Beta-hämolysierende Streptokokken der Gruppe A

Als **extraartikuläre Manifestation** können eine Enthesitis, Tendinitis, Bursitis, Erythema nodosum (➤ Abb. 4.4) oder eine Uveitis anterior auftreten. In seltenen Fällen können eine renale Mitbeteiligung in Form einer Glomerulonephritis mit einer Leukozyturie, Proteinurie und Hämaturie sowie eine kardiale Beteiligung beobachtet werden.

Selten kommt es vor, dass die primäre Infektionserkrankung klinisch asymptomatisch verläuft und der Patient primär durch die Manifestation einer Arthritis klinisch auffällig wird.

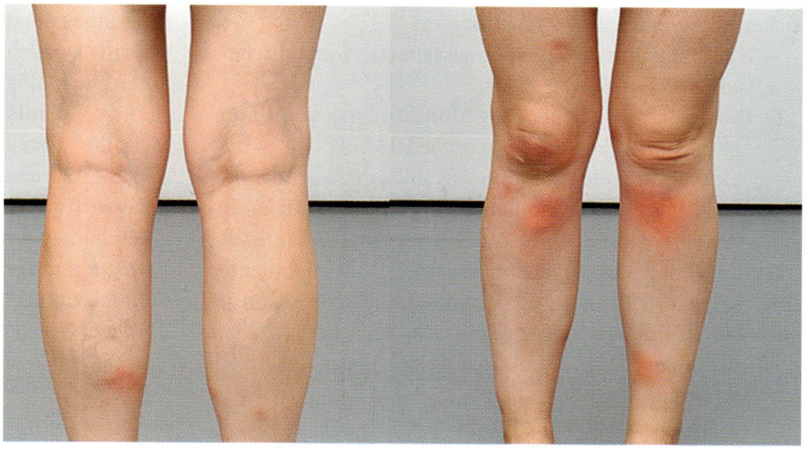

Abb. 4.4 Erythema nodosum bei einer reaktiven Arthritis im Rahmen einer Chlamydien-Infektion. [T816–2]

Labor

Eine reaktive Arthritis ist mit einem erhöhten **C-reaktiven Protein** (CRP) und einer beschleunigten **Blutsenkungsgeschwindigkeit** (BSG) verbunden. Spezifische immunologische Antikörper sind zur detaillierten Diagnostik einzelner Infektionen verfügbar.

Die Detektion des infektiösen Fokus spielt eine zentrale Rolle in der Diagnostik der reaktiven Arthritis, wobei häufig die eigentliche Infektionserkrankung bereits abgeklungen ist und nur noch indirekt über eine serologische Diagnostik evaluiert werden kann.

Beim Auftreten einer reaktiven Arthritis sind häufig **Salmonellen** oder **Yersinien** nicht mehr in der Stuhlkultur nachweisbar. Aus diesem Grund spielt bei einer fehlenden klinischen gastroenterologischen Symptomatik (Diarrhoe) die Stuhlkultur eine untergeordnete Rolle.

Der Nachweis von **Chlamydia trachomatis** erfolgt mittels einer PCR in einem Harnröhrenabstrich oder im Morgenurin. Nach einer Gelenkpunktion kann in Ergänzung eine Chlamydien-PCR im Gelenkpunktat erfolgen. Auch **Chlamydia pneumoniae** wird serologisch nachgewiesen.

CAVE

Serologische Tests weisen eine Kreuzreaktivität zwischen Chlamydia trachomatis und Chlamydia pneumoniae auf. Dies schränkt die Aussagefähigkeit serologischer Tests ein; zudem kann mit diesen Diagnoseverfahren nicht zwischen einer frischen und einer zurückliegenden Infektion unterschieden werden.

Ein Teil der Patienten ist **HLA-B27**-positiv, wobei das HLA-B27 nicht als diagnostischer Marker eingesetzt werden sollte. HLA-B27-positive Patienten sind durch einen schwereren Verlauf einer reaktiven Arthritis gekennzeichnet und weisen häufiger eine Beteiligung der Wirbelsäule mit einer Sakroiliitis auf.

Bildgebung

Im Rahmen der bildgebenden Beurteilung und zur differenzialdiagnostischen Betrachtung einer **peripheren Gelenkbeteiligung** ist die Durchführung einer Arthrosonografie oder entsprechender Röntgenaufnahmen zu empfehlen. Typische bildgebende Zeichen sind für eine reaktive Arthritis nicht beschrieben. Aufgrund des entzündlichen Charakters ist die Darstellung eines Gelenkergusses, einer Synovitis und Tenosynovitis möglich.

Im Hinblick auf eine Beteiligung der **Wirbelsäule** sind die entzündlichen Veränderungen durch eine Magnetresonanztomografie sehr frühzeitig erfassbar.

Differenzialdiagnose

Differenzialdiagnostisch sind anhand der klinischen und laborchemischen Parameter folgende Erkrankungen auszuschließen:

- Arthritis urica (➤ 2.5)
- Rheumatoide Arthritis (➤ 2.1)
- Psoriasis-Arthritis (➤ 4.1)
- Axiale Spondyloarthritis (➤ 3.1)
- Lyme-Arthritis (➤ 2.3.3)
- Septische Arthritis (➤ 2.3.2)
- Virale Arthritis (➤ 2.4)

Therapie

Die Therapie der reaktiven Arthritis umfasst zum einen die Behandlung einer möglicherweise floriden Infektion und zum anderen der peripheren und axialen Beteiligung:

- **Initial antibiotische Therapie des floriden Infekts:**
  - Chlamydia trachomatis: Doxycyclin (1 × 200 mg/Tag) mit Behandlung des Sexualpartners
  - Chlamydia pneumoniae: Makrolide oder Fluorochinolone

- **Periphere und axiale Arthritis:**
  - NSAR, ggf. intraartikuläre Injektion oder systemische Gabe von Kortikosteroiden
  - Prolongierter Verlauf oder Chronifizierung: konventionell-synthetische oder biologische DMARD

Liegt noch eine **floride Infektion** vor, sollte diese primär therapiert werden. Eine Behandlung der gastrointestinalen Infektionen ist aufgrund des selbstlimitierenden Verlaufes der Infektionen in der Regel nicht notwendig. Ist beim Patienten eine reaktive Arthritis in der Anamnese bekannt, kann jedoch der frühzeitige Einsatz einer antibiotischen Therapie (Fluorochinolone oder Makrolidantibiotika) das Rezidiv einer reaktiven Arthritis verhindern.

In Bezug auf eine Infektion mit *Chlamydia trachomatis* ist eine Therapie mit Doxycyclin 200 mg/Tag über sieben Tage durchzuführen. Eine Mitbehandlung des Sexualpartners ist in jedem Fall indiziert. Die Behandlung der Infektion mit *Chlamydia pneumoniae* sollte durch Makrolide oder Fluorochinolone erfolgen.

PATIENTENBERATUNG

Bei Infektionen mit Chlamydia trachomatis ist die Mitbehandlung des Sexualpartners zwingend erforderlich.

Die primäre Behandlung der **peripheren Arthritis** wie auch der **Spondyloarthritis** (axiale Form) wird mit nichtsteroidalen Antirheumatika (NSAR) vorgenommen. Bei einer Monarthritis ist auch die intraartikuläre Applikation von Glukokortikoiden möglich. Im Rahmen eines schweren polyarthritischen Verlaufs einer reaktiven Arthritis kann gegebenenfalls die systemische Applikation von Kortikosteroiden diskutiert werden. Liegt ein prolongierter Verlauf einer reaktiven Arthritis oder eine Chronifizierung vor, ist der Einsatz einer konventionellen synthetischen DMARD-Therapie in Erwägung zu ziehen. Hierfür scheint am besten die Gabe von Sulfasalazin geeignet zu sein. Bei einem fehlenden Ansprechen der konventionellen synthetischen DMARD-Therapie kann gegebenenfalls die Durchführung einer biologischen DMARD-Therapie mit einer Hemmung des Tumor-Nekrose-Faktor-α-(TNF α)-Weges diskutiert werden.

Krankheitsverlauf, Komorbiditäten und Komplikationen

Die Beurteilung der Krankheitsaktivität erfolgt anhand der Klinik und der Betrachtung des CRP und der BSG. Eine reaktive Arthritis kann für drei bis fünf Monate anhalten. Eine Krankheitsdauer über sechs Monate ist häufig leider mit einer Chronifizierung verbunden. Klassische Komorbiditäten sind für die reaktive Arthritis nicht beschrieben.

KAPITEL

5

Peter Oelzner und Alexander Pfeil

Erkrankungen des Bindegewebes

Kernaussagen

- Die Autoimmunerkrankungen des Bindegewebes werden als Kollagenosen bezeichnet.
- Die **Systemische Sklerose** ist eine Autoimmunerkrankung des Bindegewebes. Sie geht einher mit Gefäßschäden sowie einer Sklerosierung bzw. Fibrosierung des kollagenen Bindegewebes von Haut, Blutgefäßen und inneren Organen (Lunge, Herz, Nieren und Gastrointestinaltrakt).
- Die **Mixed Connective Tissue Disease** ist durch Stigmata eines systemischen Lupus erythematodes, einer Myositis/Dermatomyositis und einer systemischen Sklerose gekennzeichnet.
- Das **Sjögren-Syndrom** ist eine immunologisch verursachte Entzündung der Speicheldrüsen, der serösen exokrinen Munddrüsen sowie der Tränendrüsen. Manifestationen an Haut, Lunge, Niere, Gastrointestinaltrakt und Nervensystem sind möglich
- Der **systemische Lupus erythematodes (SLE)** ist eine Erkrankung des perivaskulären Bindegewebes in Kombination mit einer Vaskulitis der kleinen Arterien und Arteriolen. Er beruht auf einer immunologischen Reaktion gegen Zellkernantigene
- Das **Fibromyalgiesyndrom** ist gekennzeichnet durch chronische Schmerzen in mehreren Körperregionen, Fatigue-Symptomatik, Schlafstörungen, kognitive Beeinträchtigungen und Stimmungsschwankungen. Eine autoimmunologische Genese liegt nicht zugrunde. Nach dem Ausschluss einer autoimmunologischen Erkrankung wird häufig die Diagnose eines Fibromyalgiesyndroms gestellt.

5.1 Systemische Sklerose

DEFINITION

Die **systemische Sklerose** (Synonym: progressive systemische Sklerose) ist eine Autoimmunerkrankung des Bindegewebes unklarer Genese, die zu den Kollagenosen gezählt wird und mit Gefäßschäden sowie einer Sklerosierung und Fibrosierung des kollagenen Bindegewebes von Haut, Blutgefäßen und inneren Organen einhergeht.

Epidemiologie, Klassifikation und Einteilung

Die Prävalenz der Erkrankung beträgt 0,12–0,3 ‰. Die Inzidenz wird mit jährlich 0,5–2 Neuerkrankungen pro 100.000 Einwohner angegeben. Das Verhältnis der Erkrankungen zwischen Frauen und Männern beträgt 3–4 : 1.

Zur Klassifikation der systemischen Sklerose können die in ➤ Tab. 5.1 aufgeführten Kriterien herangezogen werden. Die **Hautmanifestation** wird in zwei Formen eingeteilt:

- **Limitierte kutane Sklerodermie** mit Beteiligung der Haut distal der Ellenbogen- und Kniegelenke sowie des Gesichts und der Halsregion
- **Diffuse kutane Sklerodermie** mit einer großflächigen Hautmanifestation auch proximal der Ellenbogen- und Kniegelenke und am Körperstamm.

In einer Subgruppe der Patienten kann auch ein **CREST-Syndrom** (Calcinosis cutis, Raynaud-Phänomen, Ösophagusmotilitätsstörung, Sklerodaktylie und Teleangieektasie) diagnostiziert werden.

Tab. 5.1 Klassifikationskriterien der systemischen Sklerose (van den Hoogen et al. 2013). Bei ≥ 9 Punkten sind die Klassifikationskriterien einer systemischen Sklerose erfüllt.

Item	Subitem	Punkte
Hautverdickung	Verdickung der Haut der Finger bis proximal der Metakarpophalangealgelenke	9
	Ödematös geschwollene Finger („puffy fingers")	2
	Sklerodaktylie	4
Fingerspitzenläsionen	Digitale Ulzerationen	2
	Grübchen mit einer Vernarbung („pitting scars")	3
Telangiektasie	–	2
Pathologische Kapillaren der Fingernagelfalz	–	2
Lungenbeteiligung	Interstitielle Lungenerkrankung	2
	Pulmonalarterielle Hypertonie	2
Raynaud-Syndrom	–	3
Spezifische Antikörper der systemischen Sklerose	Anti-Centromer Anti-Topoisomerase I (Anti-Scl-70) Anti-RNA-Polymerase III	3

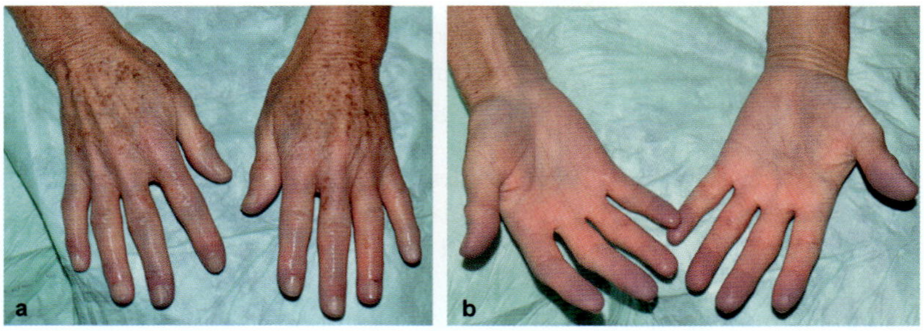

Abb. 5.1 Raynaud-Syndrom. [T816–2]
a) Deutliche Weißverfärbung der Akren.
b) Livide Verfärbung der Fingerendglieder als Folge der Ischämie und folgender Hyperämie (Trikolore-Phänomen).

Klinik

Als erstes und häufigstes klinisches Zeichen ist die systemische Sklerose mit einem **Raynaud-Syndrom** verbunden (➢ Abb. 5.1). Die **Hautbeteiligung** bei einer systemischen Sklerose kann sich klinisch mit ödematös geschwollenen Fingern („puffy fingers") bis zu einer Sklerodaktylie (➢ Abb. 5.2) präsentieren und mit einem Raynaud-Phänomen assoziiert sein. Zusätzlich können bei den Patienten digitale Ulzerationen der Fingerendglieder (➢ Abb. 5.3), Hautverkalkungen, Hyperpigmentierungen der verdickten Haut und Telangieektasien auftreten.

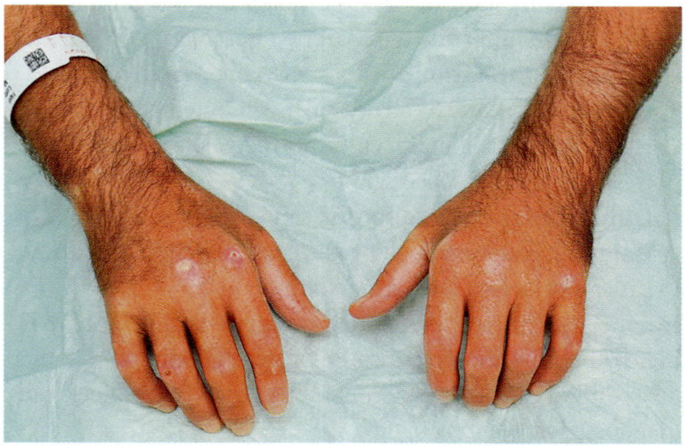

Abb. 5.2 Sklerodaktylie mit digitalen Ulzerationen im Bereich der metakarpophalangealen Gelenke II und III rechts sowie IV links. [T816–2]

Häufig ist die Hautbeteiligung mit den morphologischen Stigmata einer Mikrostomie, einer perioralen Fältelung, Verdickung des Zungenbändchen und einer spitzen Nase als morphologischen Stigmata verbunden (➢ Abb. 5.4). Des Weiteren können Arthralgien oder eine symmetrische Arthritis im Bereich der Hand-, Finger, Sprung- und Fußgelenke bestehen. Hierbei weist die Arthritis keine knöchernen Veränderungen im Sinne einer destruierenden Arthritis auf.

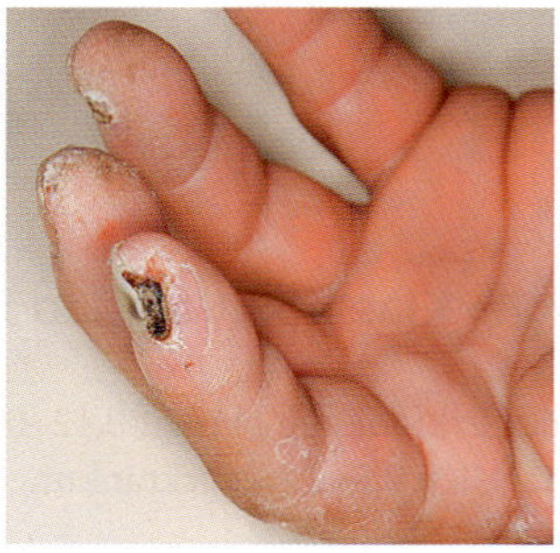

Abb. 5.3 Digitale Ulzeration. [T816–2]

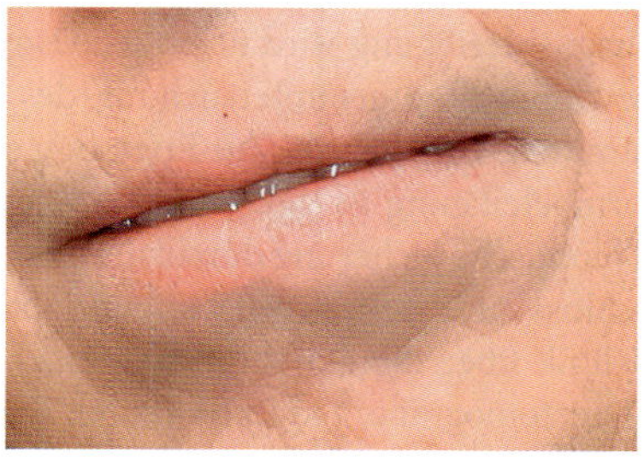

Abb. 5.4 Mikrostomie und periorale Fältelung als Zeichen einer Beteiligung der Haut im Bereich des Gesichts. [T816–2]

Eine Manifestation der parenchymatösen Organe tritt im Bereich von Lunge, Herz, Niere und Magen-Darm-Trakt auf. Die **pulmonale Beteiligung** ist durch eine interstitielle Lungenerkrankung (häufig nichtspezifische interstitielle Pneumonie und gewöhnliche interstitielle Pneumonie) gekennzeichnet und führt zu einem irreversiblen Umbau des Lungengerüsts. Die pulmonale Beteiligung kann im Anfangsstadium asymptomatisch verlaufen oder unspezifische Symptome wie eine Dyspnoe bei körperlicher Belastung aufweisen.

CAVE

Infolge der interstitiellen Lungenerkrankung kann es zur Ausbildung einer **pulmonalarteriellen Hypertonie** mit Belastungsdyspnoe, Brustenge und Schwindel beim Vorbeugen des Oberkörpers kommen. Wichtig sind daher die Überprüfung auf Vorliegen einer pulmonalen Beteiligung und die Kontrolle des pulmonalarteriellen Drucks.

Neben der pulmonalarteriellen Hypertonie sind eine **kardiale Beteiligung** in Form einer Perikarditis, in seltenen Fällen eine Pericarditis constrictiva und eine Myokardfibrose beschrieben. Eine klinisch relevante **renale Beteiligung** der systemischen Sklerose ist eher selten. Diese kann mit einer Pauci-Immun-Glomerulonephritis einhergehen.

CAVE

In 5–10 % kann es zu einer **renalen Krise** kommen. Diese geht in der Regel mit einer Hypertonie (auch in Kombination mit einer hypertensiven Enzephalopathie oder Herzinsuffizienz), einer rapiden Verschlechterung der Nierenfunktion und einer thrombotischen Mikroangiopathie einher. Ein möglicher auslösender Faktor für das Auftreten einer renalen Krise ist der Einsatz von Glukokortikoiden (> 15 mg/Tag).

Die **gastrointestinale Beteiligung** ist vor allem durch eine Ösophagusbeteiligung mit kombinierter Motilitätsstörung gekennzeichnet. Die Patienten geben unter anderem Schluckstörungen, Sodbrennen, Übelkeit und Erbrechen an. Eine seltene **Dünndarmbeteiligung** ist mit einer verlangsamten Stuhlpassage assoziiert und führt zur einer Pseudoobstruktion und Malabsorption. Sehr selten findet sich eine **Beteiligung des Kolons,** welche klinisch mit einer unklaren abdominalen Schmerzsymptomatik, einer Diarrhoe oder einer Obstipation verbunden sein kann.

In seltenen Fällen ist das zentrale und periphere **Nervensystem** betroffen. Klinische Anzeichen sind Kopfschmerzen, Epilepsie, kognitive Einschränkungen, ein Karpaltunnelsyndrom und eine sensomotorische Polyneuropathie.

Labor

Eine Erhöhung der laborchemischen Entzündungsparameter (C-reaktives Protein und Blutsenkungsgeschwindigkeit) muss **nicht** bestehen. Blutbildveränderungen sind ebenfalls nicht beschrieben. Immunologisch ist die systemische Sklerose durch positive **Antinukleäre Antikörper** (ANA) gekennzeichnet. Folgende spezifische Antikörper können nachgewiesen werden:

- Anti-Centromer
- Anti-Topoisomerase I (Anti-Scl-70)
- Anti-RNA Polymerase III

Der Nachweis von **Antikörpern** gegen **DFS70** („Dense-Fine-Speckled 70-Antigen") bei einem positiven ANA-Titer schließt das Vorliegen einer Kollagenose (insbesondere einer systemischen Sklerose, eines systemischen Lupus erythematodes oder einer anderweitigen ANA-assoziierten Kollagenose) aus.

Bildgebung/Diagnostik

Im Rahmen der Diagnostik einer Hautbeteiligung sollten die Patienten dermatologisch vorgestellt werden und eine **Kapillarmikroskopie** der Fingernagelfalz (> Abb. 5.5) erhalten. Anhand der Veränderungen der Kapillaren und der Kapillarzirkulation können spezifische Veränderungen (z. B. Reduktion der Anzahl der Kapillaren, Erweiterung der Kapillaren und Megakapillaren) bei Kollagenosen und insbesondere bei der systemischen Sklerose nachgewiesen werden.

Zur Diagnostik des Raynaud-Syndroms sollte eine **Dopplersonografie** in Verbindung mit einer **Kälteapplikation**

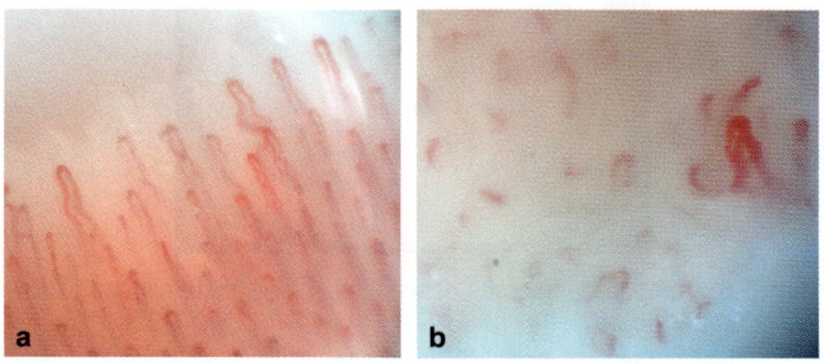

Abb. 5.5 Kapillarmikroskopie (Vergrößerung 200-fach). [T816–2]
a) Normalbefund.
b) Deutliche Reduktion der Anzahl der Kapillaren mit einer Kapillarektasie bei einer systemischen Sklerose.

durchgeführt werden. Durch die Kälteapplikation kommt es bei einem Raynaud-Syndrom zu einem verminderten Blutfluss in den Fingern.

Bei Verdacht auf eine pulmonale Beteiligung ist neben einer **Lungenfunktionsprüfung** mit der Bestimmung der Diffusionskapazität eine **hochauflösende Computertomografie** der Lunge zu veranlassen (➤ Abb. 5.6). Ergänzend zur Beurteilung der immunologischen Aktivität sowie zur differenzialdiagnostischen Betrachtung ist eine **Bronchoskopie** mit einer immunologischen bronchoalveolären Lavage sinnvoll.

Die Ermittlung des systolischen pulmonalarteriellen Drucks erfolgt über die **Echokardiografie** (systolischer pulmonalarterieller Druck > 45 mmHg), während zur genauen Bestimmung des pulmonalarteriellen Widerstands eine **Rechtsherzkatheteruntersuchung** erforderlich ist. Zur Abschätzung einer pulmonalarteriellen Hypertonie bei Patienten mit einer systemischen Sklerose kann auf den DETECT-Score (http://detect-pah.com) zurückgegriffen werden. Die pulmonale Leistungsfähigkeit kann durch den Sechs-Minuten-Gehtest geprüft werden. Im Falle einer kardialen Beteiligung ist neben der Echokardiografie die **kardiale Magnetresonanztomografie** ein wesentlicher Bestandteil der Diagnostik.

Zur Beurteilung der renalen Beteiligung kommen neben einer **Sonografie** der Nieren die **Bestimmung von Serumkreatin und Urinsediment** sowie ein **Urinproteinprofil,** ggf. mit Quantifizierung der Proteinurie im **24-Stunden-Sammelurin** und einer Urinproteindifferenzierung zum Einsatz. Bei pathologischen Befunden ist die renale Beteiligung durch eine **Nierenbiopsie** zu sichern.

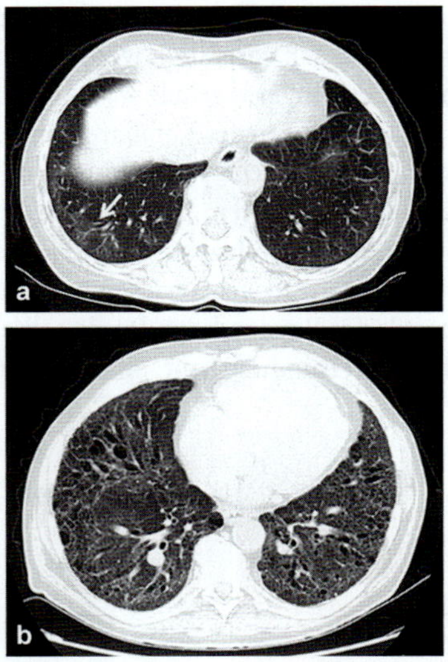

Abb. 5.6 Computertomografie der Lunge bei einer systemischen Sklerose. [T816–3]
a) Initiales Stadium mit einer Milchglastrübung (Pfeil) als Zeichen einer Alveolitis.
b) Fortgeschrittener Umbau des Lungengerüsts mit Lungenemphysem und narbigem Umbau des Lungenparenchyms im Sinne einer gewöhnlichen interstitiellen Pneumonie.

Die Ösophagusbeteiligung wird über eine **Ösophagusmanometrie** bzw. eine Röntgenuntersuchung des Ösophagus mit Kontrastmittelgabe beurteilt. Zur Erfassung einer Dünn- oder Dickdarmbeteiligung ist ggf. eine endoskopische Diagnostik und bioptische Sicherung durchzuführen.

Der Ausschluss einer neuralen Beteiligung sollte entsprechend der Klinik über die Durchführung einer zerebralen Magnetresonanztomografie, Liquorpunktion, Elektroneurografie und ggf. einer Nervenbiopsie erfolgen.

Differenzialdiagnose

Von der systemischen Sklerose sind differenzialdiagnostisch folgende Erkrankungen abzugrenzen:

- **Zirkumskripte Sklerose** (generalisierte Morphea, charakterisiert durch rundliche Hautfibrosierungen ohne immunologische Prägung und fehlendes Raynaud-Syndrom)
- **Eosinophile Fasziitis** (teigige und schmerzhaften Schwellung der Haut mit einer nachfolgenden Induration von Haut und subkutanem Fettgewebe)
- **Skleromyxödem** (sklerodermieartige Hautveränderungen mit einer hyperpigmentierten, dicken, in groben Falten abhebbaren Haut und dicht stehenden, hautfarbenen und juckenden Papeln)
- **Nephrogene systemische Fibrose** (Induration der Haut) bei Patienten mit einer chronischen Niereninsuffizienz und nach akzentuierter Gabe von gadoliniumhaltigen Kontrastmittel in der Magnetresonanztomografie.

Therapie

- **Raynaud-Syndrom:** Kälte- und Nässeschutzexpositionsprophylaxe, Kalziumkanalantagonisten vom Dihydropyridin-Typ (z. B. Amlodipin), intravenöse Prostaglandine.
- **Digitale Ulzerationen:** Kalziumkanalantagonisten vom Dihydropyridin-Typ, intravenöse Prostaglandine oder Endothelinrezeptorantagonisten (z. B. Bosentan), chirurgische Therapie
- **Hautsklerose:** Methotrexat oder Ciclosporin A.
- **Organ- bzw. pulmonale Beteiligung:** Remissionsinduktionstherapie mit Cyclophosphamid, ggf. Rituximab, Erhaltungstherapie mit Azathioprin oder Mycophenolat-Mofetil, ggf. autologe hämatopoetische Stammzelltransplantation.
- **Pulmonalarterielle Hypertonie:** Endothelinrezeptorantagonisten, Phosphodiesterase-5-Hemmer (z. B. Sildenafil und Tadalafil) oder Stimulatoren der löslichen Guanylatzyklase (Riociguat).
- **Renale Krise und arterielle Hypertonie:** ACE-Hemmer

Eine kausale Therapie der systemischen Sklerose ist nicht bekannt. Zur Therapie des Raynaud-Syndroms sollte eine konsequente **Kälte-** und **Nässeschutzexpositionsprophylaxe** durchgeführt werden. Zusätzlich können zur vasodilatativen Therapie **Kalziumkanalantagonisten** vom Dihydropyridin-Typ (z. B. Amlodipin) eingesetzt werden. Ist ein Therapieansprechen nicht zu verzeichnen, besteht die Möglichkeit einer intravenösen Therapie mit **Prostaglandinen** (Iloprost).

CAVE

Patienten mit einem Raynaud-Syndrom sollten keine Betablocker oder ergotaminhaltigen Präparate verordnet bekommen.

Die Behandlung der digitalen Ulzerationen besteht im Einsatz von Kalziumkanalantagonisten vom Dihydropyridin-Typ (z. B. Amlodipin) oder der Therapie mit Prostaglandinen. Zur Vermeidung des Auftretens neuer digitaler Ulzerationen bei vorbestehenden digitalen Ulzerationen kann der **Endothelinrezeptorantagonist** Bosentan eingesetzt werden. Als alternatives Medikament zur Behandlung der digitalen Ulzerationen steht der Phosphodiesterase-5-Hemmer Sildenafil zur Verfügung.

PATIENTENBERATUNG

Bei sehr ausgeprägten Ulzerationen, welche unter der konservativen Therapie keine Abheilungstendenz zeigen oder eine Superinfektion ausweisen, ist mit dem Patienten eine chirurgische Therapie mit einer etwaigen Amputation als Ultima Ratio zu erwägen.

Zur Hemmung einer fortgeschrittenen Hautfibrose können **Methotrexat** oder **Ciclosporin A** eingesetzt werden. Zusätzlich sollten die Patienten dermatologisch vorgestellt und mitbetreut werden. Eine extrakorporale Photopherese kann erwogen werden.

Bei einer Organmanifestation (insbesondere einer Lungenbeteiligung) ist eine Remissionsinduktionstherapie mit **Cyclophosphamid** durchzuführen. Bei einer besonders schweren Lungenbeteiligung ist der Einsatz von **Rituximab** eine weitere Therapieoption. Die immunsuppressive Erhaltungstherapie erfolgt über den Einsatz von **Azathioprin** oder **Mycophenolat-Mofetil.** Bei einer besonders schweren Hautbeteiligung oder Organmanifestationen ist die Durchführung einer autologen hämatopoetischen Stammzelltransplantation zu diskutieren.

Die Behandlung der pulmonalarteriellen Hypertonie sollte an einem Zentrum erfolgen. Als Wirkstoffe stehen die **Endothelinrezeptorantagonisten** Bosentan, Ambrisentan und Macitentan, **Phosphodiesterase-5-Hemmer** (z. B. Sildenafil und Tadalafil) und Riociguat als **Stimulator der löslichen Guanylatzyklase** zur Verfügung.

Zur Behandlung der renalen Krise und der arteriellen Hypertonie bei einer systemischen Sklerose werden bevorzugt **ACE-Hemmer** eingesetzt. Zusätzlich weisen ACE-Hemmer einen protektiven Effekt auf die Nierenbeteiligung auf.

CAVE

Der Einsatz von **Glukokortikoiden** (> 15 mg/Tag) sollte aufgrund des Risikos einer **renalen Krise** vermieden werden.

Krankheitsverlauf, Komorbiditäten und Komplikationen

Die Beurteilung der Krankheitsaktivität erfolgt anhand der Klinik und regelmäßiger Kontrolluntersuchungen der von der systemischen Sklerose involvierten Organe einmal jährlich oder bei einer Verschlechterung der klinischen Symptomatik.

Die Erkrankung kann im Rahmen einer renalen Beteiligung zu einer **terminalen Niereninsuffizienz** mit Dialysepflicht führen. Aufgrund des chronisch-entzündlichen Prozesses bestehen bei Patienten mit einer systemischen Sklerose ein erhöhtes **kardiovaskuläres Risiko** mit dem Auftreten von Myokardinfarkten und zerebralen Ischämien sowie ein erhöhtes **Malignomrisiko.** Des Weiteren besteht ein erhöhtes Risiko für eine **Osteoporose** (➤ 8.1) und die Entwicklung einer **Depression.**

5.2 Mixed Connective Tissue Disease

DEFINITION

Die **Mixed Connective Tissue Disease** (MCTD, Synonym: Mischkollagenose oder Sharp-Syndrom) ist eine autoimmunologische Erkrankung des Bindegewebes, welche zu den Kollagenosen gezählt wird. Sie geht mit den Zeichen eines systemischen Lupus erythematodes, einer Myositis/Dermatomyositis und einer systemischen Sklerose einher.

Epidemiologie, Klassifikation und Einteilung

Die Inzidenz der MCTD liegt bei jährlich 2,1 Neuerkrankungen pro 1.000.000 Einwohner mit einer Prävalenz von 3,8 Erkrankungen pro 100.000 Einwohner. Die Erkrankung tritt in jedem Lebensalter auf. Eine Zunahme der Inzidenz ist um

Tab. 5.2 Mögliche Merkmale zur Diagnostik einer MTCD basierend auf Gunnarsson et al. 2016.

	Item
1	Positiver Nachweis von Anti-U1-RNP-Antikörper
2	Nachweis folgender Merkmale: • Raynaud-Phänomen • Diffuses Hand- und Fingerödem („puffy fingers")
3	Nachweis von zwei der folgenden klinischen Merkmale: • Arthritis • Myositis • Leukopenie • Ösophagusmotilitätsstörung • Pleuritis • Perikarditis • Pulmonalarterielle Hypertonie • Interstitielle Lungenerkrankung

das 40. Lebensjahr zu verzeichnen. Frauen sind häufiger betroffen als Männer (Verhältnis 3–6:1).

Einheitliche Kriterien zur Klassifikation und Diagnostik des MTCD liegen nicht vor. Für die Ausführungen in diesem Abschnitt werden zur klinischen Diagnostik des MTCD die in ➤ Tab. 5.2 aufgeführten Merkmale verwendet. Die klinischen Zeichen können auch im Rahmen einer systemischen Sklerose, Dermatomyositis/Myositis oder eines systemischen Lupus erythematodes auftreten und die Diagnoseentscheidung erschweren.

Klinik

Patienten mit einer MCTD weisen in der Regel ein **Raynaud-Syndrom** und **ödematös geschwollene Finger** („puffy fingers") auf. Ein sehr ausgeprägtes Raynaud-Syndrom ist häufig mit digitalen Ulzerationen assoziiert. Eine **Hautbeteiligung** kann mit einem erythematösen Hautausschlag und einer Alopezie einhergehen und in sehr ausgeprägten Fällen zu einer Sklerose der Fingerhaut führen. Weiterführend können die Patienten eine **Arthritis** der Hand- und Fußgelenke sowie eine **Myositis** aufweisen.

Eine pulmonale Mitbeteiligung in Form einer **interstitiellen Lungenerkrankung** verläuft initial oft ohne spezifische Symptome. Mit einem Fortschreiten der Symptomatik tritt eine Belastungsdyspnoe auf. Eine progrediente interstitielle Lungenerkrankung ist häufig mit einer pulmonalarteriellen Hypertonie verbunden. Die pulmonalarterielle Hypertonie tritt bei der MCTD jedoch auch unabhängig von einer interstitiellen Lungenerkrankung auf.

Ösophagusmotilitätsstörungen und Nierenbeteiligungen werden selten im Rahmen einer MCTD beschrieben.

Labor

Immunologisch ist die MCTD durch das Auftreten von **antinukleären Antikörpern (ANA)** und dem krankheitsspezifischen Antikörper im ENA-Blot **Anti-U1-RNP-Antikörper** gekennzeichnet. Zusätzlich können eine beschleunigte Blutsenkungsgeschwindigkeit und ein positives C-reaktives Protein bestehen.

Eine Myositis im Rahmen einer MCTD kann zudem mit folgenden Blutbildveränderungen einhergehen:

- Erhöhte Myoglobinwerte
- Erhöhte Kreatinkinase
- Leukopenie
- Thrombozytopenie

Bildgebung/Diagnostik

Für die Diagnostik eines Raynaud-Syndroms sowie die Abklärung einer interstitiellen Lungenerkrankung, einer pulmonalarteriellen Hypertonie und einer renalen und gastrointestinalen Beteiligung gelten die in Abschnitt ➤ 5.1 beschriebenen diagnostischen Maßnahmen.

In Bezug auf die Diagnostik einer Myositis besteht die Möglichkeit der Durchführung einer **Magnetresonanztomografie** der betroffenen Muskelgruppen bzw. einer gezielten **Muskelbiopsie.** Die Wertigkeit der beiden Untersuchungsverfahren ist nicht klar bestimmt.

Differenzialdiagnose

Aufgrund der Überlappung des Antikörpermusters sowie der Organbeteiligung sind differenzialdiagnostisch folgende Erkrankungen abzugrenzen:

- Systemischer Lupus erythematodes (➤ 5.4)
- Myositis/Dermatomyositis (➤ Kap. 6)
- Systemische Sklerose (➤ 5.1)

Therapie

- **Basistherapeutika:** Hydroxychloroquin, Azathioprin, Methotrexat, Ciclosporin und Mycophenolat-Mofetil
- **Arthritis:** Glukokortikoide
- **Pulmonale und renale Beteiligung:** Cyclophosphamid

Randomisierte Studien zur Behandlung der MCTD liegen nicht vor, und eine kausale Therapie ist nicht möglich. Häufig wird primär eine Therapie mit Hydroxychloroquin initiiert. Alternative Basistherapeutika stellen Azathioprin, Methotrexat, Ciclosporin und Mycophenolat-Mofetil dar. Zur Therapie des Raynaud-Syndroms und der pulmonalen und renalen Organmanifestationen vgl. ➤ 5.1. Bei einer ausgeprägten Arthritis werden häufig additiv Glukokortikoide eingesetzt.

Bei einer assoziierten pulmonalarteriellen Hypertonie ist eine entsprechende Therapie unter einer kardiologischen und pulmonologischen Mitbetreuung in entsprechenden Zentren durchzuführen.

Krankheitsverlauf, Komorbiditäten und Komplikationen

Eine Verlaufsbeurteilung der Krankheitsaktivität erfolgt über die klinische Verlaufseinschätzung und die Überwachung der entsprechenden klinischen Manifestationen.

Die Komplikationen und Komorbiditäten beziehen sich auf eine erhöhte Infektionsrate unter der immunsuppressiven Therapie bzw. die Entwicklung einer pulmonalarteriellen Hypertonie im Rahmen einer interstitiellen Lungenerkrankung.

5.3 Sjögren-Syndrom

DEFINITION

Das **Sjögren-Syndrom** ist ein autoimmunologisches Krankheitsbild mit lymphozytären Infiltraten der Speicheldrüsen bzw. der serösen exokrinen Drüsen des Mundes sowie der Tränendrüsen, welche zu einem Funktionsverlust führen.

Epidemiologie, Klassifikation und Einteilung

Die Prävalenz beträgt 0,2 ‰ mit einer Inzidenz von jährlich 6,9 Neuerkrankungen pro 100.000 Einwohner und einer erhöhten Erkrankungsrate für Frauen im Vergleich zu Männern (9:1). Das Sjögren-Syndrom zeigt einen Beginn der Erkrankungsmanifestation zwischen dem 20. und 30. Lebensjahr sowie eine akzentuierte Manifestation nach der Menopause.

Vor der Diagnosestellung eines Sjögren-Syndroms sind andere Ursachen (Applikation von anticholinergen Medikamenten, Bestrahlung von Kopf und Hals sowie Infektionen mit HIV, Hepatitis C und dem humanen T-lymphotropen Virus 1) für eine Sicca-Symptomatik der Augen und des Mundes auszuschließen. In ➤ Tab. 5.3 sind die Klassifikationskriterien des Sjögren-Syndroms dargestellt.

Das Sjögren-Syndrom kann eigenständig als **primäres** oder im Rahmen einer weiteren Autoimmunerkrankung (rheumatoide Arthritis, systemische Sklerose oder systemischer Lupus erythematodes) als **sekundäres Sjögren-Syndrom** auftreten.

Klinik

Klinisch dominiert eine **Sicca-Symptomatik** mit einer Augen- oder Mundtrockenheit. Konsekutiv kann eine Keratoconjunctivitis sicca der Augen bestehen. Die Mundtrockenheit führt zu einer Karies, einem Zahnfleischrückgang, einem Zahnverlust und einem Verlust der Zungenpapillen. Des Weiteren tritt auch eine Schwellung der Speicheldrüsen auf.

Tab. 5.3 Klassifikationskriterien des Sjögren-Syndroms (Shiboski et al. 2016). Die Voraussetzungen für die Diagnose gelten als erfüllt, wenn mehr als vier Punkte zutreffen.

Item	Punkte
Nachweis einer fokalen lymphozytären Siladenitis in der Lippenschleimhautbiopsie und einem Fokus-Score ≥ 1 *(1 Fokus → 50 Lymphozyten pro 4 mm² glandulären Gewebes)*	3
Anti-Ro/SS-A-Antikörper oder Anti-La/SS-B-Antikörper positiv	3
Ocular Staining Score ≥ 5 oder van Bijsterveld Score ≥ 4 an mindestens einem Auge *(Visualisierung und Graduierung der Bindehautschäden einer Keratoconjunctivitis sicca durch die lokale Applikation der Farbstoffe Lissamingrün oder Fluorescein)*	1
Positiver Schirmer-Test für mindestens ein Auge (< 5 mm/5 Minuten) *(Messung der Tränenproduktionsmenge)*	1
Speicheldrüsenflussrate < 0,1 ml/Minute	1

Neben der Sicca-Symptomatik sind auch **extraglanduläre Manifestationen** beschrieben. Hierzu zählen symmetrische Arthralgien bzw. eine nichterosive Arthritis der Hand- und Vorfußgelenke sowie Myalgien. Im Bereich der Haut können ein Erythem oder eine Vaskulitis auftreten.

Eine pulmonale Beteiligung ist durch einen chronischen Husten oder eine Dyspnoe im Rahmen einer interstitiellen Lungenerkrankung gekennzeichnet. Typische Symptome für eine kardiale Manifestation sind nicht beschrieben. Gleiches gilt für die renale Beteiligung (interstitielle Nephritis, tubulärer Schaden, unterschiedliche Arten von Glomerulonephritiden). Zum Ausschluss einer solchen Manifestation sollte eine entsprechende nephrologische Untersuchungen durchgeführt werden.

Eine **gastrointestinale Beteiligung** führt zu Schluckstörungen und zu einer Speiseröhrendysfunktion. Zusätzlich kann das Sjögren-Syndrom mit einem **Hypothyreodismus** verbunden sein. Die **neurologische Manifestation** betrifft sowohl das zentrale als auch das periphere Nervensystem mit einer sensorischen Neuropathie, Mononeuritis multiplex und Small-Fiber-Neuropathie. Des Weiteren kann ein Raynaud-Syndrom auftreten.

Labor, Bildgebung/Diagnostik

Immunologisch ist das Sjögren-Syndrom durch positive **Anti-Ro/SS-A-Antikörper** und/oder **Anti-La/SS-B-Antikörper** gekennzeichnet. Bezüglich der Entzündungsparameter kann die Erkrankung mit einer Beschleunigung der Blutsenkungsgeschwindigkeit verbunden sein.

Zur Beurteilung in Bezug auf eine **Augenbeteiligung** sollten die Patienten ophthalmologisch vorgestellt werden und ein Schirmer-Test durchgeführt werden. Der Schirmer-Test ist als pathologisch einzuordnen, wenn nach fünf Minuten die mit Tränenflüssigkeit durchtränkte Probe weniger als 5 mm beträgt. Die Bindehautschäden einer Keratoconjunctivitis sicca können durch die lokale Applikation von Fluoreszenzfarbstoffen (Lissamingrün oder Fluorescein) evaluiert werden. Dieses Verfahren erlaubt eine Quantifizierung des Ausmaßes der Augentrockenheit mit dem Ocular-Staining-Score oder van-Bijsterveld-Score. Eine **Speicheldrüsenszintigrafie** wird zur Beurteilung der Sekretionsleistung der Speicheldrüsen eingesetzt. Der Nachweis einer Entzündung der Mundspeicheldrüsen ist durch eine **Lippenschleimhautbiopsie** zu führen.

In seltenen Fällen kann ein Sjögren-Syndrom eine Manifestation in der Lunge, den Nieren und im Gastrointestinaltrakt verursachen. Aus diesem Grund sollten im Rahmen der Erstdiagnostik die in Abschnitt ➤ 5.1 dargestellten Untersuchungen durchgeführt werden.

Zum Ausschluss einer Involvierung des zentralen Nervensystems sollten eine Bildgebung des Gehirns (Magnetresonanztomografie) und eine Liquorpunktion durchgeführt werden. In Hinblick auf die Beteiligung des peripheren Nervensystems ist die Durchführung einer Elektroneurografie und bei einem pathologischen Befund eine Nervenbiopsie zu avisieren.

Differenzialdiagnose

Aufgrund der Überlappung des Antikörpermusters sowie der Organbeteiligung ist eine Abgrenzung zum **systemischen Lupus erythematodes** (➤ 5.4) notwendig.

In Bezug auf eine Arthritis und Arthralgien der Hand- und Vorfußgelenke kommen zur Differenzialdiagnostik infrage:

- Rheumatoide Arthritis (➤ 2.1)
- Systemische Sklerose (➤ 5.1)

Therapie

- **Sicca-Symptomatik:** Tränenersatzmittel, Einnahme von mehreren kleinen Mahlzeiten, Kaugummi kauen und Mundhygiene beachten
- **Arthritis:** NSAR, ggf. Hydroxychloroquin oder Methotrexat
- **Pulmonale und renale Beteiligung:** Glukokortikoide, Cyclophosphamid oder Rituximab

Eine kausale Therapie des Sjögren-Syndrom ist nicht möglich. Zur Linderung der Sicca-Symptomatik können **Tränenersatzmittel** eingesetzt werden.

PATIENTENBERATUNG

Die Patienten sollten häufig kleine Mahlzeiten zu sich nehmen. Alkohol, Koffein und das Rauchen können die Mundtrockenheit verstärken und sollten daher vermieden werden. Bei einer Speicheldrüsenrestfunktion kann der Einsatz von Kaugummi zu einer verstärkten Speicheldrüsensekretion führen. Des Weiteren ist auf eine adäquate Mundhygiene zu achten.

Bezüglich der Therapie der extraglandulären Manifestationen besteht wenig Evidenz. Zur Behandlung der Arthritis können ggf. nichtsteroidale Antirheumatika (NSAR), Hydroxychloroquin und Methotrexat eingesetzt werden. Im Rahmen einer pulmonalen oder renalen Beteiligung ist der Einsatz von Glukokortikoiden und Cyclophosphamid zu diskutieren.

Krankheitsverlauf, Komorbiditäten und Komplikationen

Die Entzündung der exokrinen Drüsen führt zu einem irreversiblen Funktionsverlust. Eine Beurteilung der Krankheitsaktivität erübrigt sich damit. Bei einer extraglandulären Manifestation ist eine Überwachung des beteiligten Organsystems zu realisieren.

Aufgrund des Antikörpermusters können Feten von Patientinnen mit einem Sjögren-Syndrom einen kongenitalen kompletten Herzblock bzw. postnatal einen neonatalen Lupus erythematodes entwickeln.

CAVE

Das Sjögren-Syndrom ist mit einem 40-fach erhöhten Risiko für die Entwicklung eines Lymphoms assoziiert. Es sollte daher auf geschwollene Lymphknoten und Veränderungen der lymphatischen Gewebe im Nasen-Rachen-Raum geachtet werden. Bei auffälligen Befunden sind entsprechende bildgebende und histopathologische Untersuchungen einzuleiten.

5.4 Systemischer Lupus erythematodes

DEFINITION

Der **systemische Lupus erythematodes (SLE)** ist eine Autoimmunerkrankung des perivaskulären Bindegewebes, verbunden mit einer Vaskulitis der kleinen Arterien und Arteriolen. Die Erkrankung basiert auf einer immunologischen Reaktion gegen Zellkernantigene mit Ablagerung von Immunkomplexen. Sie wird als Kollagenose eingeordnet.

Epidemiologie, Klassifikation und Einteilung

Die Inzidenz des SLE beträgt 0.03–0.05 ‰ pro Jahr bei einer Prävalenz von 0.25–0.68 ‰, mit einem Geschlechtsverhältnis zwischen Männern und Frauen von 1:10.

Diagnosekriterien für den SLE sind nicht beschrieben. In (➤ Tab. 5.4) sind die Klassifikationskriterien des SLE aufgeführt. Ein SLE kann klassifiziert werden, wenn vier der elf Kriterien positiv sind. Hierbei muss immer ein klinisches oder immunologisches Kriterium positiv sein, oder es wird histologisch eine Lupusnephritis bei positivem Antinukleären Antikörper-Titer oder positiven Autoantikörpern gegen Doppelstrang-DNS nachgewiesen.

Klinik

Patienten mit einem SLE zeigen häufig **Allgemeinsymptome** wie Abgeschlagenheit, Fatigue und Schwäche. Die Erkrankung geht oft mit Lupus-typischen **Hautveränderungen** und seltener einer **Alopezie** einher. Die Beteiligung der Schleimhäute ist mit **oralen** und **nasalen Ulzerationen** verbunden.

Zu den **akuten Hautveränderungen** zählen das Schmetterlingserythem (➤ Abb. 5.7) und das generalisierte maku-

Tab. 5.4 Klassifikationskriterien des Systemischen Lupus erythematodes * in Abwesenheit anderer Ursachen (Petri et al. 2012).

Klinische Kriterien
Akuter kutaner Lupus (Schmetterlingserythem, bullöser Lupus, toxische epidermale Nekrolyse, makulopapulöses Lupus-Erythem, photosensitives Lupus-Erythem)
Chronisch-kutaner Lupus (lokalisierter und generalisierter diskoider Lupus, Lupus-Pannikulitis, Lupus erythematodes verrucosus, Chillblain-Lupus, Lupus erythematodes tumidus, muköser Lupus)
Orale Ulzerationen (Gaumen, Wange oder Zunge) oder nasale Ulzerationen*
Nichtvernarbende Alopezie*
Synovitis von zwei und mehr Gelenken mit Gelenkschwellung oder Gelenkerguss oder Arthralgien von zwei oder mehr Gelenken mit einer Morgensteifigkeit von mehr als 30 Minuten
Serositis: • Pleuraerguss oder Pleurarreiben für mehr als einen Tag • Typische perikardiale Schmerzen und/oder Perikarderguss oder perikardiales Reiben oder echokardiografischer Nachweis einer Perikarditis
Renale Beteiligung mit dem Nachweis einer Protein/Kreatinin-Ratio (500 mg/g Kreatinin im Spontanurin) oder Proteinurie von mehr als 500 mg Protein im 24-Stunden-Sammelurin oder Nachweis von Erythrozytenzylinder im Urinsediment
Neurologische Symptome: Krampfanfälle, Psychose, Mononeuritis multiplex, Myelitis, periphere oder kraniale Neuropathie, akute Verwirrtheit*
Hämolytische Anämie
Leukopenie <4.000/µl oder Lymphozytopenie <1.000/µl*
Thrombozytopenie <100.000/µl*
Immunologische Kriterien
Positiver Titer der Antinukleären Antikörper (ANA)
Positiver Nachweis von Autoantikörpern gegen Doppelstrang-DNS (zweifache Erhöhung über der oberen Referenz)
Positive Anti-Sm-Antikörper
Positive Antiphospholipid-Antikörper (➤ 1.1.5): • Positives Lupus-Antikoagulans • Falsch positives Ergebnis im „rapid plasma reagin"-Test (Lues-Screening-Test) • mittel- oder hochtitrig erhöhte Anti-Cardiolipin-Antikörper (IgA, IgG oder IgM) • positiver Nachweis von Anti-β_2-Glycoprotein (IgA, IgG oder IgM)
Erniedrigtes C3-, C4- oder CH50-Komplement
Positiver direkter Coombs-Test ohne Nachweis einer hämolytischen Anämie

lopapulöse Erythem. Zu den **chronischen Hautveränderungen** zählen:

- Lokalisierter und generalisierter diskoider Lupus
- Lupus-Pannikulitis
- Lupus erythematodes verrucosus
- Chillblain-Lupus

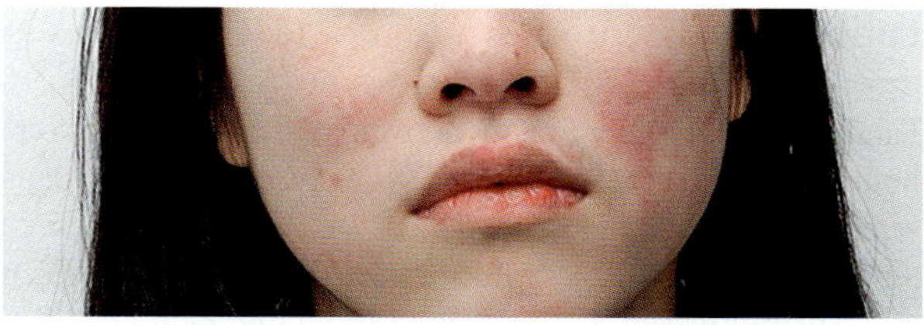

Abb. 5.7 Schmetterlingserythem bei einem systemischen Lupus erythematodes. [T816–2]

- Lupus erythematodes tumidus
- Muköser Lupus

Des Weiteren können die Patienten **Arthralgien** und eine Arthritis insbesondere der kleinen Hand- und Fußgelenke, seltener der großen Gelenke aufweisen. Die **Arthritis** kann mit einer Schwellung und einem Gelenkerguss sowie einer Morgensteifigkeit einhergehen. Die Folge einer schweren Gelenkbeteiligung ist eine **Jaccoud-Arthropathie** mit Subluxationen in den Metakarpophalangealgelenken und einer Ulnardeviation. Zusätzlich können ein **Raynaud-Syndrom** und eine muskuläre Beteiligung mit **Myalgien** auftreten.

In Bezug auf die parenchymatösen Organe ist eine Beteiligung von Lunge, Herz, Nieren und Gastrointestinaltrakt möglich.

- Die **pulmonale Beteiligung** ist zum Teil durch eine belastungsabhängige Dyspnoe gekennzeichnet, welche durch pulmonale Infiltrate (Lupuspneumonitis) und Pleuraergüsse hervorgerufen wird. Im chronischen Verlauf ist der Übergang einer Lupuspneumonitis in eine Lungenfibrose möglich.
- Die **kardiale Beteiligung** ist klinisch ebenfalls mit einer Dyspnoe und kardialen sowie thorakalen Schmerzen verbunden. Sie manifestiert sich in einer Peri- und Myokarditis in Verbindung mit einer Libman-Sachs-Endokarditis, einem Perikarderguss und Klappenveränderungen (häufig Mitralklappe).
- Die **renale Beteiligung** läuft initial häufig asymptomatisch ab. Sie kann im Krankheitsverlauf zu einem Nierenversagen führen.
- Abdominale Schmerzen, Durchfälle und Ulzerationen sprechen für eine **gastrointestinale Beteiligung.**
- Aufgrund eines Antiphospholipid-Syndroms (➤ 1.1.5) können **thrombembolische Ereignisse** auftreten.

Die **neurologische Manifestation** involviert insbesondere das Cerebrum, was mit einer Vaskulitis, thrombembolischen Ereignissen, Myelitis, Psychosen, Krampfanfällen, Verwirrtheit, Depression, Kopfschmerzen und Hirnnervenausfällen einhergeht. Die periphere Nervenbeteiligung führt zu einer Polyneuropathie oder Mononeuritis multiplex.

Ein **Krankheitsschub** wird durch verschiedene Faktoren wie eine Sonnenlichtexposition, Rauchen, Infektionen und einen Vitamin D_3-Mangel getriggert.

Labor

Laborchemisch ist der SLE im aktiven Stadium mit einem erhöhten C-reaktiven Protein und einer beschleunigten Blutsenkungsgeschwindigkeit auffällig.

Immunologisch ist die Erkrankung durch das Auftreten von **Antinukleären Antikörpern** (ANA) und dem positiven Nachweis von **Autoantikörper gegen Doppelstrang-DNS** gekennzeichnet. Zusätzlich können positive Anti-Sm-Antikörper nachgewiesen werden. Der aktive SLE geht mit einer **Erniedrigung von Komplementfaktoren** (C3-, C4- und CH50-Komplement) einher.

In Bezug auf das Blutbild können eine **Leukozytopenie, Lymphozytopenie, Anämie** und **Thrombozytopenie** auftreten. Bei dem Verdacht auf ein Antiphospholipid-Syndrom ist eine Bestimmung des **Lupus-Antikoagulans** und der **Anti-Cardiolipin-** und **anti-β_2-Glykoprotein-I-Antikörper** durchzuführen. Beim Verdacht auf eine Muskelbeteiligung ist eine Bestimmung des Myoglobins und der Kreatininkinase im Serum erforderlich.

Zur Beurteilung einer hämatologischen Mitbeteiligung sollten ein **Differenzialblutbild** und gegebenenfalls eine Bestimmung der **Hämolyseparameter** (Haptoglobin, freies Hämoglobin im Serum, LDH, indirektes Bilirubin und Kalium) sowie eines **Coombs-Test** durchgeführt werden.

Bei einem positiven ANA-Titer und dem Nachweis von **Antikörpern gegen DFS70** ist nicht vom Vorliegen eines systemischen Lupus erythematodes auszugehen.

Bildgebung/Diagnostik

Zur Diagnostik eines SLE ist ein Organscreening durchzuführen. Zur Beurteilung der pulmonalen, kardialen und renalen Beteiligung sowie eines Raynaud-Syndroms sind die in Abschnitt ➤ 5.1 genannten Untersuchungen angeraten.

CAVE

Bestehen ein aktives Urinsediment (Nachweis von Akanthozyten, suspekt der Nachweis von dysmorphen Erythrozyten), eine erhöhte Protein/Kreatinin-Ratio (300–500 mg/g Kreatinin) im Spontanurin oder eine Proteinurie von mehr als 500 mg Protein im 24-Stunden-Sammelurin, ist die Indikation zur Durchführung einer **Nierenbiopsie** gegeben.

Beim Verdacht auf eine zentrale neurologische Beteiligung sollte eine **zerebrale Magnetresonanztomografie** (MRT) mit einer Angiografie kombiniert werden. Diese ist ggf. zu ergänzen durch eine **Liquorpunktion,** eine **transkranielle Doppler-** und **Duplexsonografie** und ggf. eine zerebrale digitale Subtraktionsangiografie. In Hinblick auf eine periphere Nervenbeteiligung sind eine **Elektroneurografie** und ggf. eine **Nervenbiopsie** zu initiieren.

Eine Hautbeteiligung sollte zur Abgrenzung möglicher dermatologischer Differenzialdiagnosen durch eine **dermatologische Mitbeurteilung** gesichert werden. Zur Differenzierung möglicher Arthritiden ist eine Bildgebung mittels **Röntgenuntersuchungen** oder **Arthrosonografie** durchzuführen. Zur Beurteilung einer musklären Beteiligung ist ggf. ein **Elektromyogramm,** eine Magnetresonanztomografie oder eine **Muskelbiopsie** zu avisieren.

Krankheitsaktivität

Zur Beurteilung der Krankheitsaktivität und der Krankheitsschäden wurden verschiede Scoring-Systeme entwickelt, mit deren Hilfe eine Therapieentscheidung getroffen werden kann:

- Systemic Lupus Activity Measure (SLAM)
- Systemic Lupus Erythematosus Disease Activity Index (SLEDAI)
- European Consensus Lupus Activity Measurement Index (ECLAM)
- British Isle Lupus Assessment Group's disease activity index for patients with systemic lupus erythematosus (BILAG)
- Systemic Lupus International Collaborating Clinics/American College of Rheumatology Damage Index (SLICC/ACR Damage Index)

Es sollte eine strenge Überwachung der Krankheitsaktivität vorgenommen werden. Eine immunologische und serologische Verlaufsbeurteilung der Krankheitsaktivität erfolgt über die Bestimmung der **Autoantikörper gegen Doppelstrang-DNS** sowie der **Komplementfaktoren.** Bei einem inaktiven SLE sind eine Normalisierung der Komplementfaktoren (C3-, C4- und CH50-Komplement) und der fehlende Nachweis von Autoantikörpern gegen Doppelstrang-DNS zu erwarten. Des Weiteren sollte eine Überwachung der entsprechenden klinischen Manifestationen erfolgen.

Differenzialdiagnose

Aufgrund der Überschneidung des Antikörpermusters mit anderen rheumatischen Krankheitsbildern sowie der umfangreichen Organbeteiligung ist eine Abgrenzung von folgenden Krankheitsbildern notwendig:

- Systemische Sklerose (➤ 5.1)
- Rheumatoide Arthritis (➤ 2.1)
- Hämatologische Grunderkrankungen
- Infektionen (z. B. Epstein-Barr-Virus)

Therapie

- **Basismaßnahmen** in der Behandlung des SLE: SASKIA-Protokoll (Anti-Malariamittel, Sonnenschutz, Knochenschutz, Impfschutz und Atherosklerose-Screening).

- **Niedrige Krankheitsaktivität** ohne Organbeteiligung: nichtsteroidale Antirheumatika (NSAR) und Hydroxychloroquin/Chloroquin.
- **Mittlere Krankheitsaktivität** ohne eine aktive Organbeteiligung, aber mit einer Serositis: Glukokortikoide in Kombination mit Azathioprin oder Methotrexat.
- **Hohe Krankheitsaktivität** mit einer aktiven Organbeteiligung oder Lupusnephritis: Remissionsinduktionstherapie mit Methylprednisolon/Prednisolon, Cyclophosphamid; Remissionserhaltungstherapie mit Mycophenolat-Mofetil (Off-Label-Use), Azathioprin, Prednisolon; bei therapierefraktärem Verlauf: Ciclosporin A, Tacrolimus und Rituximab.
- **Antiphospholipid-Syndrom:** Antikoagulanzien, bei arteriellen Embolien in Kombination mit oralen Thrombozytenaggregationshemmern.

Aufgrund der heterogenen klinischen Ausprägung des SLE beruhen die Therapieempfehlungen auf wenigen kleinen und randomisierten Studien. Die Basismaßnahmen in der Behandlung des SLE werden unter dem Überbegriff „SASKIA“ zusammengefasst:

- **S**LE
- **A**nti-Malariamittel (Hydroxychloroquin)
- **S**onnenschutz (Lichtschutzfaktor >50),
- **K**nochenschutz (Vitamin D_3 20.000 IE je Woche),
- **I**mpfschutz (Standardimpfungen, Immunisierung gegen Pneumokokken und Influenzaviren) und
- **A**therosklerose-Screening (Evaluierung und Kontrolle der kardiovaskulären Risikofaktoren).

Eine **topische Therapie der Haut** besteht aus der lokalen Applikation von Glukokortikoiden. Zusätzlich sollte auf einen konsequenten Lichtschutz geachtet werden.

Eine **niedrige Krankheitsaktivität ohne Organbeteiligung** wird durch die Gabe von nichtsteroidalen Antirheumatika (NSAR) und Hydroxychloroquin/Chloroquin (körpergewichtsadaptierte Dosierung: ➤ 9.1) behandelt.

Bei einer **mittleren Krankheitsaktivität** ohne eine aktive Organbeteiligung, aber mit einer Serositis, ist zu den NSAR zusätzlich die Gabe von Glukokortikoiden (initial 30–100 mg), Azathioprin oder Methotrexat erforderlich. Bei einer persistierenden hohen Krankheitsaktivität, hohem Glukokortikoidbedarf oder einer Unverträglichkeit gegenüber den zuvor genannten Medikamenten ist der Einsatz von Belimumab (humaner monoklonaler Antikörper) gegen das soluble Human-B-Lymphocyte-Stimulator-Protein zu favorisieren.

Die **hohe Krankheitsaktivität mit aktiver Organbeteiligung** oder **Lupusnephritis** (entsprechend Befund der Nierenbiopsie Lupusnephritis Klasse III, Klasse IV und Klasse V mit einer persistenten nephrotischen Proteinurie) sind eine Remissionsinduktionstherapie und nachfolgend eine Remissionserhaltungstherapie angezeigt.

- Remissionsinduktionstherapie:
  - Methylprednisolon (500–750 mg über drei Tage), gefolgt von Prednisolon 0,5 mg/kg KG; Reduktion um 10 mg je Woche bis auf eine Dosis von 20 mg; anschließend Reduktion um 2,5 mg/Woche bis auf eine Erhaltungsdosis < 5 mg.
  - Zusätzlich Cyclophosphamid (500 mg i. v. alle 14 Tage), insgesamt 6 Gaben
  - Alternativ: Off-Label-Einsatz von Mycophenolat-Mofetil (3 g/Tag für 6 Monate)
  - Bei Kontraindikationen gegen Cyclophosphamid oder Mycophenolat-Mofetil alternativ Azathioprin
- Remissionserhaltende Therapie:
  - Azathioprin (2 mg/kg Körpergewicht) oder Mycophenolat-Mofetil (2 g/Tag)
  - Kombination mit niedrigdosierten Glukokortikoiden (Prednisolon < 5 mg/Tag).
  - Bei therapierefraktären Verläufen auch Ciclosporin A, Tacrolimus und Rituximab

CAVE

Protonenpumpeninhibitoren können die Bioverfügbarkeit von Mycophenolat-Mofetil und die Wirksamkeit von Hydroxychloroquin/Chloroquin reduzieren, sodass in bestimmten Fällen eine Umstellung von Mycophenolat-Mofetil auf Mycophenolsäure sinnvoll ist.

Zur Primäprophlyaxe bei Patienten mit **positiven Antiphospholipid-Antikörpern** (➤ Kap. 1.1.5) sollten die kardiovaskulären Risikofaktoren kontrolliert werden.

- Vor Hochrisikoeingriffen, bei Immobilisation und im Wochenbett: Thromboseprophylaxe mit niedermolekularem Heparin.
- SLE-Patienten mit positiven Antiphospholipid-Antikörpern: Hydroxychloroquin und low dose Thrombozytenaggregationshemmung (ASS).
- Patienten mit Hochrisiko-Antiphospholipid-Antikörpern: (dauerhaft positive Lupusantikoagulanz, hoch positive Anti-Cardiolipin-Antikörper, triple Antiphospholipid-Antikörper [Lupusantikoagulanz positiv + Anti-Cardiolipin-Antikörper positiv + β_2-Glykoprotein- Antikörper positiv]): dauerhafte low dose Thrombozytenaggregationshemmung (ASS)

Die Therapie des **Antiphospholipid-Syndroms** richtet sich nach dem Auftreten von Thrombosen oder Embolien:

- Venöse Thrombosen: orale Antikoagulation (Ziel-INR: 2,0–3,0).
- Arterielle Embolien: orale Antikoagulation (Ziel-INR: 3,0–4,0 oder Ziel-INR: 2,0–3,0 in Kombination mit oralen Thrombozytenaggregationshemmern).

Komorbiditäten und Komplikationen

Ein aktiver SLE mit einer Nierenbeteiligung kann zu einer akuten Niereninsuffizienz wie auch zu einem chronischen Nierenschaden führen, welcher mit einer **Niereninsuffizienz** bis zu einer terminalen Niereninsuffizienz und Dialysepflichtigkeit verbunden ist. Die weiteren Komplikationen und Komorbiditäten beziehen sich auf eine **erhöhte Infektionsrate** unter der immunsuppressiven Therapie bzw. auf ein erhöhtes kardiovaskuläres Risiko und **Osteoporoserisiko** (➤ 8.1) aufgrund der chronischen Entzündung. Zusätzlich besteht ein erhöhtes **Malignomrisiko** für Non-Hodgkin-Lymphome und Karzinome (z. B. Bronchialkarzinom).

CAVE

Bei Kindern von Patientinnen mit einem SLE besteht ein erhöhtes Risiko für das Auftreten eines neonatalen Lupus oder eines atrioventrikulären Blocks.

Eine Pausierung der immunsuppressiven Therapie in der Schwangerschaft wird nicht empfohlen. Hydroxychloroquin und Azathioprin sowie niedrig dosierte Glukokortikoide können verabreicht werden.

PATIENTENBERATUNG

Unter Berücksichtigung der Therapienebenwirkungen (teratogene Nebenwirkung der Medikation) und der SLE-spezifischen immunologischen und klinischen Eigenschaften sollte eine Schwangerschaft während eines Krankheitsintervalls mit einer niedrigen Krankheitsaktivität geplant werden. Die Schwangerschaft sollte an einem entsprechend spezialisierten Zentrum betreut werden.

5.5 Fibromyalgiesyndrom

DEFINITION

Das **Fibromyalgiesyndrom** ist durch chronische Schmerzen in mehreren Körperregionen und eine Druckschmerzhaftigkeit von mindestens 11/18 Tenderpoints definiert. Die chronischen Schmerzen in mehreren Körperregionen gehen mit Schlafstörungen, einem nicht erholsamen Schlaf, Müdigkeit oder einer Erschöpfungsneigung (körperlich und/oder geistig) einher.

Epidemiologie, Klassifikation und Einteilung

Die Prävalenz beträgt 2,1 % (Frauen 2,4 %, Männer 1,8 %). Frauen und ältere Patienten weisen ein erhöhtes Erkrankungsrisiko auf. Das Haupterkrankungsalter liegt zwischen dem 40. und 60. Lebensjahr. Die Angaben zum Erkrankungsverhältnis zwischen Frauen und Männern schwanken zwischen 1:1 und 9:1.

Die Diagnosestellung einer Fibromyalgie dauert häufig mehrere Jahre, da die Patienten zuvor häufig viele Ärzte zum Ausschluss einer somatischen Genese der Schmerzsymptomatik kontaktieren. Zur Diagnostik des Fibromyalgiesyndroms wird die revidierte Version 2016 der Fibromyalgie-Diagnosekriterien von 2010/2011 eingesetzt (➤ Tab. 5.5).

Klinik

Das Fibromyalgiesyndrom geht mit diesen Symptomen einher:

- Gelenkschmerzen
- Schmerzen in Körperregionen
- Fatigue-Symptomatik
- Nichterholsamer Schlaf
- Kognitive Beeinträchtigungen
- Stimmungsschwankungen

Die Symptome können heterogen auftreten oder in einem komplexen Zusammenhang stehen und führen zu einer deutlichen Beeinträchtigung der Lebensqualität. Im Rahmen der Erstuntersuchung sollten die Schmerzen durch einen Schmerzfragebogen evaluiert werden. Es sind eine vollständige medizinische Anamnese sowie eine gezielte Anamnese in Bezug auf die Kernsymptome Müdigkeit und Schlafstörung durchzuführen. In diesem Zusammenhang ist eine komplette klinische Untersuchung unabdingbar.

CAVE

Patienten mit einem Fibromyalgiesyndrom besitzen ein erhöhtes Risiko für die Entwicklung einer Depression.

Labor und Bildgebung

Zur Klärung der Differenzialdiagnosen ist eine Bestimmung von Blutsenkungsgeschwindigkeit, C-reaktivem Protein, Blutbild, Kreatinkinase, Kalzium, Thyreoidea-stimulierendem Hormon und Vitamin-D_3-Spiegel (25-OH-Vitamin-D_3) vorzunehmen. In Abhängigkeit von den geschilderten Symptomen ist ggf. eine Erweiterung der Labordiagnostik zu empfehlen. Erhöhte Entzündungsparameter, pathologische Autoantikörpermuster, pathologische serologische Befunde oder anderweitige pathologische Parameter sind laborchemisch nicht nachweisbar.

Durch bildgebende Verfahren ist eine Fibromyalgie nicht zu sichern. Bildgebende Verfahren werden zum Ausschluss einer somatischen Genese durchgeführt.

Differenzialdiagnose

Im Rahmen der klinischen Untersuchung wie auch der Diagnostik sollten somatische Erkrankungen ausgeschlossen werden, welche die Symptomatik erklären können. Häufig assoziieren Patienten mit einem chronischen Schmerzsyndrom ihre Gelenk-, Muskel- und Weichteilschmerzen mit einer rheumatischen bzw. orthopädischen Grunderkrankung. Aus diesem Grund sollte ein Ausschluss einer internistischen, entzündlich-rheumatischen oder orthopädischen Genese erfolgen.

Bei Hinweisen auf eine vermehrte seelische Belastung, schwerwiegende psychosoziale Stressoren, frühere psychia-

Tab. 5.5 Fibromyalgie-Diagnostikkriterien, revidierte Fassung (adaptiert nach Wolfe et al. 2016). Zur Diagnosestellung eines Fibromyalgiesyndroms müssen mindestens drei Kriterien erfüllt sein.

Kriterien	
1. Widespread Pain Index (WPI) ≥ 7 oder eine Symptom-Schwere-Skala (SSS) Score ≥ 5 oder WPI = 4–6 und SSS Score ≥ 9 2. Generalisierter Schmerz, definiert als Schmerz in vier von fünf Regionen (Schmerzen im Bereich des Kiefers, des Thorax und des Abdomens gehen nicht mit in die generalisierte Schmerzdefinition ein) 3. Symptome bestehen für mindestens drei Monate 4. Die Diagnose einer Fibromyalgie ist valide unabhängig von anderen Diagnosen. Die Diagnose einer Fibromyalgie schließt nicht das Vorhandensein einer klinisch wichtigen anderen Diagnose aus.	
Erhebung	
	Erhebung der Anzahl der Gebiete, in welchen bei den Patienten in der letzten Woche Schmerzen aufgetreten sind. In wie vielen Regionen hatte der Patient Schmerzen? Der Score kann eine Punktzahl zwischen 0 und 19 erreichen. Region 1 – linke obere Region • Linker Kiefer • Linker Schultergürtel • Linker Oberarm • Linker Unterarm Region 2 – rechte obere Region • Rechter Kiefer • Rechter Schultergürtel • Rechter Oberarm • Rechter Unterarm Region 3 – linke untere Region • Linke Hüfte (Gesäß, Trochanterregion) • Linker Oberschenkel • Linker Unterschenkel Region 4 – rechte untere Region • Rechte Hüfte (Gesäß, Trochanterregion) • Rechter Oberschenkel • Rechter Unterschenkel Region 5 – axiale Region • Nacken • Oberer Rücken • Unterer Rücken • Thorax (nicht in die Definition des generalisierten Schmerzes eingeschlossen) • Abdomen (nicht in die Definition des generalisierten Schmerzes eingeschlossen)
Symptom-Schwere-Skala-Score (in der letzten Woche)	• Fatigue • Kognitive Symptome • Unerholtes Aufwachen Für jedes der drei Symptome ist anhand der Skala ein Schweregrad in der **letzten Woche** anzugeben: • 0 = Kein Problem • 1 = Gering oder milde Probleme, generell mild oder intermittierend • 2 = Moderate, erhebliche Probleme, häufig präsent und/oder auf einem moderaten Level • 3 = Schwer: allgegenwärtig, kontinuierlich, lebensbeeinträchtigende Probleme
Symptomschwere-Skala (SSS) Symptom-Schwere-Skala-Score (in den letzten sechs Monaten)	Die Symptomschwere-Skala setzt sich aus dem Symptomschwere-Score und der Summe der folgenden in den letzten **sechs Monaten** genannten Symptome zusammen. • Kopfschmerzen (0–1) • Schmerzen oder Krämpfe im Unterbauch (0–1) • Depression (0–1) • Der finale Symptom-Schwere-Score nimmt einen Wert zwischen 0 und 12 an
Fibromyalgie-Schwere-Skala	Summe aus dem Widespread Pain Index (WPI) und der Symptom-Schwere-Skala (SSS)

trische Behandlungen, schwerwiegende biografische Belastungsfaktoren, maladaptive Krankheitsverarbeitung oder subjektive psychische Krankheitsattribuierung ist eine **fachpsychotherapeutische Vorstellung** anzuraten.

Therapie

- Primär nichtmedikamentöse Therapie: Physiotherapeutische Maßnahmen, Ausdauerbewegungstherapie und kognitive Verhaltenstherapie.

- Medikamentöse Therapie: Amitriptylin; bei Major Depression Duloxetin, bei Angststörungen Duloxetin oder Pregabalin.
- Kein Einsatz von nichtsteroidalen Antirheumatika oder Opioiden.

Der erste Schritt im Rahmen der Therapie eines Fibromyalgiesyndroms ist die ausführliche **Besprechung** der **Diagnose** unter einer ausführlichen Erläuterung, dass keine somatische Erkrankung vorliegt, welche für den Symptomkomplex verantwortlich ist.

Vor der Einleitung einer medikamentösen Therapie sollten die Patienten entsprechende **physiotherapeutische Maßnahmen** (z. B. Wassergymnastik, Trockengymnastik, Funktionstraining), eine **Ausdauerbewegungstherapie** (z. B. Walking, Fahrradfahren 2–3× pro Woche für 30 Minuten) und eine **kognitive Verhaltenstherapie** erhalten. Patienten mit einem schweren Fibromyalgiesyndrom sollten eine **multimodale Schmerztherapie** erhalten.

In Bezug auf die **medikamentöse Therapie** ist der zeitlich befristete Einsatz von Amitriptylin (10–50 mg/Tag) möglich. Die Applikation von nichtsteroidalen Antirheumatika (NSAR) oder Opioiden wird nicht empfohlen. Bei einer gleichzeitig bestehenden Major Depression oder Angststörung kann der Einsatz von Duloxetin (60 mg/Tag) von Vorteil sein. Eine Angststörung kann auch mit Pregabalin (150–450 mg/Tag) behandelt werden.

LEITLINIEN

Eine ausführliche Handlungsempfehlung zum Management des Fibromyalgiesyndroms gibt die S3-Leitlinie *Definition, Pathophysiologie, Diagnostik und Therapie des Fibromyalgiesyndroms* der Deutschen Schmerzgesellschaft und weiterer AWMF-Fachgesellschaften (AWMF-Register-Nr. 145/004, Stand 24.5.2017): http://www.awmf.org/leitlinien/detail/ll/145-004.html

Auf europäischer Ebene hat die European League against Rheumatism (EULAR) 2017 aktuelle Empfehlungen herausgegeben: EULAR revised recommendations for the management of fibromyalgia. Ann Rheum Dis 2017; 76(2):318–328.

KAPITEL

6

Peter Oelzner und Alexander Pfeil

Erkrankungen der Muskeln: Polymyositis und Dermatomyositis

Kernaussagen

- Die Polymyositis und Dermatomyositis werden zu den inflammatorischen Myopathien gezählt.
- Ein paraneoplastisches Auftreten bei maligen Tumoren (z. B. Magen) ist möglich.
- Klinisch bestehen Muskelschmerzen und eine Muskelschwäche sowie bei der Dermatomyositis ein heliotroper Hautausschlag oder sogenannte Gottron-Papeln.
- Eine pulmonale Beteiligung ist möglich.
- Laborchemisch finden sich eine Erhöhung der Kreatinkinase und des Myoglobins sowie der Nachweis von spezifischen Antikörpern.
- Zur Diagnostik sind eine Muskelbiopsie, eine Elektromyografie und eine Magnetresonanztomografie der Muskeln durchzuführen.
- Die laborchemische Verlaufskontrolle wird durch die Bestimmung der Kreatinkinase und des Myoglobins vorgenommen.
- Die initiale Therapie erfolgt mit Glukokortikoiden. Schwere aktive Manifestationen erfordern eine Methylprednisolon-Pulstherapie und den Einsatz von synthetischen DMARDs bzw. intravenösen Immunglobulinen. Bei einem Therapieversagen kommt Rituximab oder eine Plasmapherese infrage. Als nichtmedikamentöse Therapien kommen Physiotherapie und bei Beteiligung der Schluckmuskulatur Logopädie zum Einsatz.

DEFINITION

Die **Polymyositis und Dermatomyositis** werden zu den inflammatorischen Myopathien gezählt und gehen mit einer Erhöhung der Muskeleiweiße und Muskelenzyme sowie einer Muskelschwäche und Muskelschmerzen einher. Die Genese der Erkrankungen ist nicht geklärt. Ein paraneoplastisches Auftreten bei maligen Tumoren (z. B. Magen) ist möglich.

Epidemiologie, Klassifikation und Einteilung

Die Inzidenz der Polymyositis und Dermatomyositis beträgt 4 Fälle/1.000.000 Einwohner/Jahr bzw. 8 Fälle/1.000.000 Einwohner/Jahr. Frauen erkranken häufiger als Männer an einer Polymyositis und Dermatomyositis (Verhältnis 2:1). Die Krankheitsmanifestation liegt zwischen dem 40. und 65. Lebensjahr.

Die Klassifikationskriterien der Dermatomyositis und Polymyositis sind in ➤ Tab. 6.1 aufgeführt.

Spezifische Antikörper aus der Gruppe der Antisynthetase-Antikörper (z. B. Anti-Jo-1, Anti-PL-7 und Anti-PL-12) können im Rahmen einer Dermatomyositis und Polymyositis nachgewiesen werden. Ihr Auftreten wird unter dem **Antisynthetase-Syndrom,** bestehend aus einer Arthritis, Myositis, Dermatitis und einer Lungenbeteiligung, zusammengefasst.

Klinik

Die Myositis geht mit einer **Muskelschwäche** und **Muskelschmerzen** einher. Zusätzlich können Arthralgien bzw. eine Arthritis und ein Raynaud-Syndrom bestehen.

Die Hautmanifestationen einer Dermatomyositis treten als **heliotroper Hautausschlag** mit rötlich-livider Verfärbung der Augenlider und periorbital oder als **Gottron-Papeln** in Form rötlich-livider Papeln und Plaques auf den Streckseiten von Händen und Fingern (➤ Abb. 6.1) auf. Zusätzlich kann ein Erythem im Bereich der Streckseiten der Ellenbogen- und Kniegelenke auftreten. Die Lungen- und Herzbeteiligung wird primär durch eine **Dyspnoe**-Symptomatik klinisch manifest.

Tab. 6.1 Die EULAR-/ACR -Kriterien 2017 Klassifikationskriterien für die erwachsene und juvenile idiopathische inflammatorische Myopathie (IIM, Lundberg et al. 2017). Die Klassifikationskriterien der IIM umfassen folgende Erkrankungsbilder: amyopathische Dermatomyositis, Dermatomyositis (bei Erwachsenen), juvenile Dermatomyositis, Polymyositis, Einschlusskörperchenmyositis und immunvermittelte nekrotisierende Myopathie. Für die EULAR-/ACR-Kriterien wird für das Auftreten einer IIM folgender Score angegeben:
I. Score < 5,3 (ohne Muskelbiopsie) oder < 6,5 (mit Muskelbiopsie) – mögliche IIM
II. Score 5,5–5,7 (ohne Muskelbiopsie) oder 6,7–7,6 (mit Muskelbiopsie) – wahrscheinliche IIM
III. Score > 7,5 (ohne Muskelbiopsie) oder > 8,7 (mit Muskelbiopsie) – definitive IIM

Variable		Score-Punkte		Definition
		Ohne Muskelbiopsie	Mit Muskelbiopsie	
Alter bei Erkrankungsbeginn	Patientenalter zu Beginn der ersten Erkrankungssymptome zwischen 18 und 40 Jahre	1,3	1,5	Patientenalter zu Beginn der ersten Erkrankungssymptome zwischen 18 und 40 Jahre
	Patientenalter zu Beginn der ersten Erkrankungs-symptome ≥ 40 Jahre	2,1	2,2	Patientenalter zu Beginn der ersten Erkrankungssymptome ≥ 40 Jahre
Muskelschwäche	Objektivierbare symmetrische, (progressive) Schwäche der proximalen oberen Extremität	0,7	0,7	Symmetrische Muskelschwäche der proximalen oberen Extremität, welche durch einen manuellen Muskelfunktionstest oder einen anderen objektiven Muskelkrafttest nachweisbar ist und gewöhnlich einen progressiven Verlauf aufweist
	Objektivierbare symmetrische, (progressive) Schwäche der proximalen unteren Extremität	0,8	0,5	Symmetrische Muskelschwäche der proximalen unteren Extremität, welche durch einen manuellen Muskelfunktionstest oder einen anderen objektiven Muskelkrafttest nachweisbar ist und gewöhnlich einen progressiven Verlauf aufweist
	Schwäche der Halsflexoren im Vergleich zu den Halsextensoren	1,9	1,6	Muskelschwäche der Halsflexoren im Vergleich zu den Halsextensoren, welche durch einen manuellen Muskelfunktionstest oder einen anderen objektiven Muskelkrafttest nachweisbar ist
	Schwäche der proximalen Beinmuskulatur im Vergleich zur distalen Beinmuskulatur	0,9	1,2	Schwäche der proximalen Beinmuskulatur im Vergleich zur distalen Beinmuskulatur, welche durch einen manuellen Muskelfunktionstest oder einen anderen objektiven Muskelkrafttest nachweisbar ist
Hautmanifestation	Heliotroper Hautausschlag	3,1	3,2	Rötlich-livides ödematöses Erythem der oberen Augenlider oder periorbital, häufig in Assoziation mit einem periorbitalen Ödem
	Gottron-Papeln	2,1	2,7	Rötliche bis violette, ggf. schuppende Papeln im Bereich der Streckseite der Gelenke (häufig im Bereich der Fingergelenke, Ellenbogengelenke, Kniegelenke, Knöchel und Zehengelenke)
	Gottron-Zeichen	3,3	3,7	Rötliche bis violette Maculae im Bereich der Streckseite der Gelenke, welche nicht palpabel sind
Weitere klinische Manifestationen	Schluckstörung oder Ösophagusmotilitätsstörung	0,7	0,6	Schluckstörung oder Nachweis einer objektivierbaren Ösophagusmotilitätsstörung
Laborparameter	Positiver Nachweis von Anti-Jo-1(Histadyl-tRNA-Synthetase)-Antikörper	3,9	3,8	Nachweis durch ein standardisiertes Testverfahren
	Erhöhte Kreatinkinase (CK) oder Laktatdehydrogenase (LDH) oder Aspartatamino-transferase (AST/GOT) oder Alaninaminotransferase (ALT, GPT)	1,3	1,4	Pathologische Werte über dem oberen Referenzbereich
Muskelbiopsie	Endomysiale Infiltration durch mononukleäre Zellen, welche Muskelfasern umgeben aber nicht infiltrieren		1,7	Histologischer Nachweis endomysialer mononukleärer Zellen, welche an das Sarkolemm gesunder, nicht nekrotischer Muskelfasern angrenzen ohne eine klare Infiltration aufzuweisen
	Perimysiale oder perivaskuläre Infiltration durch mononukleäre Zellen		1,2	Histologischer Nachweis von mononukleären Zellen im Perimysium oder im Bereich von perimysialen oder endomysialen Blutgefäßen
	Perifaszikuläre Atrophie		1,9	Histologischer Nachweis mehrerer Reihen von atrophen bzw. verkleinerten Muskelfasern in der perifaszikulären Region im Vergleich zu zentral lokalisierten Fasern
	Geränderte Vakuolen („Rimmed vacuoles")		3,1	Geränderte Vakuolen („Rimmed vacuoles") sind bläulich in der Hämatoxylin-Eosin-Färbung und rötlich in der Gomori Trichrome-Färbung

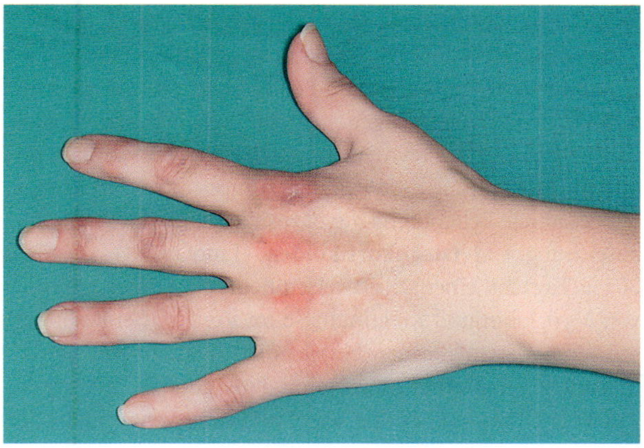

Abb. 6.1 Rötlich-livide Hautveränderungen im Bereich der Streckseiten der Fingergelenke (Gottron-Papeln). [T816–2]

Labor

Laborchemisch besteht eine Erhöhung der Kreatinkinase und des Myoglobins. Immunologisch treten im Rahmen der Erkrankungen spezifische Antikörper auf (➤ Tab. 6.2). Bei einer Dermatomyositis weisen die Antikörper Anti-TIF1γ und Anti-p155/140 eine Assoziation zur Malignomen auf. Des Weiteren können Polymyositis- und Dermatomyositis-assoziierte Antikörper auftreten (➤ Tab. 6.3)

Tab. 6.2 Spezifische Antikörper der Myositis, Dermatomyositis und Polymyositis.

Erkrankung	Antikörper
Polymyositis	Anti-SRP, Anti-HMGCR
Dermatomyositis	Anti-Mi-2, Anti-MDA5, Anti-TIF1γ, Anti-NXP2, Anti-SAE, Anti-p155/140
Antisynthetase-Syndrom	Anti-Jo-1, Anti-PL-7, Anti-PL-12, Anti-EJ, Anti-OJ, Anti-KS

Tab. 6.3 Dermatomyositis- und Polymyositis-assoziierte Antikörper

	Antikörper	Erkrankung
Polymyositis-assoziierte Antikörper	Anti-Ku	Overlap zwischen Myositis und Sklerodermie
	Anti-U1-RNP	Mixed Connective Tissue Disease Systemischer Lupus erythematodes Systemische Sklerose
	Anti-Ro/SS-A	Sjögren-Syndrom
Dermato-myositis-assoziierte Antikörper	Anti-Ro/SS-A	Antisynthetase-Syndrom
	Anti-U1-RNP	Mixed Connective Tissue Disease
	Anti-PM Scl	Dermatomyositis mit Sklerodermie

Bildgebung/Diagnostik

Die Beurteilung der Muskelentzündung erfolgt durch den muskulären Ödemnachweis in der **Magnetresonanztomografie** (➤ Abb. 6.2). Additiv wird eine **Elektromyografie** durchgeführt. Die histologische Sicherung der Erkrankung und differenzialdiagnostische Abklärung wird über eine **Muskelbiopsie** realisiert (➤ Abb. 6.3). Beim Verdacht auf eine Dermatomyositis ist eine dermatologische Mitbetreuung der Patienten anzustreben.

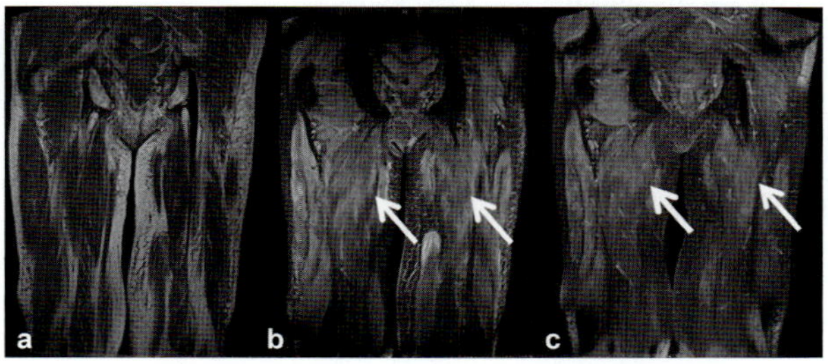

Abb. 6.2 Magnetresonanztomografie der Oberschenkel (a) mit Darstellung eines Muskelödems (Pfeile, T2-gewichtete fettgesättigte Sequenz) (b) und Kontrastmittelaufnahme der Oberschenkelmuskulatur (Pfeile) im Rahmen einer Polymyositis (c). [T816–3]

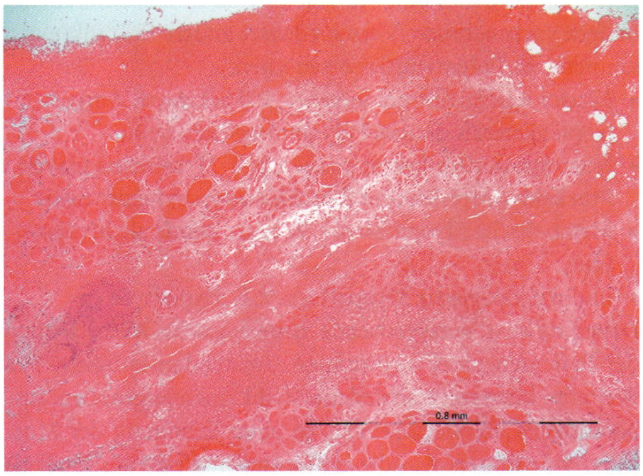

Abb. 6.3 Histologie einer Dermatomyositis. [T816–4]

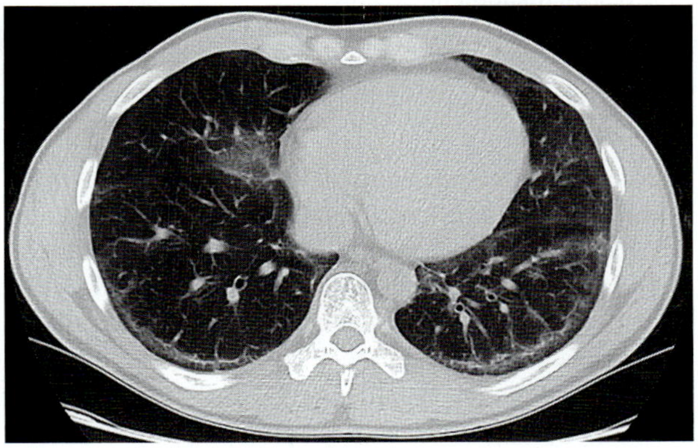

Abb. 6.4 Computertomografie der Lunge bei einer Dermatomyositis mit einer Lungenfibrose. [T816–3]

Zur Beurteilung einer pulmonalen Beteiligung sind eine Lungenfunktionsuntersuchung mit einer Bestimmung der Diffusionskapazität sowie eine Bildgebung der Lunge (Röntgenaufnahme oder ggf. hochauflösende Computertomografie des Thorax) einzufordern (➤ Abb. 6.4).

Zum Ausschluss einer kardialen Beteiligung sind die Bestimmung des Troponin I und die Durchführung einer Echokardiografie bzw. einer kardialen Magnetresonanztomografie indiziert. Zur differenzialdiagnostischen Abklärung einer möglichen paraneoplastischen Genese sollte ergänzend eine Tumorsuche durchgeführt werden.

CAVE

Insbesondere die Dermatomyositis kann als Paraneoplasie bei einem Malignom auftreten. Aus diesem Grund muss der Ausschluss eines Malignoms erfolgen.

Differenzialdiagnose

Ein Teil der Patienten weist einen Overlap zur **systemischen Sklerose,** zur **Mixed Connective Tissue Disease,** zum **Sjögren-Syndrom** und zu den **Vaskulitiden** auf. Differenzialdiagnostisch ist daher eine Abgrenzung zu diesen Krankheitsbildern vorzunehmen. Verschiedenste andere Erkrankungen können eine Polymyositis vortäuschen:

- Neurologische Erkrankungen, z. B. Parkinson, Amyotrophe Lateralsklerose, Polyneuropathien usw.
- Neuromuskuläre Erkrankungen, z. B. Myasthenia gravis, Muskeldystrophien und Einschlusskörperchenmyositis
- Metabolische Myopathien, z. B. mitochondriale Myopathie
- Endokrinologische Myopathien, z. B. Hypothyreose

Daher ist eine entsprechende neurologische Mitbetreuung der Patienten unter bestimmten Umständen indiziert. Des Weiteren können verschiedene Medikamentengruppen, insbesondere Cholesterinsenker, zu einer Erhöhung der Muskelenzyme führen. Aus diesem Grund sind eine ausführliche Medikamentenanamnese und gegebenenfalls eine Pausierung der Medikation notwendig.

Therapie

- **Initialtherapie:** Glukokortikoide, bei schwerer aktiver Erkrankung als Methylprednisolon-Pulstherapie.
- **Fehlendes Ansprechen auf Glukokortikoide, schwerer Verlauf oder Steroideinsparung:** Synthetische DMARD oder intravenöse Immunglobuline, bei Therapieversagen Rituximab oder Plasmapherese.
- **Organ-/pulmonale Beteiligung:** Remissionsinduktion mit Cyclophosphamid, bei Therapieversagen Rituximab, bei schweren therapierefraktären Verläufen Plasmapherese, zur Remissionserhaltung synthetische DMARD.
- **Nichtmedikamentöse Therapie:** Physiotherapie, bei Beteiligung der Schluckmuskulatur Logopädie.

Standardisierte Leitlinien zur Behandlung der Polymyositis und Dermatomyositis liegen nicht vor. Bei einer paraneoplastischen Genese der Polymyositis und Dermatomyositis ist primär die Behandlung des malignen Tumors durchzuführen.

Die initiale Behandlung der Myositis erfolgt durch die Verabreichung von **Glukokortikoiden** (1 mg/kg KG, maximal 80 mg/Tag) mit einer schrittweisen Reduktion unter Kontrolle von Myoglobin und Kreatinkinase im Verlauf. Bei besonders schweren Verlaufsformen besteht die Indikation zur Durchführung einer **Methylprednisolon-Pulstherapie** (500 mg bis 1.000 mg Urbason über drei Tage) und einer weiterführenden Glukokortikoidtherapie (1 mg/kg KG, maximal 80 mg/Tag).

Bei einem fehlenden Ansprechen auf die Glukokortikoidtherapie, bei einem schweren Krankheitsverlauf oder zur Steroideinsparung können zusätzlich **synthetische Disease-Modifying Antirheumatic Drugs** (DMARD) wie Methotrexat, Azathioprin und Leflunomid eingesetzt werden. Weitere therapeutische Alternativen stellen Ciclosporin, Tacrolimus und Mycophenolat-Mofetil dar. Des Weiteren ist die intravenöse Gabe von **Immunglobulinen** eine effektive Behandlungsoption. Bei sehr schweren rezidivierenden Verläufen stellen die Applikation von **Rituximab** oder die Durchführung einer **Plasmapherese** weitere therapeutische Möglichkeiten dar.

Beim Versagen der synthetischen DMARD-Therapie oder bei Auftreten einer **Organbeteiligung** (insbesondere Lungenbeteiligung) kommt Cyclophosphamid zur Remissionsinduktionstherapie zum Einsatz. In Bezug auf biologische Therapien stellt Rituximab eine vielversprechende Alternative dar. Auch hier ist bei schweren therapierefraktären Verläufen die Durchführung einer Plasmapherese zu erwägen. Nach einer erfolgreich durchgeführten Remissionsinduktionstherapie ist eine remissionserhaltende Therapie mit einem synthetischem DMARD vorzunehmen.

Mit der Diagnosestellung sollten die Patienten eine **Physiotherapie** (➤ 9.3) zur Stärkung der Muskelkraft erhalten. Bei einer Beteiligung der Schluckmuskulatur ist additiv eine **logopädische Versorgung** zu initiieren.

Krankheitsverlauf/Komorbiditäten/ Komplikationen

Eine Verlaufsbeurteilung der Krankheitsaktivität erfolgt über die klinische Einschätzung und die laborchemische Kontrolle der Kreatinkinase und des Myoglobins.

Ein Teil der entzündlichen Muskelerkrankungen ist mit **Malignomen** assoziiert. Aus diesem Grund sollte eine Tumorsuche durchgeführt werden. Aufgrund des Langzeiteinsatzes von Glukokortikoiden ist eine Evaluierung bezüglich einer **Osteoporose** (➤ 8.1) zu initiieren. Die nicht kontrollierte chronische Entzündung kann zu einer AA-Amyloidose führen.

KAPITEL

7

Martin Busch, Alexander Pfeil und Gunter Wolf

Erkrankungen der Gefäße

Kernaussagen

- Vaskulitiden sind Autoimmunerkrankungen, die zu einer Entzündung der Blutgefäße führen.
- Die Vaskulitiden werden nach den vorherrschend befallenen Gefäßabschnitten in Entzündungen der großen, der mittleren und der kleinen Arterien sowie Entzündungen von Arterien *und* Venen unterteilt.
- Eine Sonderstellung nimmt die Polymyalgia rheumatica ein. Sie imponiert vorrangig durch Synovitiden und Bursitiden im Bereich der Schulter- und Hüftgelenke. Ein Teil der Patienten weist gleichzeitig eine Rieselzellarteriitis auf.
- Bei nahezu allen Vaskulitiden kommt es klinisch zu einer mehr oder weniger ausgeprägten B-Symptomatik mit Energieverlust, chronischer Müdigkeit, Antriebsarmut sowie im Verlauf zu Gewichtsverlust.
- Vaskulitiden können viele andere Erkrankungen – vor allem entzündlicher und maligner Genese – imitieren. Daher ist eine umfassende Differenzialdiagnostik erforderlich.
- Die Therapie einer Vaskulitis wird durch die Organmanifestationen definiert.

7.1 Übersicht

Klassifikation und Einteilung

Bei den rheumatischen Erkrankungen der Gefäße werden primäre von sekundären Vaskulitiden unterschieden. Letztere können infolge von Infektionen, als Nebenwirkung von Medikamenten oder im Rahmen anderer Krankheiten auftreten. Ansonsten können die Vaskulitiden anhand der Gefäßgröße in die Großgefäßvaskulitis, Vaskulitis der mittelgroßen Gefäße, Kleingefäßvaskulitis sowie Vaskulitiden mit einer variablen Gefäßbeteiligung klassifiziert werden (➤ Abb. 7.1, ➤ Tab. 7.1, ➤ Tab. 7.2).

Klinik

Bei nahezu allen Vaskulitiden kommt es klinisch zu einer mehr oder weniger ausgeprägten B-Symptomatik mit Energieverlust, chronischer Müdigkeit, Antriebsarmut sowie im Verlauf Gewichtsverlust. Fieber und Nachtschweiß sind ebenfalls typisch, jedoch seltener. Die Patienten empfinden die Symptome teils als nicht auskurierten Infekt. Das klinische Bild ist sehr variabel und hängt auch vom Organbefallsmuster ab.

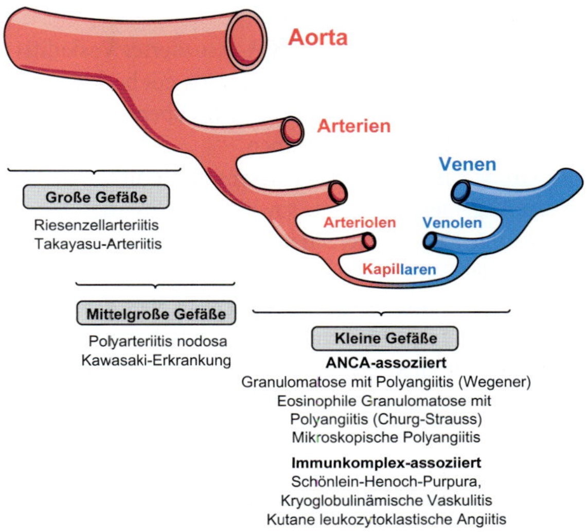

Abb. 7.1 Einteilung der Vaskulitiden anhand der Gefäßgröße entsprechend der Chapel-Hill-Nomenklatur (nach Jenette et al. 2012). [L106]

Tab. 7.1 Einteilung der Vaskulitiden anhand der Gefäßgröße entsprechend der Chapel-Hill-Nomenklatur (Jenette et al. 2012).

Kategorie	Erkrankungen
Großgefäßvaskulitis	Takayasu-Arteriitis Riesenzellarteriitis (inklusive Arteriitis temporalis)
Vaskulitis mittelgroßer Gefäße	• Polyarteriitis nodosa • Kawasaki-Syndrom
Kleingefäßvaskulitis (➤ Tab. 7.2)	• Anti-GBM-Erkrankung • Immunkomplex-Vaskulitis • ANCA-assoziierte Vaskulitis (AAV)
Vaskulitis variabler Gefäße	• Morbus Behçet • Cogan-Syndrom
Einzelorganvaskulitis	• Kutane leukozytoklastische Vaskulitis, kutane Arteriitis • Primäre Vaskulitis des zentralen Nervensystems • Isolierte Aortitis • u. a.
Vaskulitis assoziiert mit Systemerkrankungen	• Lupusvaskulitis • Rheumatoide Vaskulitis • Sarkoide Granulomatose/Vaskulitis • u. a.
Vaskulitis assoziiert mit anderen Ätiologien	• Hepatitis-C-Virus-assoziierte kryoglobulinämische Vaskulitis • Hepatitis-B-Virus-assoziierte Vaskulitis • Lues-assoziierte Aortitis • Medikamentenassoziierte Immunkomplexvaskulitis • Medikamentenassoziierte ANCA-Vaskulitis • Tumorassoziierte Vaskulitis • u. a.

Tab. 7.2 Nomenklatur der Kleingefäßvaskulitiden entsprechend der Chapel-Hill-Nomenklatur (Jenette et al. 2012).

Kategorie	Erkrankung
Anti-GBM-Erkrankung	• Antiglomeruläre Basalmembran-Glomerulonephritis und/oder pulmonale Kapillaritis • Wenn beide Organe betroffen sind: pulmorenales Syndrom (sog. Goodpasture-Syndrom)
Immunkomplex-Vaskulitis	• Hypokomplementämische Urtikaria-Vaskulitis (anti-C1q-Vaskulitis) • Kryoglobulinämische Vaskulitis/Glomerulonephritis • IgA-Vaskulitis/(Glomerulo-)Nephritis, Purpura Schoenlein-Henoch als systemische Verlaufsform • Postinfektiöse (endokapilläre) Glomerulonephritis, z. B. nach Streptokokken-/Staphylokokkeninfektion u. a. • Lupus(glomerulo)nephritis
ANCA-assoziierte Vaskulitis (AVV)	• Granulomatose mit Polyangiitis (GPA, ehem. Morbus Wegener), c-ANCA gegen Proteinase 3 (anti-PR3) • Mikroskopische Polyangiitis (MPA), p-ANCA gegen Myeloperoxidase (MPO) oder • Eosinophile Granulomatose mit Polyangiitis (EGPA, Churg-Strauss-Syndrom), fakultativ mit p-ANCA-Nachweis und Erhöhung von Immunglobulin E • ANCA-negative Vaskulitiden (idiopathisch oder ANCAs nur nicht nachweisbar, möglicherweise gewebsgebunden) • Bei allen Formen der AAV kann ein pulmorenales Syndrom auftreten.

- Im Fall einer pulmonalen Beteiligung bestehen oft multiple antibiotische Vortherapien wegen rezidivierender oder inkurabler Pneumonien.
- Bei HNO-Beteiligung von ANCA-assoziierter Vaskulitis (AAV) kann es zu chronischer Rhinitis mit borkigem nasalem Schorf und Nasenbluten, auch Tubenbelüftungsstörungen und Hörverlust kommen.
- Bei Großgefäßvaskulitiden (Riesenzellarteriitis) treten meist Allgemeinsymptome sowie teils halbseitige, temporal betonte Kopfschmerzen und im Verlauf Beeinträchtigungen des Sehvermögens auf.
- Die Riesenzellarteriitis ist in bis zu etwa 50 % der Fälle mit einer Polymyalgia rheumatica vergesellschaftet, die mit proximal betonten Myalgien und Steifigkeit im Schulter- und/oder Beckengürtel einhergeht.

Histologische Diagnostik

Bei konkreten klinischen und laborchemischen Hinweisen für einen Befall bestimmter Organe kann es von Bedeutung sein, die Art und das Ausmaß der Organbeteiligung histologisch nachzuweisen, wozu es bioptischer Methoden bedarf.

- Zur Diagnostik von **Großgefäßvaskulitiden** hat sich allenfalls die Biopsie der Arteria temporalis bei vermuteter Arteriitis temporalis durchgesetzt, da man dabei ein leicht zugängliches arterielles Gefäßareal zur Verfügung hat. Jedoch wird die Methode heutzutage durch neue hochsensitive duplexsonografische Untersuchungsmethoden abgelöst. Diese ermöglichen ebenfalls eine sichere Diagnose.
- **Exanthematische oder ulzeröse Hautveränderungen** eignen sich immer für eine komplikationsarme Biopsiegewinnung. Diese wird meist von Dermatologen vorgenommen.
- Für den Nachweis von **Kleingefäßvaskulitiden** sind Organe zu bioptieren.
- Eine von HNO-Ärzten bei **Granulomatose mit Polyangiitis** gern vorgenommene Probenentnahme aus der Nasenschleimhaut bleibt häufig ergebnislos, da sich aufgrund nichtrepräsentativer Gefäßstrukturen oft nur reaktive narbige Veränderungen finden. Ein darauf beruhender Erkrankungsausschluss ist nicht zulässig. Zudem

kann der prognostisch relevante Nachweis eines Organbefalls nicht erbracht werden.

- **Pulmonale Biopsien** mit verwertbaren Proben werden meist von Thoraxchirurgen mit minimalinvasiven Methoden durchgeführt. Allerdings kann auch hier, vor allem in Relation zum Aufwand, eine sichere Diagnose aufgrund narbiger und infiltrativer Veränderungen erschwert sein.
- Sofern es Hinweise auf eine, wenn auch nur gering anmutende, **renale Beteiligung** gibt, empfiehlt sich eine **Nierenbiopsie.** Die Niere eignet sich aufgrund ihres Gefäßreichtums, des Gefäßcharakters und ihrer Filtrationsfunktion am besten für eine sichere Diagnosestellung von Kleingefäßvaskulitiden oder zumindest einer Mitbeteiligung kleiner Gefäße. Sie kann meist als pars pro toto angesehen werden. Gerade bei pathologischen renalen Befunden und fehlendem Antikörpernachweis im Serum kann hier (Proteinurie, aktives Urinsediment) oft der Nachweis einer Vaskulitis erbracht werden. Diese ist dann wie eine ANCA-assoziierte Vaskulitis (AAV) zu behandeln.
- **Myokardbiopsien** sind ebenfalls möglich. Sie sollten aber vor dem Hintergrund der modernen bildgebenden Verfahren kritisch abgewogen werden. Da sich Gefäßstrukturen dem Nachweis entziehen, sind diagnostische Aussagekraft und klinische Wertigkeit dieser Biopsien begrenzt.
- **Endoskopische Biopsien** des Magen-Darm-Trakts können zur Vaskulitisdiagnose herangezogen werden. Sie sollten aber die submukös gelegenen Gefäßstrukturen erfassen, was gerade bei Vaskulitis das Perforationsrisiko erhöht. Daher sind diese Biopsien oft wenig aussagekräftig. Besser geeignet sind intraoperativ entnommene Resektate, hier ergeben sich teils auch postoperative Zufallsbefunde von Vaskulitiden, die weiter abzuklären sind.

Differenzialdiagnose

Die Differenzialdiagnose von Vaskulitiden ist umfassend, da diese viele andere Erkrankungen, vor allem entzündlicher und maligner Genese, imitieren können. Allein das häufige Auftreten einer B-Symptomatik führt in vielen Fällen zu einer Tumorabklärung, welche die Diagnosestellung oft verzögert. Eine entsprechende Bildgebung mit Kontrastmittel oder Positronenemissionstomografie/Computertomografie (PET-CT) kann jedoch auch zu Zufallsbefunden von Großgefäßvaskulitiden führen. Eine Assoziation von Vaskulitiden mit **Tumorerkrankungen** ist selten, es sei denn, es handelt sich um genuin tumorassoziierte Formen, wie die kryoglobulinassoziierte Vaskulitis.

CAVE

Beim Nachweis von Kryoglobulinen sollte immer ein Tumorausschluss, vor allem im Hinblick auf B-Zell-Lymphome/Morbus Waldenström oder eine monoklonale Gammopathie/manifeste Myelomerkrankung erfolgen.

Die Kombination von B-Symptomatik und pulmonalen Befallsmustern sollte auch an eine **Tuberkulose** denken lassen, ebenso unklare Lymphknotenschwellungen, intestinale Befallsmuster oder Ulzera, vor allem bei Patienten asiatischer (insbesondere indischer Subkontinent) und afrikanischer Herkunft.

Eine weitere Differenzialdiagnose stellt das **Sneddon-Syndrom (SS)** dar. Es ist durch eine Kombination aus zerebrovaskulärer Erkrankung und Livedo racemosa gekennzeichnet. Dabei handelt es sich um eine nicht-entzündliche Arteriolopathie kleiner und mittlerer Gefäße mit endothelialer Proliferation. Die Erkrankung tritt bei Frauen im jungen Erwachsenenalter auf und ist idiopathischer Genese oder mit anderen Autoimmunerkrankungen assoziiert. Antiphospholipid-Antikörper sind in etwa 60 % der Fälle positiv, genetische Faktoren wahrscheinlich. Verdächtig sind Schlaganfälle unklarer Genese bereits in jungem Alter sowie Fälle mit vermuteter Vaskulitis, bei denen eine immunsuppressive Therapie keine Wirkung zeigt. Bei Assoziation mit Antiphospholipid-Antikörpern erfolgt eine orale Antikoagulation, ansonsten eine Thrombozytenaggregationshemmung.

Abhängig vom Muster des jeweiligen Organbefalls sind **organspezifische Erkrankungen** auszuschließen. Hierbei helfen spezielle diagnostische Methoden einschließlich Biopsieentnahmen. Aufgrund der teils schwierigen Diagnosestellung existieren für die meisten Vaskulitisformen spezielle Klassifikations- und Diagnosekriterien internationaler Fachgesellschaften. Sie sind im Folgenden für die einzelnen Vaskulitiden dem jeweiligen Kapitel zugeordnet.

Therapie

Nach der Diagnose einer Vaskulitis sollte umgehend eine Therapie begonnen werden. Ausgehend von der Schwere der Erkrankung und der Eindeutigkeit der Befunde ist dazu eine primäre histologische Bestätigung nicht unbedingt erforderlich. Diese kann später im Verlauf gewonnen werden.

Die Therapie einer Vaskulitis besteht aus einer **Remissionsinduktionstherapie** sowie einer **Remissionserhaltungstherapie.** Begleittherapien sind meist durch die Art der Therapie und die Organmanifestationen definiert.

Als zentraler Baustein zur Behandlung einer Vaskulitis werden initial **Glukokortikoide** (GC) eingesetzt. Die Dosis ist jedoch variabel. Sie erhöht sich in jedem Fall bei manifestem oder drohendem Organbefall. Die Differenzialtherapie der häufigsten Vaskulitisformen ist in ➤ Tab. 7.3 sowie in den entsprechenden Kapiteln dargestellt.

Bei allen Therapien besteht in Abhängigkeit von der Intensität der Immunsuppression und der Anfälligkeit der Patienten ein erhöhtes Risiko für bakterielle, virale und Pilzinfektionen. Hier sollten entsprechende **prophylaktische Maßnahmen** ergriffen werden. So wird eine Pneumocystis-jirovecii-Prophylaxe mit Cotrimoxazol für 6–9 Monate nach

Tab. 7.3 Therapieübersicht zu den immunsuppressiven Therapieregimen der einzelnen Vaskulitiden.

Form	Remissionsinduktion	Remissionserhaltung	Therapieversagen
Großgefäßvaskulitis			
Riesenzellarteriitis	Prednisolon 1 mg/kg KG (maximal 60 mg), Neue Behandlungsalternative: Tocilizumab		Methotrexat
Takayasu-Arteriitis	Prednisolon 1 mg/kg KG (maximal 60 mg)		
Arteriitis temporalis	Prednisolon 1 mg/kg KG (maximal 60 mg) Drohender Sehverlust: Methylprednisolon 500 bis 1000 mg		
Vaskulitis mittelgroßer Gefäße			
Polyarteriitis nodosa (PAN)	*Generalisierte milde Organbeteiligung:* Glukokortikoide mit einer schrittweisen Dosisreduktion *Generalisierte schwere Organmanifestation:* Glukokortikoide und Cyclophosphamid *Hepatitis-B-assoziierte PAN:* Antivirale Therapie und hepatologische Mitbetreuung. Bei schweren Verlaufsformen Glukokortikoide (maximal zwei Wochen) und Plasmapherese *Kutane PAN:* Nichtsteroidale Antirheumatika. Bei Therapieversagen Colchicin, Glukokortikoide oder Dapson *Details* ➤ 7.3	Azathioprin oder Methotrexat plus Glukokortikoide	
Kawasaki-Syndrom	Prednisolon 1 mg/kg KG oder Methylprednisolon 0,5–1 g/Tag über 3 Tage, folgend Prednisolon 1 mg/kg KG, ggf. Cyclophosphamid Immunglobuline 2 g/kg KG, ggf. Glukokortikoide	Azathioprin plus Glukokortikoide	
Kutane leukozytoklastische Vaskulitis	In schweren Fällen: Prednisolon 1 mg/kg KG	In der Regel nicht notwendig	
Systemerkrankungen			
Lupusnephritis/Lupusvaskulitis	*Basismaßnahmen in der Behandlung des SLE:* Anti-Malaria-Mittel (Hydroxychloroquin), Sonnenschutz (Lichtschutzfaktor > 50), Osteoporoseprophylaxe (Vitamin D_3 20.000 IE je Woche), Impfschutz und Atherosklerose-Screening.		
	Methylprednisolon (500 bis 750 mg über drei Tage), gefolgt von Prednisolon 0,5 mg/kg KG (Reduktion im Verlauf) und Cyclophosphamid (500 mg alle 14 Tage, insgesamt 6 Gaben) oder Mycophenolat-Mofetil (3 g/Tag für 6 Monate) *Details* ➤ 5.4	Azathioprin oder Mycophenolat-Mofetil plus niedrigdosierte Glukokortikoide	Ciclosporin A oder Tacrolimus oder Rituximab
Sarkoide Granulomatose	Prednisolon 1 mg/kg KG	Glukokortikoide, ggf. plus Azathioprin oder Methotrexat	Tumornekrosefaktor-α-Hemmer
Kleingefäßvaskulitis			
Anti-GBM-Erkrankung	Plasmapherese, Methylprednisolon 1 g/Tag über 3 Tage, gefolgt von Prednisolon 1 mg/kg KG, Cyclophosphamid oral oder als intravenöse Pulstherapie (15 mg/kg KG)	Glukokortikoide plus Cyclophosphamid, im Verlauf auch Glukokortikoide plus Azathioprin möglich (engmaschige Kontrolle der anti-GBM-Antikörper)	
Immunkomplex-Vaskulitis Lupusnephritis	s. o.	s. o.	
IgA-Vaskulitis	*Symptomatische Behandlung:* NSAR *Gastrointestinale Beteiligung:* Glukokortikoide (10–30 mg Prednisolon/Tag). *Schwere gastrointestinale oder renale Manifestation:* Initialer Methylprednisolon-Puls von 0,5–1 g/Tag über drei Tage, nachfolgend 0,5–1 mg/kg KG Prednisolon, zusätzlich ggf. Cyclophosphamid *Details* ➤ 7.4.4	Glukokortikoide in absteigender Dosis *Schwerer Verlauf:* ggf. Azathioprin oder Mycophenolat-Mofetil	Ciclosporin A oder Rituximab oder Plasmapherese

Tab. 7.3 Therapieübersicht zu den immunsuppressiven Therapieregimen der einzelnen Vaskulitiden. *(Forts.)*

Form	Remissionsinduktion	Remissionserhaltung	Therapieversagen
Kryoglobulinämische Vaskulitis/Glomerulonephritis	Methylprednisolon oder Prednisolon 1 mg/kg/KG, ggf. Plasmapherese Therapie möglicher Grunderkrankungen	Glukokortikoide, je nach Aktivität, Therapie der Grunderkrankung zielführender	Rituximab oder Cyclophosphamid
Postinfektiöse (endokapilläre) Glomerulonephritis	Prednisolon 1 mg/kg/KG *Histologisch nachgewiesene Nekrosen in der Nierenbiopsie:* Methylprednisolon, ggf. Cyclophosphamid Suche nach der zugrundeliegenden Infektion (inklusive Endokarditis-, und Abszessausschluss) und konsequente antibiotische Therapie	Glukokortikoide in absteigender Dosis Resistenzgerechte antibiotische Therapie, teils über Wochen; Penicillin bei Streptokokkeninfekten bevorzugen, immer Fokussanierung bei β-hämolytischen Streptokokken der Gruppe A	
ANCA-assoziierte Vaskulitis (AAV) Granulomatose mit Polyangiitis Mikroskopische Polyangiitis	*Fehlende Organbedrohung:* Methotrexat oder Mycophenolat-Mofetil plus Glukokortikoide *Lebensbedrohliche bzw. organbedrohende Situation:* Cyclophosphamid oder Rituximab in Kombination mit Glukokortikoiden *Rapide Verschlechterung der Nierenfunktion oder pulmonale Hämorrhagien:* Plasmapherese. *Details* ➤ 7.4.1, ➤ 7.4.2	Glukokortikoide in Kombination mit Azathioprin oder Methotrexat oder Mycophenolat-Mofetil oder Rituximab	Erneute Reinduktionstherapie
Eosinophile Granulomatose mit Polyangiitis	*Fehlende Organbedrohung:* Methotrexat oder Mycophenolat-Mofetil plus Glukokortikoide *Lebensbedrohliche Situation bzw. organbedrohende Situation:* Cyclophosphamid in Kombination mit Glukokortikoiden *Details* ➤ 7.4.3	Glukokortikoide in Kombination mit Azathioprin	Rituximab oder Plasmapherese

Beginn einer Remissionsinduktion empfohlen. Ebenso erfolgt eine enorale Pilzprophylaxe in den ersten vier Wochen nach Therapiebeginn, in der Zeit mit den höchsten Steroiddosen. Eine ständige klinische Patientenüberwachung sowie Kontrolle von Blutbild- und Infektparametern sollte über ambulante Versorgungsstrukturen gewährleistet sein.

In den folgenden Abschnitten wird auf die in der Rheumatologie wichtigen Vaskulitiden eingegangen.

7.2 Entzündung der großen Arterien

7.2.1 Riesenzellarteriitis der großen Gefäße

DEFINITION

Die **Riesenzellarteriitis** der großen Gefäße (Synonym: Großgefäßvaskulitis) ist eine autoimmunologische Entzündung der Aorta und der aortalen Gefäßabgänge.

Epidemiologie, Klassifikation und Einteilung

Die Inzidenz beträgt 10 bis 20 Erkrankungen pro 100.000 Einwohner je Jahr, und der Erkrankungsgipfel liegt bei 50 Jahren und älter. An einer Riesenzellarteriitis sind zwei- bis dreimal mehr Frauen als Männer (2–3:1) erkrankt.

Die Klassifikationskriterien der Riesenzellarteriitis aus dem Jahr 1990 fokussieren auf neurologische bzw. zerebrale Symptome und berücksichtigen nicht die Riesenzellarteriitis als eine Erkrankung primär der großen Gefäße. Des Weiteren erfolgt heute der direkte Nachweis der Gefäßentzündung über die Positronenemissionstomografie/Computertomografie (PET/CT), sodass die Klassifikationskriterien als obsolet gelten.

Klinik

Die Klinik ist unspezifisch. Die Erkrankung kann mit subfebrilen Temperaturen und Fieber, einer Fatigue-Symptomatik, Gewichtsverlust und einer Anorexie einhergehen. Eine Durchblutungsstörung als häufigste Folge dieser Erkrankung ist mit einer zerebralen Ischämie (gehäuft im Versorgungsgebiet der Arteria cerebri posterior), Kopfschmerzen, Druckschmerz der Kopfhaut, Kau-Claudicatio, Claudicatio der oberen Extremitäten und Sehstörungen verbunden.

Labor und Bildgebung

Laborchemisch ist die Riesenzellarteriitis durch eine stark erhöhte **Blutsenkungsgeschwindigkeit** (BSG) und ein erhöhtes **C-reaktives Protein** (CRP) gekennzeichnet. Spezifische immunologische Antikörper finden sich für die Erkrankung nicht.

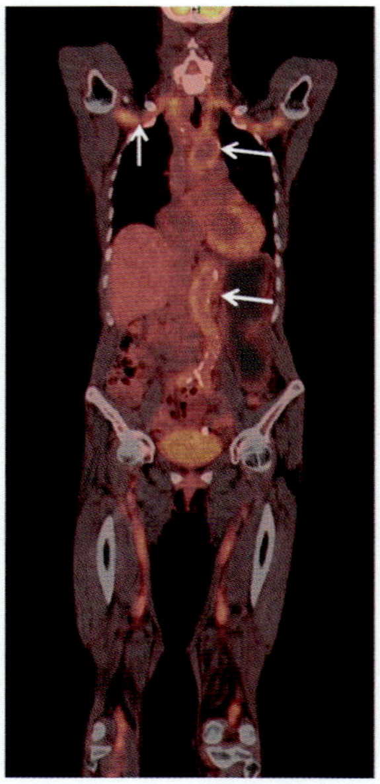

Abb. 7.2 PET/CT mit Darstellung einer Riesenzellarteriitis der Aorta und aortalen Gefäßabgängen, Anhebung des perivaskulären Glukosemetabolismus (Pfeile). [T816–6]

Die Diagnostik erfolgt durch den direkten Nachweis der Gefäßwandentzündung in der **PET/CT** mit Applikation des Tracers Fluordesoxyglucose (➤ Abb. 7.2). Durch die **farbcodierte Duplexsonografie** wird im Bereich der Carotiden und der proximalen großen Armarterien eine echoarme und homogene Verdickung der Gefäßwand als Zeichen einer Entzündung detektiert (➤ Abb. 7.3).

Weiterführend können Gefäßwandveränderungen der großen Gefäße durch die **CT** oder **MRT** (jeweils mit Kontrastmittelgabe) erfasst werden, wobei die direkte Entzündung nicht wie in der PET/CT evaluiert werden kann.

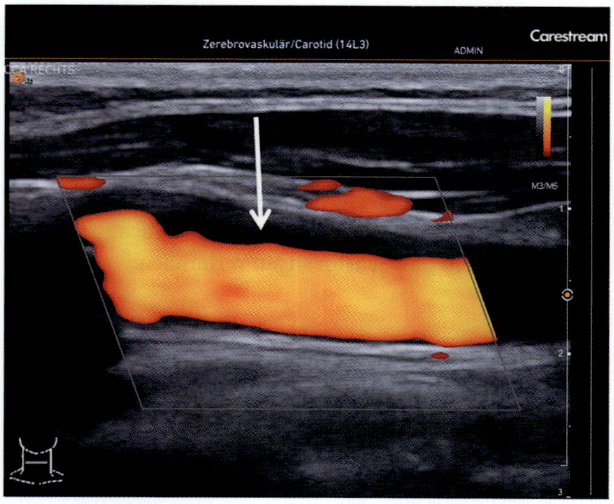

Abb. 7.3 Duplexsonografie der Arteria carotis rechts mit Nachweis eines entzündlichen Gefäßwandödems (Pfeil). [T816–2]

Differenzialdiagnose

Die Riesenzellarteriitis ist von anderen Vaskulitiden wie der **Polyarteriitis nodosa** (➤ 7.3) abzugrenzen. **Paraneoplastische Symptome** können ähnliche klinische Symptome wie die Riesenzellarteriitis aufweisen und müssen im Rahmen der Diagnostik ausgeschlossen werden.

Im Rahmen der PET/CT-Bildgebung zur Diagnostik der Riesenzellarteriitis kann hierbei ein primärer **Malignomausschluss** erfolgen, der ggf. durch weitere spezifische Untersuchungen (z. B. endoskopische Verfahren) ergänzt werden muss.

Therapie

Die Therapie der Riesenzellarteriitis besteht aus dem Einsatz von **Glukokortikoiden.** In der Literatur werden verschiedene Schemata zur Reduktion der Prednisolondosis beschrieben. Die Autoren empfehlen das folgende Schema:

- Initial: Prednisolon 1 mg/Kilogramm Körpergewicht, maximal 60 mg
- Reduktion um 10 mg je Woche bis auf eine Dosis von 20 mg
- Nachfolgend Reduktion um 2,5 mg alle zwei Wochen bis auf eine Dosis von 10 mg
- Ab einer Dosis von 10 mg Prednisolon ausschleichende Reduktion um 1 mg je Monat

Bei einem fehlenden Therapieansprechen unter der Glukokortikoidtherapie oder einem Rezidiv unter dem Glukokortikoidreduktionsschema ist ggf. der zusätzliche Einsatz von **Methotrexat** erforderlich. Eine mögliche neue Behandlungsoption stellt der Einsatz von **Tocilizumab** als Antikörper gegen den Interleukin-6-Rezeptor dar. Zusätzlich sollten die Patienten mit **Acetylsalicylsäure** und einem **Statin** therapiert werden.

Krankheitsverlauf, Komorbiditäten und Komplikationen

Die Beurteilung der Krankheitsaktivität erfolgt anhand der Klinik sowie der Verlaufskontrollen von CRP und der BSG.

Im Rahmen der Beteiligung der Aorta sowie der hirnzuführenden Arterien können durch thrombembolische Ereignisse **Infarkte** (z. B. Apoplex) auftreten. Des Weiteren besteht ein erhöhtes Risiko für die Ausbildung von **Gefäßstenosen,** einem Aortenaneurysma und einer Aortendissektion im Langzeitverlauf.

Aufgrund der chronischen Entzündung und des Langzeiteinsatzes von Glukokortikoiden besteht ein erhöhtes Risiko zur Ausbildung einer **Osteoporose,** welche frühzeitig therapiert werden muss (➤ 8.1). Des Weiteren ist unter der Glukokortikoidtherapie auf eine mögliche **diabetische Stoffwechsellage** zu achten. Ein Teil der Patienten mit einer Riesenzellarteriitis weist Symptome einer **Polymyalgia rheumatica** auf (➤ 7.6).

7.2.2 Takayasu-Arteriitis

DEFINITION

Die **Takayasu-Arteriitis** ist eine Großgefäßvaskulitis der Aorta, der aortalen Gefäßabgänge und der Pulmonalarterien, welche vor dem 40. Lebensjahr auftritt und mit einem Verschluss, einer Stenosierung oder aneurysmatischen Erweiterung der betroffenen Arterien einhergeht.

Epidemiologie, Klassifikation und Einteilung

Die Prävalenz beträgt 4,7 bis 8,0 Erkrankungen pro 1.000.000 Einwohner bei einer Inzidenz von 0,4 bis 2,6 Erkrankungen pro 1.000.000 Einwohner. Der Erkrankungsgipfel liegt unter 40 Jahren; betroffen sind bevorzugt Frauen.

Die Klassifikationskriterien der Takayasu-Arteriitis des American College of Rheumatology (1990) sind in ➤ Tab. 7.4 aufgeführt.

Klinik

Die Takayasu-Arteriitis ist durch eine unspezifische Symptomatik mit Fieber, Unwohlsein, Gewichtsverlust, Anorexie, Muskelschmerzen und Arthralgien gekennzeichnet. Die Gefäßentzündung und Gefäßveränderung kann konsekutiv mit einer Claudicatio-Symptomatik, Pulsdefizit, Blutdruckdefizit, Bluthochdruck oder einem Gefäßgeräusch einhergehen.

Labor und Bildgebung

Laborchemisch ist die Takayasu-Arteriitis durch eine **hohe BSG** und ein **erhöhtes CRP** gekennzeichnet. Spezifische immunologische Antikörper bestehen für die Erkrankung nicht.

Tab. 7.4 Klassifikationskriterien der Takayasu-Arteriitis. Wenn mindestens drei von sechs Kriterien vorliegen, ist das Vorhandensein einer Takayasu-Arteriitis wahrscheinlich (nach Arend et al. 1990).

Item
1. Alter bei Erkrankungsbeginn jünger als 40 Jahre
2. Claudicatio intermittens der Extremitäten
3. Abgeschwächte Pulsation einer oder beider Arteriae brachialis
4. Systolische Blutdruckdifferenz zwischen beiden Armen >10 mmHg
5. Gefäßgeräusche über der Aorta oder der Arteria subclavia
6. Pathologische Angiografie, welche nicht durch eine Arteriosklerose oder eine fibromuskuläre Dysplasie erklärt wird

Die bildgebende Diagnostik erfolgt durch den direkten Nachweis der Gefäßwandentzündung und Gefäßwandveränderungen (z. B. Stenosen und Aneurysmen) in der **PET/CT** mit Applikation des Tracers Fluordesoxyglucose. Des Weiteren können die Gefäßpathologien auch in der CT oder MRT als **angiografische Diagnostik** nach Kontrastmittelgabe dargestellt werden. Die **Duplexsonografie** ist eine weitere diagnostische Option zur Detektion einer Gefäßwandentzündung im Rahmen einer Takayasu-Arteriitis.

Differenzialdiagnostisch ist die Takayasu-Arteriitis von anderen Vaskulitiden wie der Polyarteriitis nodosa (➤ 7.3) abzugrenzen.

Therapie

Die Therapie besteht aus dem Einsatz von **Glukokortikoiden** nach folgendem Schema:

- Initial: Prednisolon 1 mg/kg KG, maximal 60 mg
- Reduktion Prednisolon um 10 mg je Woche bis auf eine Dosis von 20 mg
- Nachfolgend Reduktion um 2,5 mg alle zwei Wochen bis auf eine Dosis von 10 mg
- Ab einer Dosis von 10 mg Prednisolon ausschleichende Reduktion um 1 mg je Monat

Bei einem fehlenden Therapieansprechen oder einem Rezidiv unter dem Glukokortikoidreduktionsschema ist ggf. der zusätzliche Einsatz von **Methotrexat, Azathioprin** oder **Cyclophosphamid** zu diskutieren. Eine mögliche neue Behandlungsoption stellt der Einsatz von **Tocilizumab** als Antikörper gegen den Interleukin-6-Rezeptor dar. Nach dem Erreichen einer Remission der Gefäßentzündung ist eine endovaskuläre oder gefäßchirurgische Therapie der Gefäßpathologien eventuell erforderlich.

Zusätzlich sollten die Patienten mit **Acetylsalicylsäure** und einem **Statin** therapiert werden.

Krankheitsverlauf, Komorbiditäten und Komplikationen

Die Beurteilung der Krankheitsaktivität erfolgt anhand der Klinik sowie der Verlaufskontrolle des CRP und der BSG.

Patienten mit einer Takayasu-Arteriitis weisen ein erhöhtes **Arterioskleroserisiko** und ein erhöhtes Risiko für **kardiovaskuläre Erkrankungen** auf. Es sollte ein Screening bezüglich der kardiovaskulären Risikofaktoren und ggf. eine Behandlung derselben erfolgen.

Aufgrund der chronischen Entzündung und des Langzeiteinsatzes von Glukokortikoiden besteht ein erhöhtes Risiko zur Ausbildung einer **Osteoporose,** welche entsprechend therapiert werden muss (➤ 8.1). Des Weiteren ist unter der Glukokortikoidtherapie auf eine mögliche **diabetische Stoffwechsellage** zu achten.

7.2.3 Arteriitis temporalis

DEFINITION

Die **Arteriitis temporalis** (Synonym: Morbus Horton) ist eine autoimmunologische Entzündung der Arteria temporalis. Sie stellt eine Unterform der Riesenzellarteriitis dar und wird zu den Großgefäßvaskulitiden gezählt.

Epidemiologie, Klassifikation und Einteilung

Die Inzidenz beträgt 18 Erkrankungen pro 100.000 Einwohner. Die Erkrankung tritt häufig ab dem 50. Lebensjahr mit einem erhöhten Erkrankungsrisiko für Frauen auf.

Die Klassifikationskriterien der Arteriitis temporalis des American College of Rheumatology sind in ➤ Tab. 7.5 aufgeführt.

Basierend auf einer typischen Klinik für eine Arteriitis temporalis und dem duplexsonografischen Nachweis einer Gefäßwandverdickung ist auch ohne histologischen Nachweis die Diagnose einer Arteriitis temporalis zu stellen.

Tab. 7.5 Klassifikationskriterien der Arteriitis temporalis (Hunder et al. 1990). Wenn mindestens drei von fünf Kriterien vorliegen, ist das Vorhandensein einer Arteriitis temporalis wahrscheinlich.

Item
1. Alter bei Erkrankungsbeginn älter als 50 Jahre
2. Neu aufgetretene Kopfschmerzen
3. Schmerzhafte Palpitation oder eine reduzierte Pulsation der Arteria temporalis ohne Nachweis einer Arteriosklerose
4. Blutsenkungsgeschwindigkeit ≥50 mm in der ersten Stunde nach Westgren
5. Pathologische Temporalisbiopsie mit histologischen Zeichen einer Vaskulitis

Klinik

Klinisch ist die Erkrankung durch einen Schläfenkopfschmerz, Kauschmerzen und Sehstörungen gekennzeichnet. Zusätzlich kann eine geschwollene, druckschmerzhafte und ggf. auch pulslose Arteria temporalis bestehen (➤ Abb. 7.4).

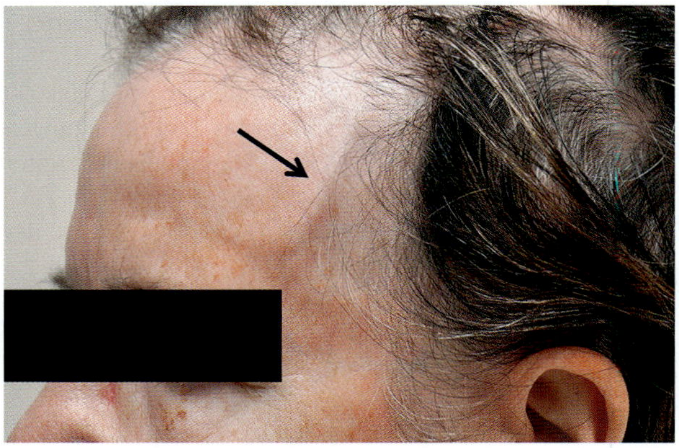

Abb. 7.4 Schwellung der Arteria temporalis bei einer Arteriitis temporalis (Pfeil). [T816–2]

Labor und Bildgebung/Diagnostik

Laborchemisch finden sich eine **hohe BSG** und ein **erhöhtes CRP.** Spezifische Antikörper sind nicht bekannt.

Die bildgebende Diagnostik erfolgt durch den Einsatz der **Duplexsonografie** der Arteria temporalis mit dem Nachweis einer Gefäßwandverdickung (Halo-Zeichen, ➤ Abb. 7.5).

Zur histologischen Sicherung kann eine **Temporalisbiopsie** durchgeführt werden (➤ Abb. 7.6). Bei einer nur segmentalen Entzündung der Arteria temporalis mit entzündungsfreien Abschnitten kann eine Biopsie der Arteria temporalis jedoch einen falsch negativen Befund aufweisen. Vor einer Temporalisbiopsie sollte daher eine Duplexsonografie der hirnzuführenden Gefäße zum Ausschluss höhergradiger Stenosen und einer damit verbundenen Minderperfusion des arteriellen Versorgungsgebiets der Arteria temporalis durchgeführt werden.

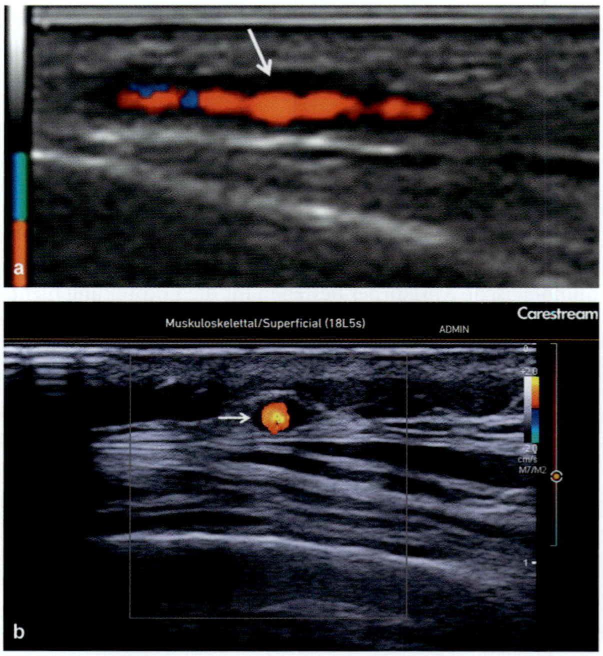

Abb. 7.5 Duplexsonografie der Arteria temporalis mit Nachweis eines Gefäßwandhalos (Pfeile) als Zeichen der Gefäßwandentzündung im Rahmen einer Arteriitis temporalis. [T816–2]

Differenzialdiagnose

Die Arteriitis temporalis ist durch eine augenärztliche Vorstellung von anderen **Augenerkrankungen** (z. B. Netzhaut-

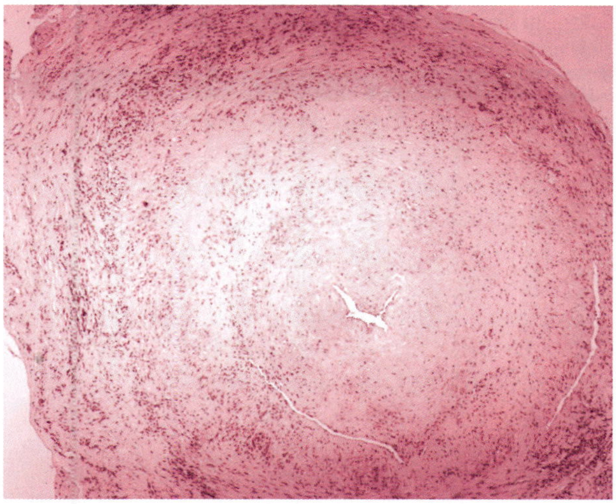

Abb. 7.6 Arteria temporalis mit einer deutlichen Lumeneinengung bei einer ausgeprägten Verbreiterung der Intima. Die Gefäßwand weist vermehrte Entzündungsinfiltrate mit Lymphozyten und histiozytären Zellen auf. [T816–4]

gefäßschäden) abzugrenzen. Aus diesem Grund sollten die Patienten opthalmologisch mitbetreut werden.

Ein Teil der Patienten mit einer Arteriitis temporalis ist gleichzeitig an einer **Polymyalgia rheumatica** erkrankt.

Therapie

Die Therapie besteht aus dem Einsatz von **Glukokortikoiden** nach folgendem Schema:

- Initial: Prednisolon 1 mg/kg KG (maximal 60 mg/Tag)
- Reduktion um 10 mg je Woche bis auf eine Dosis von 20 mg
- Nachfolgend Reduktion um 2,5 mg alle zwei Wochen bis auf eine Dosis von 10 mg
- Ab einer Dosis von 10 mg Prednisolon ausschleichende Reduktion um 1 mg je Monat

CAVE

Bei Sehstörungen mit einem (drohenden) Visusverlust ist eine sofortige Therapie mit **Methylprednisolon** (500 bis 1000 mg über drei Tage) einzuleiten.

Bei einem fehlenden Therapieansprechen oder einem Rezidiv unter dem Glukokortikoidreduktionsschema ist ggf. der zusätzliche Einsatz von **Methotrexat** zu diskutieren. Eine mögliche neue Behandlungsoption stellt der Einsatz von **Tocilizumab** als Antikörper gegen den Interleukin-6-Rezeptor dar. Zusätzlich sollten die Patienten **Acetylsalicylsäure** und ein **Statin** erhalten.

Krankheitsverlauf, Komorbiditäten und Komplikationen

Die Beurteilung der Krankheitsaktivität erfolgt anhand der Klinik sowie der Verlaufskontrolle des CRP und der BSG.

Bei dem Verdacht auf eine Arteriitis temporalis sollten eine sofortige Diagnostik und eine Steroidtherapie eingeleitet werden, um eine **Erblindung** zu verhindern. Aufgrund der chronischen Entzündung und des Langzeiteinsatzes von Glukokortikoiden besteht ein erhöhtes Risiko zur Ausbildung einer **Osteoporose,** welche zeitnah therapiert werden muss (➤ 8.1). Des Weiteren ist unter der Glukokortikoidtherapie auf eine mögliche **diabetische Stoffwechsellage** zu achten.

7.3 Entzündung der mittleren Arterien: Polyarteriitis nodosa

DEFINITION

Die **Polyarteriitis nodosa** (Synonym: Panarteriitis nodosa, PAN) ist eine systemische autoimmunologische nekrotisierende Entzündung der mittelgroßen Arterien. Die Erkrankung ist häufig mit einer Hepatitis B assoziiert und kann sowohl in einer systemischen Organmanifestation als auch in Form einer Einzelorganmanifestation auftreten.

Epidemiologie, Klassifikation und Einteilung

Die Inzidenz beträgt < 0,1 bis 1,6 Erkrankungen pro 1.000.000 Einwohner bei einer Prävalenz von 31 Fällen/1.000.000 Einwohner. Bezüglich Alter, Geschlecht und ethnischer Herkunft liegt keine besondere Konstellation für diese Erkrankung vor.

Die Klassifikationskriterien der PAN sind in ➤ Tab. 7.6 aufgeführt. Von der systemischen idiopathischen PAN ist eine Hepatitis-B-Virus-assoziierte PAN zu differenzieren.

Klinik

Als Allgemeinsymptome können Fieber, Müdigkeit, Arthralgien und ein Gewichtsverlust bestehen. Eine Beteiligung aller mittelgroßen Arterien ist möglich. Diese kann mit Aneurysmen, Verschlüssen oder Rupturen der betroffenen Arterien einhergehen. In der Folge kommt es zu Ischämien oder Hämorrhagien der betroffenen Organsysteme und deren Funktionsverlust. Demzufolge besteht für die Erkrankung ein weites Spektrum der möglichen klinischen Symptome.

Eine häufige Manifestation stellt die Beteiligung des **Nervensystems** mit einer Mononeuritis multiplex und einer peripheren Neuropathie dar. Die **Hautmanifestation** geht mit einer Purpura, lividen Hautläsionen, subkutanen Knötchen

Tab. 7.6 Klassifikationskriterien der Polyarteriitis nodosa (American College of Rheumatology, Lightfoot et al. 1990). Das Vorhandensein von drei oder mehr Kriterien ist mit dem Vorliegen einer Polyarteriitis nodosa vereinbar.

Kriterium	Definition
Gewichtsverlust von mehr als vier Kilogramm Livedo reticularis	Nicht auf eine Diät oder andere Faktoren zurückzuführen
Druckempfindlichkeit oder Schmerzen des Hodens	Nicht infolge einer Infektion, Trauma oder anderer Genese
Livedo reticularis	Netzförmiges Muster der Haut des Rumpfes oder der Extremitäten
Myalgien: Abgeschlagenheit, Druckschmerz der Beine Mononeuropathie oder Polyneuropathie	
Diastolischer Blutdruck > 90 mmHg	Entwicklung einer arteriellen Hypertonie mit diastolischen Blutdruckwerten > 90 mmHg
Erhöhtes Kreatinin (> 1,5 mg/dl oder 115 µmol/l) oder erhöhter Harnstoff (> 40 mg/dl)	Nicht infolge einer Dehydration oder Harnwegverlegung
Hepatitis-B-Infektion	HBsAg oder Anti-HBc-IgM/IgG-positiv Netzförmiges Muster der Haut des Rumpfes oder der Extremitäten
Angiografischer Nachweis von Aneurysmen und Verschlüssen von viszeralen Arterien, pathologische Arteriografie	Nicht infolge einer Arteriosklerose, fibromuskulären Dysplasie oder nichtentzündlicher Genese
Bioptischer Nachweis einer entzündlichen Gefäßwandinfiltration mittlerer oder kleiner Arterien	Histologischer Nachweis von Granulozyten und/oder mononukleären Leukozyten in der Arterienwand

oder nekrotisierenden Hautulzerationen einher. Bei **abdominaler Beteiligung** kann es zu Übelkeit, Erbrechen, Durchfall, Hämatemesis, Meläna, Hämatochezie und abdominalen Schmerzen kommen. Des Weiteren können gastrointestinale Ulzerationen auftreten. Eine Proteinurie, ggf. in Assoziation mit einer Hypertonie, spricht für eine **renale Manifestation.** Die **unilaterale Orchitis** ist die Folge eines Verschlusses der Arteria testicularis und kann eine primäre Manifestation der Erkrankung darstellen. Eine pulmonale Beteiligung wird für die Erkrankung nicht beschrieben.

Labor und Bildgebung

Laborchemisch ist die PAN durch eine **hohe BSG** und ein **erhöhtes CRP** gekennzeichnet. Spezifische immunologische Antikörper finden sich für die Erkrankung nicht. Zum Ausschluss einer Hepatitis-B-assoziierten PAN ist eine Bestimmung der **Hepatitis-B-Serologie** (anti-HBc-lgM und HBsAg, ggf. HBV-DNA) vorzunehmen.

Als diagnostischer Befund einer PAN gilt der Nachweis von Mikroaneurysmen in Verbindung mit Stenosen der Mesenterial-, Nieren- und Leberarterien durch eine **digitale Subtraktionsangiografie** oder **CT-Angiografie.** Mittels einer Biopsie aus den betroffenen Hautrealen kann der Nachweis einer nekrotisierenden Entzündung von mittelgroßen Arterien bestätigt werden.

CAVE

Eine Leber- oder Nierenbiopsie sollte aufgrund des Risikos einer Einblutung nicht als primäre Diagnostik eingesetzt werden.

Differenzialdiagnose

- Durch die Bestimmung der Anti-Neutrophilen-zytoplasmatischen Antikörper (c- und p-ANCA) ist differenzialdiagnostisch eine **Kleingefäßvaskulitis** auszuschließen (➤ 7.4).
- Das **Kawasaki-Syndrom** ist eine systemische Vaskulitis der mittleren Arterien, welche im Kindesalter (< 5 Jahre) auftritt.

Therapie

Die Therapie der generalisierten PAN mit einer Organmanifestation besteht bei einer **milden Organbeteiligung** aus dem Einsatz von Glukokortikoiden nach folgendem Schema:

- Initial: Prednisolon 1 mg/kg KG.
- Schrittweise Dosisreduktion von Prednisolon um 5 mg alle 10 Tage bis zum Erreichen der halben Ausgangsdosis
- Weitere Reduktion um 2,5 mg alle 10 Tage bis auf eine Dosis von 10 mg.
- Anschließende Reduktion um 1 mg alle 10 Tage.

Zur Einsparung von Glukokortikoiden können zusätzlich Azathioprin und Methotrexat verabreicht werden.

Bei einer **schweren Organbeteiligung** kommen als Remissionsinduktionstherapie infrage:

- Glukokortikoidtherapie (Methylprednisolon-Pulstherapie 500–1000 mg für drei Tage, gefolgt von Prednisolon 1 mg/kg KG und einer stufenweisen Reduktion im Verlauf).
- Cyclophosphamid-Therapie (oral: 2 mg/kg KG/Tag oder Pulstherapie).

Bezüglich des Sicherheitsprofils scheint die Cyclophosphamid-Pulstherapie der oralen Cyclophosphamid-Therapie überlegen zu sein. Als remissionserhaltende Therapeutika werden Azathioprin und Methotrexat eingesetzt.

Beim Nachweis einer **Hepatitis-B-assoziierten PAN** ist eine antivirale Therapie unter einer hepatologischen Mitbetreuung einzuleiten. Die antivirale Therapie sollte für sechs bis zwölf Monate durchgeführt werden. Bei einer lebensbedrohlichen PAN können Glukokortikoide (1 mg/Kilogramm Körpergewicht) für maximal zwei Wochen verabreicht werden. Des Weiteren kann eine Plasmapherese erwogen werden.

CAVE

Eine prolongierte Glukokortikoidtherapie sollte bei der Hepatitis-B-assoziierten PAN nicht eingesetzt werden, da sie die Virusreplikation und die Ausbildung einer Leberzirrhose fördert.

Die **ausschließlich kutane Manifestation** einer PAN wird primär mit nichtsteroidalen Antirheumatika therapiert. Bei einem Nichtansprechen besteht die Möglichkeit der Verabreichung von Colchicin, Glukokortikoiden oder Dapson.

Krankheitsverlauf, Komorbiditäten und Komplikationen

Die Beurteilung der Krankheitsaktivität erfolgt anhand der Klinik sowie der Verlaufskontrollen von CRP und BSG.

Für die renale Manifestation besteht das Risiko der Entwicklung einer **Niereninsuffizienz.** Die Gefäßstenosierung ist mit dem Auftreten von **Organischämien** und **Organinfarkten** verbunden. Aufgrund der chronischen Entzündung und des Langzeiteinsatzes von Glukokortikoiden besteht ein erhöhtes Risiko zur Ausbildung einer **Osteoporose,** welche frühzeitig therapiert werden muss (➤ 8.1).

7.4 Entzündung der kleinen Arterien

7.4.1 Granulomatose mit Polyangiitis

DEFINITION

Die **Granulomatose mit Polyangiitis** (GPA, ehemals Morbus Wegener) ist eine nekrotisierende granulomatöse Entzündung vor allem der kleinen und mittleren Gefäße (Arterien, Arteriolen, Kapillaren, Venolen und Venen), die vorwiegend den oberen und unteren Respirationstrakt befällt. In vielen Fällen besteht eine nekrotisierende Glomerulonephritis.

Epidemiologie, Klassifikation und Einteilung

Die Inzidenz der Erkrankung beträgt 10 Neuerkrankungen je 1.000.000 Einwohner je Jahr. Die Prävalenz wird mit 2,4 bis 15,7 Erkrankungen pro 100.000 Einwohner angegeben. Geschlechtsspezifische Unterschiede in der Prävalenz gibt es nicht. Das Manifestationsalter beträgt 45 bis 60 Jahre.

Die Kriterien zur Klassifikation der GPA aus dem Jahr 1990 (➤ Tab. 7.7) werden aktuell überarbeitet.

Tab. 7.7 Kriterien zur Klassifikation einer Granulomatose mit Polyangiitis (American College of Rheumatology, Leavitt et al. 1990). Zur Klassifikation müssen zwei von vier Kriterien vorliegen.

Kriterium	Definition
Nasale oder orale Entzündungen	Entwicklung schmerzhafter oder schmerzloser Ulzerationen oder eines eitrigen oder blutigen Nasenausflusses
Pathologischer Röntgenbefund des Thorax	Nachweis von Noduli, Infiltraten oder Kavernen im Röntgenthorax
Urinsediment	Mikrohämaturie (> 5 Erythrozyten pro Gesichtsfeld), Akanthozyten oder Erythrozytenzylinder im Urinsediment
Histologischer Nachweis einer granulomatösen Entzündung	Histologischer Nachweis einer granulomatösen Entzündung in der arteriellen Gefäßwand oder im perivaskulären Gewebe oder im extravaskulären Gewebe

Klinik

Als **Allgemeinsymptome** weisen die Patienten häufig Fieber, Gewichtsverlust, eine körperliche Schwäche und Arthralgien auf.

Die **Beteiligung** des **HNO-Trakts** geht mit einem blutigen, krustigen bzw. borkigen Schnupfen einher. Als Trigger der Erkrankung wird eine Besiedelung der Nasennebenhöhlen mit *Staphylococcus aureus* gesehen. Zusätzlich können eine chronische Sinusitis und eine chronische Otitis media auftreten. Ein Fortschreiten der Entzündung ist mit einer Destruktion des Nasenskeletts bis hin zu den ossären Strukturen der Nasennebenhöhlen verbunden, und es kommt zur Ausbildung einer für die GPA typischen Sattelnase (➤ Abb. 7.7). Hierbei können die Granulome auch zu einer Zerstörung der Schädelbasisknochen und der Orbita führen. Granulome können sich auch im Bereich der Orbita finden.

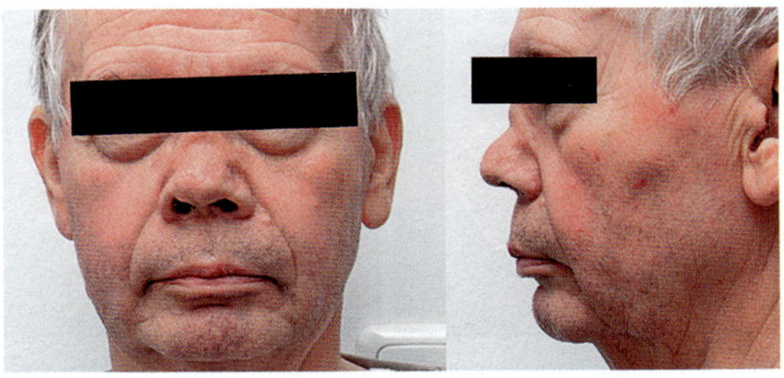

Abb. 7.7 Sattelnase bei einer HNO-Beteiligung der GPA. [T816–2]

Die **pulmonale Manifestation** geht mit nodulären Veränderungen, Infiltraten, pulmonalen Hämorrhagien und der Bildung von Kavernen einher. Die Ausbildung einer Glomerulonephritis ist mit einer **renalen Beteiligung** assoziiert und fällt klinisch durch den Anstieg der Nierenretentionswerte, eine Proteinurie und/oder eine Mikrohämaturie auf. Eine **kardiale Beteiligung** ist selten und geht mit einer Myokarditis oder Perikarditis einher.

Die Mononeuritis multiplex ist charakteristisch für die Manifestation der Erkrankung am peripheren **Nervensystem.** Eine Manifestation im Bereich des zentralen Nervensystems ist deutlich seltener. Sie geht mit intrazerebralen vaskulitischen Läsionen oder Granulomen einher. Die **Haut** und **Schleimhäute** können vaskulitische Purpura, Noduli sowie Schleimhautulzerationen aufweisen. Eine Skleritis, Episkleritis oder Konjunktivitis sprechen für eine **Augenmanifestation.**

Labor und Bildgebung/Diagnostik

Laborchemisch bestehen eine **hohe BSG** und ein **erhöhtes CRP.** Als richtungsweisend gilt der Nachweis von Anti-Neutrophilen-zytoplasmatischen Antikörpern mit zytoplasmatischem Fluoreszenzmuster **(c-ANCA)** und dem Antikörper gegen Proteinase 3 **(PR3-ANCA).**

Die Diagnostik einer GPA umfasst die Durchführung eines Organscreenings, welches an die Klinik adaptiert werden muss. Das **Organscreening** umfasst folgende Untersuchungen:

- Zur Beurteilung der **HNO-Manifestation** sollte eine CT und/oder eine MRT der Nasennebenhöhlen durchgeführt werden (➤ Abb. 7.8). Gegebenenfalls ist die Schnittbilddiagnostik auf das Cerebrum zu erweitern. Bei pathologischen Befunden ist eine HNO-ärztliche Mitbetreuung zu avisieren.
- Die Abklärung der **pulmonalen Beteiligung** erfolgt durch die Anfertigung eines Röntgen-Thorax und die Durchführung einer Lungenfunktionsuntersuchung mit Bestimmung der Diffusionskapazität. Zur detaillierteren Erfassung der Lungenveränderung sollte eine CT des Thorax erfolgen (➤ Abb. 7.9). Zur differenzialdiagnostischen Betrachtung sowie für die histologische Sicherung ist bei dem Verdacht auf granulomatöse Veränderungen der Lungenstruktur eine Bronchoskopie mit Biopsie indiziert.

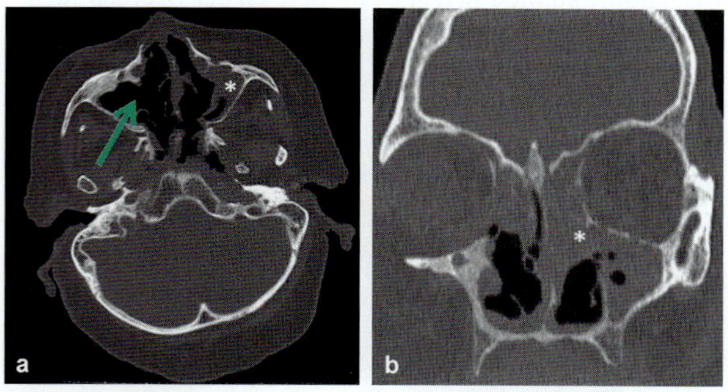

Abb. 7.8 CT der Nasennebenhöhlen mit einer Destruktion des Nasenskelettes (Pfeil) und Granulomen (Asterisk) bei einer GPA. [T816–3]

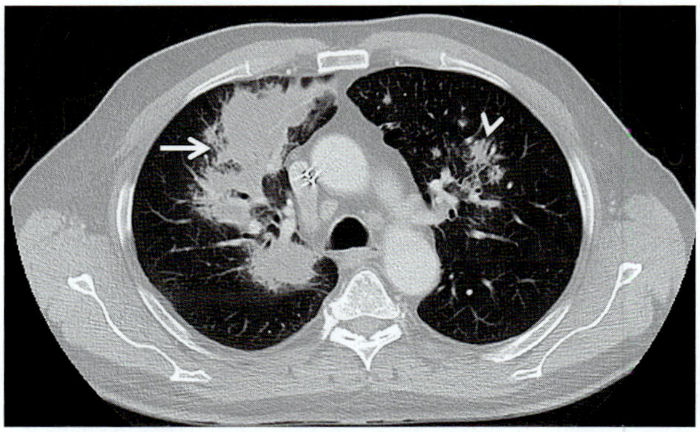

Abb. 7.9 Pulmonale Manifestation einer GPA mit Granulomen (Pfeil) und peribronchialen Infiltraten (Pfeilkopf). [T816–3]

- Die Beurteilung der **renalen Beteiligung** erfolgt mit der Durchführung einer Serumkreatininbestimmung, einer Sonografie der Nieren, eines Urinproteinprofils, ggf. mit Quantifizierung der Proteinurie im 24-Stunden-Sammelurin und einer Urinproteindifferenzierung sowie einer Bestimmung des Urinsediments. Bei pathologischen Befunden ist die Diagnose einer Glomerulonephritis über die Durchführung einer Nierenbiopsie zu sichern.
- In Hinblick auf die **Beteiligung des Nervensystems** sollten eine zerebrale MRT, Liquorpunktion, Elektroneurografie und ggf. eine Nervenbiopsie erfolgen.
- Zur Beurteilung einer **kardialen Manifestation** ist eine Echokardiografie durchzuführen. Gegebenenfalls ist eine weitere Differenzierung mittels einer kardialen MRT-Untersuchung notwendig.
- Im Rahmen der Neudiagnose oder eines Rezidiv sollte immer eine Biopsie zur histologischen Sicherung der Diagnose einer **ANCA-assoziierten Vaskulitis** durchgeführt werden. Dabei weist die Nierenbiopsie die höchste diagnostische Sicherheit auf.

Erfassung der Krankheitsaktivität

Zur Erfassung der Krankheitsaktivität jeglicher Vaskulitiden hat sich der **Birmingham-Vasculitis-Aktivitäts-Score** (aktuell Version 3) als praktikabel und prognoserelevant erwiesen. Dieser Score erfasst die Art und Schwere der Beteiligung verschiedener Organsysteme (➤ Tab. 7.8). Die Erfassung kann webbasiert erfolgen unter golem.ndorms.ox.ac.uk/calculators/bvas.html. Der Score wird zur Evaluation bei Erstdiagnose und bei Rezidiven im Verlauf eingesetzt. Die Berücksichtigung des Serumkreatininwerts erfolgt nur bei Erstevaluation. Die Wichtung der Symptome ist jeweils verschieden und erfolgt anhand differierender Punktwertungen. Die in ➤ Tab. 7.8 fettgedruckten Symptome bedingen bereits die

Höchstpunktzahl in der jeweiligen Kategorie. Es wird zudem angegeben, ob die Symptome neu (< 1 Monat) oder persistierend (> 1 Monat) in Bezug zum Zeitpunkt der Score-Erhebung bestehen.

Vaskulitisassoziierte Symptome, die bereits > 3 Monate bestehen, sind als vorbestehende Organschäden aufzufassen und sollten nicht in den BVAS Eingang finden. Für die Erfassung dieser Symptome eignet sich der **Vasculitis Damage Index** (VDI). Er steht zum kostenlosen Download zur Verfügung unter www.rarediseasesnetwork.org/cms/Portals/VCRC/Docs/VDI.pdf.

Allerdings haben Scores nur begrenzten Eingang in die tägliche klinische Praxis gefunden und werden vorwiegend für wissenschaftliche Fragestellungen angewendet. Sie geben aber eine gute Übersicht über mögliche Symptome und im Zweifelsfall abzuklärende Beteiligungen der Organsysteme (➤ Tab. 7.8). Der Wert der Verlaufskontrollen des PR3-ANCA ist wissenschaftlich umstritten.

Differenzialdiagnostisch ist die GPA von einer mikroskopischen Polyangiitis (➤ 7.4.2) oder einer eosinophilen Granulomatose mit Polyangiitis (➤ 7.4.3) abzugrenzen.

Tab. 7.8 Erfassung von Vaskulitissymptomen im Birmingham Vasculitis-Activity-Score (Version 3) (nach Mukhtyar et al. 2009).

Abgefragte Symptome und Befunde (Punkte)	max. Punktzahl
1. Allgemeinsymptome	
• Myalgien (1) • Arthralgien/Arthritis (1) • Fieber ≥ 38 °C (2) • Gewichtsverlust ≥ 2 kg (2)	3
2. Hautbeteiligung	
• Infarkt (2) • Purpura (2) • Ulzera (4) • **Gangrän (6)** • Andere Zeichen einer Hautvaskulitis (2)	6
3. Schleimhäute/Augen	
• Mundulzera, Mundgranulome (2) • Genitalulzera (1) • Entzündungen der Adnexe (4) • Exophtalmus (4) • Skleritis/Episkleritis (2) • Konjunktivitis/Blepharitis/Keratitis (1) • Verschwommensehen (3) • **Plötzlicher Visusverlust (6)** • **Uveitis (6)** • **Netzhautveränderungen (Vaskulitis/Thrombose/Exsudate/Hämorrhagie) (6)**	6
4. HNO-Beteiligung	
• Nasenbluten/Krusten/Ulzera/Granulome (4) • Beteiligung der Nasennebenhöhlen (2) • **Subglottische Stenose (6)** • Schallleitungsstörung (3) • **Schallempfindungsstörung (6)**	6
5. Thorax/Lunge	
• Giemen/Brummen/Pfeifen (2) • Knoten oder Kavernen (3) • Pleuraerguss/Pleuritis (4) • Infiltrate (4) • Endobronchiale Beteiligung (4) • **Hämoptysen/alveolare Blutungen (6)** • **Respiratorisches Versagen (6)**	6
6. Kardiovaskulär/Herz	
• Neu auftretender Pulsverlust (4) • Herzklappenerkrankung (4) • Perikarditis (3) • Angina pectoris (4) • **Kardiomyopathie (6)** • **Herzinsuffizienz (6)**	6
7. Abdomen	
• **Peritonitis (9)** • **Blutige Diarrhö (9)** • Angina abdominalis (6)	9
8. Niere	
• Arterielle Hypertonie (4) • Proteinurie > 1+ oder > 0,2 mg/24 Stunden (4), • Hämaturie ≥ 10 Erythrozyten pro Gesichtsfeld (6), • Serumkreatinin 125–249 µmol/l (1,41–2,82 mg/dl) (4) • Kreatinin 250–499 µmol/l (2,83–5,64 mg/dl) (6) • Kreatinin ≥ 500 µmol/l (≥ 5,66 mg/dl) (8) • Anstieg des Serumkreatinins > 30 % oder • Abfall der Kreatininclearance > 25 % (6)	12
9. Nervensystem	
• Kopfschmerzen (1) • Meningitis (3) • Hirnorganisches Psychosyndrom (3) • **Krampfanfälle (nicht hypertensiv bedingt) (9)** • **Schlaganfall (9)** • **Rückenmarksläsion (9)** • Hirnnervenlähmung (6) • Sensorische periphere Neuropathie (6) • **Mononeuritis multiplex (9)**	9
Max. Punktzahl:	**63**

Therapie

Die Therapie hängt davon ab, ob es sich um eine Erstdiagnose der GPA, eine Rezidivsituation oder eine lebensbedrohliche organbedrohende Situation handelt:

- **Fehlende Organbedrohung – Remissionsinduktionstherapie:** Methotrexat (1× 20–25 mg/Woche) oder Mycophenolat-Mofetil (2–3 g/Tag) plus Glukokortikoide
- **Lebensbedrohliche bzw. organbedrohende Situation – Remissionsinduktionstherapie:** Cyclophosphamid

(CYCLOPS-Protokoll) oder Rituximab (375 mg/m^2 Körperoberfläche in Woche 0, 1, 2, 3) in Kombination mit Glukokortikoiden

- **Rapide Verschlechterung der Nierenfunktion** (Kreatinin ≥ 513 µmol/l [5,8 mg/dl]) oder **pulmonale Hämorrhagien:** Plasmapherese
- **Remissionserhaltende Therapie:** Glukokortikoide und Azathioprin oder Methotrexat oder Mycophenolat-Mofetil oder Rituximab (500 mg alle sechs Monate für maximal zwei Jahre)

Bei einer **fehlenden Organbedrohung** sollten die Patienten eine Remissionsinduktionstherapie mit Methotrexat (1× 20–25 mg/Woche) oder Mycophenolat-Mofetil (2–3 g/Tag) in Kombination mit Glukokortikoiden (Prednisolon 1 mg/kg KG) erhalten. Im Verlauf sind die Glukokortikoide schrittweise zu reduzieren mit einer Prednisolon-Zieldosis < 7,5 mg/Tag.

Bei einer **lebensbedrohlichen Situation** bzw. einer **organbedrohenden Situation** sollte eine Remissionsinduktionstherapie mit Cyclophosphamid oder Rituximab in Kombination mit Glukokortikoiden durchgeführt werden. Initial erfolgt die intravenöse Applikation einer Glukokortikoid-Pulstherapie (250–1000 mg/Tag über drei Tage) mit einer anschließenden Glukokortikoidtherapie (1 mg/kg KG, maximal 80 mg). Die Glukokortikoide werden schrittweise reduziert. Die Erhaltungsdosis sollte < 7,5 mg Prednisolon/Tag betragen.

Zusätzlich wird eine Therapie mit Cyclophosphamid oder Rituximab eingeleitet. Cyclophosphamid kann oral (2 mg/Kilogramm/Tag, tägliche Maximaldosis 200 mg) oder in Form einer intravenösen Pulstherapie (CYCLOPS-Protokol 15 mg/kg KG in Woche 0, 2, 4, 7, 10, 13) verabreicht werden. Ggf. ist eine Anpassung der Cyclophosphamid-Dosis an das Patientenalter und die Nierenfunktion vorzunehmen (➤ Tab. 7.9). Die Cyclophosphamid-Pulstherapie wird jedoch aufgrund der niedrigeren absoluten Cyclophosphamiddosis sowie der Harnblasennebenwirkungen (im Kurzzeitverlauf hämorrhagische Zystitis und im Langzeitverlauf Harnblasenkarzinom) bevorzugt. Zur Reduzierung der Harnblasennebenwirkungen durch Cyclophosphamid sollten die Patienten Mesna erhalten.

Die **Prophylaxe gegen Pneumocystis jirovecii** erfolgt mit Cotrimoxazol (täglich einmal 400/80 mg oder jeden zweiten Tag 800/160 mg, bei einer glomerulären Filtrationsrate < 30 ml/min. zweimal je Woche). Alternativ kann eine Remissionsinduktionstherapie mit Rituximab (375 mg/m^2 Körperoberfläche in Woche 0, 1, 2, 3) durchgeführt werden.

CAVE

Bei einer rapiden Verschlechterung der Nierenfunktion oder bei pulmonalen Hämorrhagien ist die Durchführung einer Plasmapherese als Ultima Ratio notwendig.

Nach Erreichen der Remission (nichtaktive Erkrankung) wird eine **remissionserhaltende Therapie** durchgeführt. Diese besteht aus der Gabe von niedrig dosierten Glukokortikoiden (< 7,5 mg/Tag) und Azathioprin (2 mg/Kilogramm Körpergewicht) oder Methotrexat (20–25 mg einmal die Woche) oder Mycophenolat-Mofetil (2 g/Tag) oder Rituximab (500 mg alle sechs Monate, für maximal zwei Jahre). Nach zwei Jahren Remission ist eine Dosisreduktion von Azathioprin oder Methotrexat zu diskutieren. Des Weiteren kann durch den Einsatz von Cotrimoxazol (800/160 mg zweimal täglich) die Rezidivrate reduziert werden. Durch die nasale Besiedlung mit *Staphylococcus aureus* können Rezidive getriggert werden. Hier sollte eine antibiotische Sanierung unter Einsatz topischer Antibiotika (Mupirocin-Nasensalbe) vorgenommen werden.

LEITLINIEN

Die *EULAR/ERA-EDTA recommendations for the management of ANCA-associated vasculitis* sowie die S1-Leitlinie zur Diagnostik und Therapie der ANCA-assoziierten Vaskulitiden stellen den aktuellen Therapiestandard in der Behandlung von ANCA-assoziierten Vaskulitiden (Granulomatose mit Polyangiitis, Mikroskopische Polyangiitis und Eosinophile Granulomatose mit Polyangiitis) dar (➤ Tab. 7.9):

Yates M et al. EULAR/ERA-EDTA recommendations for the management of ANCA-associated vasculitis. Ann Rheum Dis 2016; 75(9):1583–1594.

Schirmer JH et al. S1-Leitlinie: Diagnostik und Therapie der ANCA-assoziierten Vaskulitiden. Z Rheumatol 2017; 76 (Suppl 3):77–104.

Tab. 7.9 Anpassung der Cyclophosphamid-Dosis an die Nierenfunktion und das Patientenalter im Rahmen der Induktionstherapie (adaptiert nach Schirmer et al. 2017).

Alter in Jahren	Serumkreatinin	
	< 300 µmol/l (3,4 mg/dl)	300–500 µmol/l/ 3,4–5,8 mg/dl
< 60	15,0 mg/kg KG pro Infusion	12,5 mg/kg KG pro Infusion
60–70	12,5 mg/kg KG pro Infusion	10,0 mg/kgKG pro Infusion
> 70	10,0 mg/kg KG pro Infusion	7,5 mg/kg KG pro Infusion

Krankheitsverlauf und Komorbiditäten

Im Anschluss an eine Remissionsinduktionstherapie sollte ein erneutes Organscreening in Bezug auf eine Krankheitsinaktivität durchgeführt werden. Die renale Beteiligung ist mit der Gefahr der Entwicklung einer chronischen **Niereninsuffizienz** verbunden. Unter der Therapie mit Rituximab und Cyclophosphamid können erhöhte Raten an Infektionserkrankungen auftreten, welche durch eine **Hypoimmunoglobulinämie** verursacht sein können. Aus diesem Grund sollten eine Bestimmung der Immunglobuline und gegebenenfalls eine Substitution erfolgen. Patienten mit einer GPA weisen ein erhöhtes **kardiovaskuläres Risiko** auf. Daher sollte ein Screening bezüglich kardiovaskulärer Erkrankungen durchgeführt werden. Bei auffälligen Befunden ist ggf. eine entsprechende Therapie einzuleiten werden. Aufgrund der chronischen Entzündung sowie durch den Einsatz von Glukokortikoiden besteht ein erhöhtes Risiko der Ausbildung einer **Osteoporose** (➢ 8.1). Des Weiteren ist das Risiko für die Entwicklung eines Diabetes mellitus Typ 2 oder maligne Erkrankungen erhöht. Unter einer erfolgreichen Remissionserhaltungstherapie weist ein Teil der Patienten eine **Fatigue**-Symptomatik oder ein **chronisches Schmerzsyndrom** auf.

7.4.2 Mikroskopische Polyangiitis

DEFINITION

Die **Mikroskopische Polyangiitis (MPA)** ist eine nekrotisierende Entzündung der kleinen Gefäße (Arteriolen, Kapillaren und Venolen). Eine granulomatöse Entzündung wird histologisch nicht nachgewiesen. Eine nekrotisierende Glomerulonephritis sowie eine Beteiligung der pulmonalen Kapillaren sind typisch.

Epidemiologie, Klassifikation und Einteilung

Die Inzidenz der Erkrankung beträgt 2,7 bis 9,4 Neuerkrankungen je 1.000.000 Einwohner pro Jahr. Männer sind etwas häufiger betroffen als Frauen (1,8:1). Das Erkrankungsalter wird mit 50 bis 60 Jahren angeben. Es sind keine Klassifikations- bzw. Diagnosekriterien für die Erkrankung beschrieben.

Klinik

Ein Teil der Patienten weist eine **konstitutionelle Symptomatik** mit Fieber, Arthralgien und Myalgien auf. Die MPA als systemische Vaskulitis der kleinen Gefäße kann sich in allen Organsystemen manifestieren. Bevorzugt weist die Erkrankung eine Beteiligung der Nieren und der Lunge auf.

- Die **Lungenbeteiligung** geht klinisch mit einer Dyspnoe, Husten, Thoraxschmerzen, Pleuritis oder Hämoptysen einher. Zusätzlich kann eine diffuse pulmonale Hämorrhagie bestehen. Mit dem Fortschreiten der Erkrankung kann eine Lungenfibrose auftreten.
- In Bezug auf die **renale Manifestation** der MPA ist ein asymptomatischer Verlauf bis hin zu einem Nierenversagen mit nachfolgender Dialysepflichtigkeit möglich. Ursache hierfür ist eine Glomerulonephritis, die sich durch eine Proteinurie, eine Mikrohämaturie oder ein aktives Urinsediment äußert.
- Eine abdominale Beschwerde- und Schmerzsymptomatik bis hin zu gastrointestinalen Blutungen ist charakteristisch für eine **abdominale Beteiligung.**
- Die MPA weist in einem Teil der Fälle eine Manifestation im Bereich des zentralen und peripheren **Nervensystems** auf. Eine Mononeuritis multiplex bzw. eine distale symmetrische Polyneuropathie sind charakteristisch für eine Involvierung des peripheren Nervensystems. Für eine Manifestation im Bereich des zentralen Nervensystems sind zerebrale Hämorrhagien, Pachymeningitis oder nichthämorrhagische zerebrale Infarkte typisch.
- Eine Beteiligung im **Hals-, Nasen- und Ohrenbereich** ist nicht charakteristisch für eine MPA. Allerdings kann ein Teil der Patienten eine Sinusitis bzw. einen Gehörverlust aufgrund der Beteiligung des Innenohrs aufweisen.
- In Bezug auf die **Haut** und **Schleimhäute** können vaskulitische Purpura, Noduli, Urtikaria, eine Livedo reticularis, Hautulzerationen sowie Schleimhautulzerationen auftreten.

Labor und Bildgebung/Diagnostik

Laborchemisch bestehen eine **erhöhte BSG** und ein **erhöhtes CRP.** Als richtungsweisend gilt der Nachweis von Antineutrophilen-zytoplasmatischen Antikörpern mit perinukleärem Fluoreszenzmuster (**p-ANCA**) mit dem Antikörper gegen Myeloperoxidase (**MPO-ANCA**).

Die Diagnostik einer MPA umfasst die Durchführung eines Organscreenings, welches an die Klinik adaptiert werden muss.

- Die Beurteilung der **pulmonalen Beteiligung** erfolgt durch die Anfertigung eines Röntgen-Thorax und die Durchführung einer Lungenfunktionsuntersuchung mit Bestimmung der Diffusionskapazität. Zur detaillierteren Erfassung der Lungenveränderung sollte eine CT des Thorax erfolgen (➢ Abb. 7.10). Zur differenzialdiagnostischen Betrachtung sowie für die histologische Sicherung ist eine Bronchoskopie mit Biopsie indiziert.
- Die **renale Beteiligung** wird über die Durchführung einer Serumkreatininbestimmung, einer Sonografie der Nieren, eines Urinproteinprofils, ggf. mit Quantifizierung der Proteinurie im 24-Stunden-Sammelurin, und einer Urinproteindifferenzierung sowie einer Bestimmung des Urinsediments evaluiert. Bei pathologischen Befunden ist eine Glomerulonephritis über die Durchführung einer Nierenbiopsie zu sichern.
- Eine **Beteiligung des Nervensystems** sollte durch eine zerebrale Magnetresonanztomografie, Liquorpunktion, Elektroneurografie und ggf. eine Nervenbiopsie ausgeschlossen werden.
- Bei dem Verdacht auf eine **HNO-Manifestation** sind die Durchführung einer CT bzw. MRT der Nasennebenhöhlen und eine HNO-ärztliche Mitbetreuung indiziert.
- Eine Echokardiografie bzw. MRT des Herzens wird zum Ausschluss einer **kardialen Beteiligung** durchgeführt.
- Im Rahmen der Neudiagnose oder eines Rezidivs sollte immer eine Biopsie zur Sicherung der Diagnose einer ANCA-assoziierten Vaskulitis durchgeführt werden.

Differenzialdiagnostisch ist die MPA von einer Granulomatose mit Polyangiitis (➢ 7.4.1) oder einer eosinophilen Granulomatose mit Polyangiitis (➢ 7.4.3) abzugrenzen. Hierzu sind die bioptische Sicherung sowie die Bestimmung des Autoantikörpermusters notwendig.

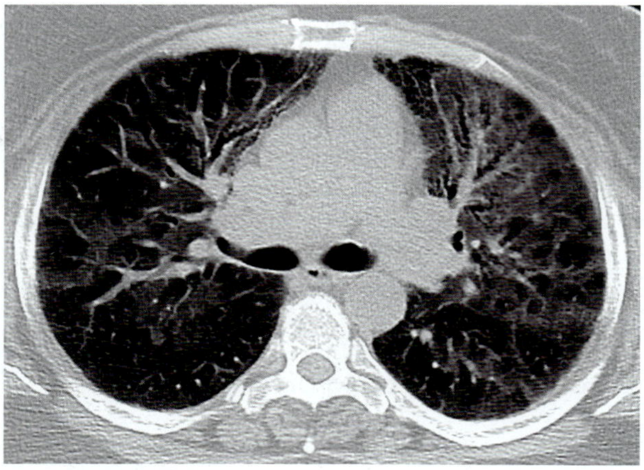

Abb. 7.10 Ausgeprägte Milchglastrübungen als Zeichen einer Alveolitis im Rahmen einer aktiven pulmonalen Beteiligung der Lungen einer MPA. [T816–3]

Therapie

Die Therapie der MPA entspricht der Therapie der Granulomatose mit Polyangiitis (➤ 7.4.1):

- **Fehlende Organbedrohung – Remissionsinduktionstherapie:** Methotrexat (1× 20–25 mg/Woche) oder Mycophenolat-Mofetil (2–3 g/Tag) plus Glukokortikoide.
- **Lebensbedrohliche bzw. organbedrohende Situation – Remissionsinduktionstherapie:** Cyclophosphamid (CYCLOPS-Protokoll 15 mg/kg KG in Woche 0, 2, 4, 7, 10, 13) oder Rituximab (375 mg/m^2 Körperoberfläche in Woche 0, 1, 2, 3) in Kombination mit Glukokortikoiden (250–1000 mg/Tag über drei Tage, folgen 1 mg/kg KG, maximal 80 mg, mit einer schrittweisen Dosisreduktion, Zieldosis < 7,5 mg).
- **Rapide Verschlechterung der Nierenfunktion** (Kreatinin ≥ 513 µmol/l [5,8 mg/dl]) oder **pulmonale Hämorrhagien:** Plasmapherese.
- **Remissionserhaltende Therapie:** Glukokortikoide (< 7,5 mg/Tag) und Azathioprin (2 mg/kg/KG) oder Methotrexat (1× 20–25 mg/Woche) oder Mycophenolat-Mofetil (2 g/Tag) oder Rituximab (500 mg alle sechs Monate für maximal zwei Jahre).

Krankheitsverlauf und Komorbiditäten

Nach einer durchgeführten Remissionsinduktionstherapie sollte ein erneutes Organscreening in Bezug auf eine Krankheitsinaktivität durchgeführt werden.

Die Beurteilung der Krankheitsaktivität erfolgt anhand des **Birmingham-Vaskulitis-Aktivitäts-Scores** (BVAS) sowie einer detaillierten klinischen Verlaufsevaluierung. Die Organschäden im Langzeitverlauf werden über den **Vasculitis Damage Index** (VDI) erfasst (➤ 7.4.1). Der Wert der Verlaufskontrollen des MPO-ANCA ist wissenschaftlich umstritten, obwohl eine erneute Positivität zwischenzeitlich negativer Antikörper suspekt für ein Rezidiv ist.

Die Komorbiditäten sowie die potenziellen Nebenwirkungen der Therapie entsprechen dem Spektrum bei der Granulomatose mit Polyangiitis (➤ 7.4.1).

7.4.3 Eosinophile Granulomatose mit Polyangiitis

DEFINITION

Die **eosinophile Granulomatose** mit Poylangiitis (EGPA, ehemals Churg-Strauss-Syndrom) ist eine eosinophilenreiche nekrotisierende granulomatöse Entzündung sowie nekrotisierende Vaskulitis der kleinen und mittleren Gefäße. Sie ist mit einem Asthma und einer Eosinophilie assoziiert. ANCA treten vor allem bei einer Glomerulonephritis auf.

Epidemiologie, Klassifikation und Einteilung

Die Prävalenz wird mit 10–20 Erkrankungen je 1.000.000 Einwohner und die Inzidenz mit 1 bis 4 Neuerkrankungen je 1.000.000 Einwohner pro Jahr beschrieben. Männer und Frauen sind wahrscheinlich gleich häufig von einer EGPA betroffen. Das Haupterkrankungsalter liegt zwischen dem 38. und 54. Lebensjahr. Wahrscheinlich weisen Patienten mit einer Leukotrienrezeptorantagonisten-Therapie ein erhöhtes Risiko für die Entwicklung einer EGPA auf.

Die Klassifikationskriterien der EGPA sind in ➤ Tab. 7.10 aufgeführt.

Tab. 7.10 Kriterien zur Klassifikation einer Eosinophilen Granulomatose mit Polyangiitis (American College of Rheumatologie, Masi et al. 1990). Die Klassifikation wird erfüllt, wenn vier von sechs Kriterien positiv sind.

Kriterium	Definition
Asthma	Anamnestisch asthmatische Beschwerden mit diffusen exspiratorischen Rasselgeräuschen
Eosinophilie	Nachweis von mehr als 10 % eosinophilen Granulozyten im Differenzialblutbild
Mononeuropathie/ Polyneuropathie	Entwicklung einer Mononeuropathie (inklusive der Mononeuritis multiplex) oder Polyneuropathie als Merkmal einer systemischen Vaskulitis
Nicht fixierte pulmonale Infiltrate	Wandernde oder vorübergehende pulmonale Infiltrate (keine stationären pulmonalen Infiltrate) als Ausdruck einer Vaskulitis
Veränderungen der Nasennebenhöhlen	Anamnestisch akute oder chronische Schmerzen der Nasennebenhöhlen mit radiologischem Nachweis einer Verschattung der Nasennebenhöhlen
Extravaskuläre Eosinophilie	Bioptischer Nachweis einer extravaskulären Eosinophilie im Bereich einer Arterie, Arteriole oder Venole

Klinik

Klinisch können folgende Symptome im Rahmen einer EGPA auftreten:

- Ein Teil der EGPA-Patienten zeigt eine **Allgemeinsymptomatik** mit Fieber, Gewichtsverlust, Abgeschlagenheit, Arthralgien und Myalgien.
- Fast alle Patienten sind in der Anamnese an einem **Asthma bronchiale** erkrankt oder weisen eine allergische Rhinitis, Polyposis nasi oder eine chronische Sinusitis auf.
- Die Lungenbeteiligung geht mit **eosinophilen Lungeninfiltraten** und **Pleuraergüssen** einher. Klinisch fallen die Patienten durch eine Dyspnoe, Husten und Thoraxschmerzen auf. Noduläre Lungenveränderungen sind nicht charakteristisch für die EGPA.
- Ein Viertel der Patienten zeigt eine **renale Manifestation.** Diese kann asymptomatisch verlaufen, aber auch einen Verlauf bis zu einem akuten Nierenversagen nehmen, welches auf einer Glomerulonephritis (meistens rapid-progressive Glomerulonephritis) beruht.
- Eine **kardiale Manifestation** ist durch eine Infiltration des Endomyokards mit eosinophilen Granulozyten gekennzeichnet. Diese ist mit thrombembolischen Auflagerungen, Arrhythmien, Wandbewegungsstörungen, Klappenfunktionsstörungen und einer reduzierten Ejektionsfraktion verbunden.
- Unerklärliche abdominale Schmerzen und Hämorrhagien bis zur Darmperforation können durch eine **Darmbeteiligung** mit eosinophilen Infiltraten der gastrointestinalen Mukosa (hauptsächlich im Dünndarmbereich) verursacht werden.
- An Manifestationen im Bereich des peripheren **Nervensystems** sind eine Mononeuritis multiplex sowie eine sensomotorische Polyneuropathie beschrieben. Die zentrale Beteiligung ist mit zerebralen Infarkten und Hämorrhagien verbunden.
- Die **Hautmanifestation** geht mit einer Purpura, Pseudourtikaria, Livedo reticularis und Bläschen einher.

Labor

Laborchemisch bestehen eine **erhöhte BSG** und ein **erhöhtes CRP.** Als richtungsweisender Befund gilt der Nachweis einer **Eosinophilie** im Differenzialblutbild.

Bezüglich der Antikörper werden bei einem Teil der Patienten bevorzugt Anti-Neutrophilen-zytoplasmatische Antikörper mit perinukleärem Fluoreszenzmuster (**p-ANCA**) mit dem Antikörper gegen Myeloperoxidase (**MPO-ANCA**) nachgewiesen. In seltenen Fällen wird auch ein Proteinase-3-ANCA (PR3-ANCA) detektiert.

Bildgebung/Diagnostik

Die Diagnostik einer EPGA umfasst die Durchführung eines Organscreenings, welches an die Klinik adaptiert werden muss.

- Die Beurteilung der **pulmonalen Beteiligung** erfolgt durch die Anfertigung eines Röntgen-Thorax und für die detailliertere Erfassung der Lungenveränderung durch eine CT-Untersuchung des Thorax (➤ Abb. 7.11). Ergänzend ist die Lungenfunktionsuntersuchung mit Bestimmung der Diffusionskapazität durchzuführen. Zur weiteren differenzialdiagnostischen Abklärung und histologischen Sicherung ist eine Bronchoskopie (mit Biopsie und immunologischer bronchoalveolärer Lavage) indiziert.
- Die **renale Manifestation** wird über die Durchführung einer Serumkreatininbestimmung, einer Sonografie der Nieren, eines Urinproteinprofils, ggf. mit Quantifizierung der Proteinurie im 24-Stunden-Sammelurin, und einer Urinproteindifferenzierung sowie einer Bestimmung des Urinsediments evaluiert. Bei pathologischen Befunden ist eine Glomerulonephritis über die Durchführung einer Nierenbiopsie zu sichern oder auszuschließen.
- Bei dem Verdacht auf eine **HNO-Manifestation** sind die Durchführung einer CT bzw. MRT der Nasennebenhöhlen und eine HNO-ärztliche Mitbetreuung indiziert
- Zur Beurteilung der **kardialen EGPA-Beteiligung** ist die Durchführung einer **Echokardiografie** obligat (➤ Abb. 7.12). Ergänzend können eine kardiale MRT (➤ Abb. 7.13) sowie eine Myokardbiopsie notwendig sein.
- Eine **Beteiligung des Nervensystems** sollte durch eine zerebrale MRT, Liquorpunktion, Elektroneurographie und ggf. eine Nervenbiopsie ausgeschlossen werden.
- Im Rahmen der Neudiagnose oder eines Rezidiv sollte zur Sicherung der Diagnose einer EGPA immer eine Biopsie mit dem Nachweis einer Gewebseosinophilie bzw. Eosinophilie der Gefäßwand durchgeführt werden.
- In Hinblick auf die differenzialdiagnostische Abklärung einer Eosinophilie bei dem Verdacht auf eine EGPA sind die Durchführung einer **hämatologischen Beckenkamm-**

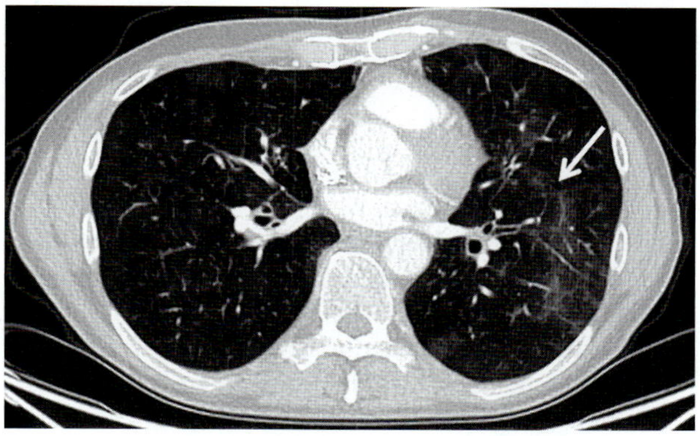

Abb. 7.11 Computertomografie des Thorax mit einer aktiven Lungenbeteiligung (Pfeil, Alveolitis) bei einer EGPA. [T816–3]

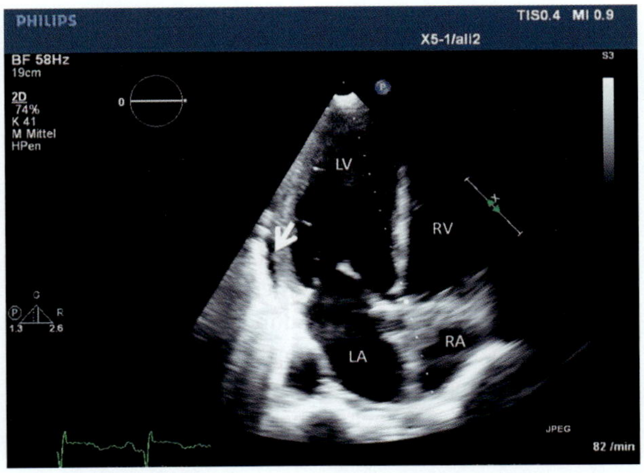

Abb. 7.12 Echokardiografie bei einer EGPA und atypischer Anlotung mit einem kleinen Perikarderguss (Pfeil). [T816–5]

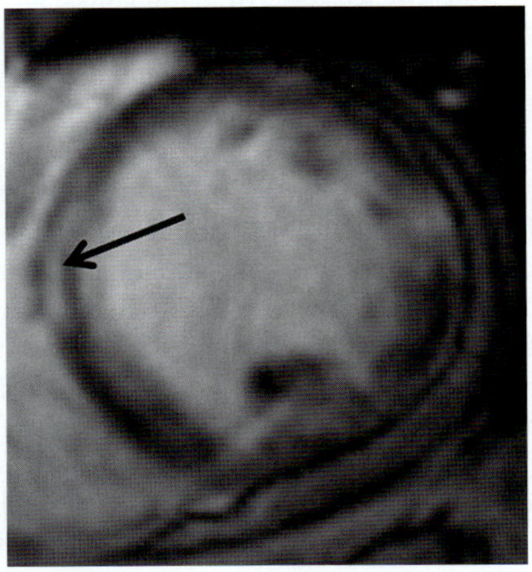

Abb. 7.13 Darstellung eines myokardialen Late Enhancement als morphologisches Korrelat einer myokardialen Manifestation einer EGPA (schwarzer Pfeil). [T816–3]

biopsie (Bestimmung des FIP1L1-PDGFA-Rezeptors) sowie infektiologische Untersuchungen indiziert.

Die **Differenzialdiagnosen** einer Eosinophilie, insbesondere anderweitige Ursachen einer Hypereosinophilie, müssen im Rahmen der laborchemischen, mikrobiologischen, bildgebenden und invasiven Diagnostik ausgeschlossen werden (➤ Tab. 7.11).

Therapie

- **Fehlende Organbedrohung – Remissionsinduktionstherapie:** Methotrexat (20–25 mg/einmal die Woche) oder Mycophenolat-Mofetil (2–3 g/Tag) plus Glukokortikoide.
- **Lebensbedrohliche Situation bzw. organbedrohende Situation – Remissionsinduktionstherapie:** Cyclophosphamid (15 mg/kg KG in Woche 0, 2, 4, 7, 10, 13) in Kombination mit Glukokortikoiden (250–1000 mg/Tag über drei Tage, gefolgt von 1 mg/Kilogramm Körpergewicht, maximal 80 mg/Tag, mit schrittweiser Dosisreduktion, Zieldosis < 7,5 mg). Zur Reduzierung der Harnblasennebenwirkung durch Cylophosphamid sollten die Patienten Mesna erhalten. Zur Prophylaxe gegen Pneumocystis jirovecii ist eine Prophylaxe mit Cotrimoxazol (täglich einmal 400/80 mg oder jeden zweiten Tag 800/160 mg) durchzuführen. Als alternative Therapie ist die Gabe von Rituximab zu diskutieren.
- **Schwere therapierefraktäre Verläufe** (insbesondere im Rahmen einer rasch progredienten Niereninsuffizienz, Kreatinin ≥ 513 µmol/l [5,8 mg/dl]): Durchführung einer Plasmapherese als Ultima Ratio.
- **Remissionserhaltende Therapie:** Glukokortikoide (< 7,5 mg/Tag) und Azathioprin (2 mg/Kilogramm Körpergewicht).

Als eine neue Behandlungsoption der EGPA steht wahrscheinlich Mepolizumab als monoklonaler Antikörper gegen Interleukin 5 zur Verfügung.

Tab. 7.11 Differenzialdiagnostische Ursachen einer Hypereosinophilie.

Organsystem	Differenzialdiagnose
Pulmonale Erkrankungen	• Asthma • Allergische bronchopulmonale Aspergillose • Chronische eosinophile Pneumonie
Hämatoonkologische Erkrankungen	• Hypereosinophiliesyndrom • Eosinophilenleukämie • Neoplasien
Dermatologische Erkrankungen	• Bullöses Pemphigoid • Dermatitis herpetiformis
Infektionserkrankungen	• Parasitäre Erkrankungen (z. B. Helminthen)
Rheumatische Erkrankungen	• Granulomatose mit Polyangiitis • Mikroskopische Polyangiitis
Weitere Ursachen	• Arzneimittelnebenwirkungen (z. B. Allopurinol)

Krankheitsverlauf und Komorbiditäten

Eine inaktive EGPA ist mit einer Normalisierung der eosinophilen Zellzahl im Differenzialblutbild verbunden. Die Beurteilung der Krankheitsaktivität erfolgt anhand des **Birmingham-Vaskulitis-Aktivitäts-Scores** (BVAS) sowie einer detaillierten klinischen Verlaufsevaluierung. Zur Erfassung der Organschäden wird der **Vasculitis Damage Index** (VDI) eingesetzt (Details ➤ 7.4.1).

Nach einer durchgeführten Remissionsinduktionstherapie sollte ein erneutes Organscreening in Bezug auf eine Krankheitsinaktivität durchgeführt werden. Die Komorbiditäten wie auch die potenziellen Nebenwirkungen der Therapie entsprechen dem Spektrum bei der Granulomatose mit Polyangiitis (➤ 7.4.1).

7.4.4 IgA-Vaskulitis

DEFINITION

Die **IgA-Vaskulitis** (ehemals Purpura Schönleich-Henoch) ist eine Immunkomplex-Vaskulitis, welche die kleinen Gefäße (bevorzugt die kleinen Arterien) betrifft und durch Immunglobulin A1(IgA1)-Ablagerungen in der Gefäßwand immunhistologisch gekennzeichnet ist.

Epidemiologie, Klassifikation und Einteilung

Die Erkrankung tritt bevorzugt im Kindesalter auf. Im Erwachsenenalter kommt sie mit einer Inzidenz von 0,1 bis 0,8 Erkrankten/100.000 Einwohner deutlich seltener vor. Das Verhältnis zwischen Männern und Frauen beträgt 3:2.

Die EULAR/PRINTO/PRES-Klassifikationskriterien der IgA-Vaskulitis (2010) wurden primär für Kinder entwickelt (➤ Tab. 7.12). In einer aktuellen Publikation konnte gezeigt werden, dass die EULAR/PRINTO/PRES-Klassifikationskriterien (2010) eine hohe Sensitivität und Spezifität auch in der Klassifikation einer IgA-Vaskulitis bei Erwachsenen haben.

Klinik

Die **Hautbeteiligung** geht mit einem palpablen Purpura einher, welche einen nekrotisierenden Verlauf nehmen können (➤ Abb. 7.14).

Arthralgien treten bevorzugt an den Knie- oder Sprunggelenken auf. Eine Arthritis wird selten beobachtet. Die **gastrointestinale Manifestation** geht mit akuten kolikartigen Bauchschmerzen einher. Zusätzlich können eine Übelkeit, Erbrechen oder Meläna bestehen. Eine schwerwiegende Komplikation der gastrointestinalen Manifestation sind Darmischämie, Perforation oder Invagination.

Die **renale Beteiligung** ist häufig mit einer Mikrohämaturie und Proteinurie verbunden. Zusätzlich können erhöhte Nierenretentionsparameter im Rahmen eines Nierenversagens bestehen. Eine kardiale oder das Nervensystem involvierende Beteiligung gilt als selten.

Tab. 7.12 EULAR/PRINTO/PRES-Klassifikationskriterien der IgA-Vaskulitis (nach Hočevar et al. 2016).

Kriterium
Purpura und Petechien (bevorzugt der unteren Extremität)
Eins der folgenden Kriterien
Abdominale Schmerzen (kolikartige Bauchschmerzen mit einem akuten Beginn, Hodenschmerzen bei Männern)
Histologischer Nachweis einer leukozytoklastischen Vaskulitis oder einer Glomerulonephritis mit IgA-Ablagerungen
Arthritis oder Arthralgien
Nierenbeteiligung (Proteinurie > 0,3 g im 24-Stunden-Sammelurin oder Hämaturie oder Erythrozyturie mit > 5 Erythrozyten je Gesichtsfeld oder Erythrozytenzylinder im Urinsediment)

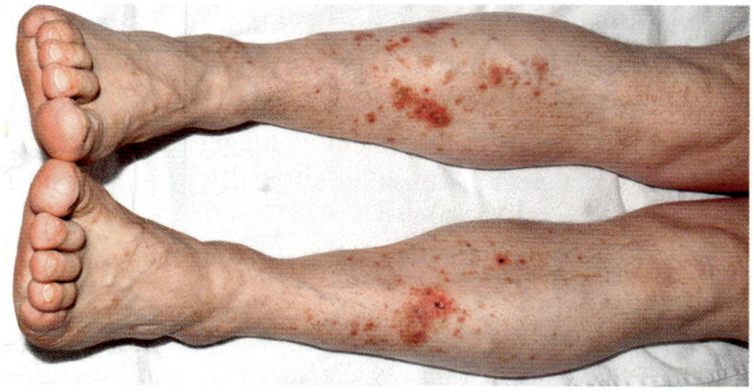

Abb. 7.14 Purpura der unteren Extremität bei einer IgA-Vaskulitis. [T816–2]

Labor und Bildgebung/Diagnostik

Laborchemisch bestehen eine **erhöhte BSG** und ein **erhöhtes CRP.** Ein erhöhtes Serum-**IgA** kann einen diagnostischen Hinweis liefern.

Zur Erfassung der Organbeteiligungen ist ein an die Klinik adaptiertes Organscreening erforderlich:

- Zur Erfassung der **Hautveränderungen** sollte eine Hautbiopsie durchgeführt werden, mit deren Hilfe eine leukozytoklastische Vaskulitis mit IgA-Ablagerungen in den Gefäßwänden nachweisbar ist.
- Die Evaluierung der **renalen Beteiligung** erfolgt mit der Durchführung einer Serumkreatininbestimmung, einer Sonografie der Nieren, eines Urinproteinprofils, ggf. mit Quantifizierung der Proteinurie im 24-Stunden-Sammelurin sowie einer Bestimmung des Urinsediments.
- Bei pathologischen Befunden ist die renale Beteiligung über die Durchführung einer Nierenbiopsie zu sichern. Histologisch wird bei der IgA-Vaskulitis eine mesangioproliferative **Glomerulonephritis** mit IgA-Ablagerung nachgewiesen.
- Eine Sonografie des Abdomens und endoskopische Diagnostik sollten zur Beurteilung der **gastrointestinalen Manifestation** durchgeführt werden. Gegebenenfalls ist die Diagnostik um eine entsprechende Schnittbildgebung mittels CT und MRT zu erweitern.

Differenzialdiagnostisch ist eine IgA-Vaskulitis über die entsprechende dermatologische und nephrologische Diagnostik zu bestätigen bzw. auszuschließen.

Therapie

Der Verlauf der Erkrankung ist benigne und weist häufig eine spontane Remission auf. Meist ist nur eine symptomatische Therapie mit nichtsteroidalen Antirheumatika (NSAR) notwendig. Dabei ist die Nierenfunktion zu überwachen.

- **Symptomatische Behandlung:** NSAR
- **Gastrointestinale Beteiligung:** Glukokortikoide
- **Schwere gastrointestinale oder renale Manifestation:** initialer Methylprednisolon-Puls von 1 g/Tag über drei Tage, nachfolgend Prednisolon, zusätzlich ggf. Cyclophosphamid
- **Therapieversagen:** Ciclosporin A, Rituximab oder Plasmapherese.

CAVE

Bei einer gastrointestinalen Beteiligung sollte auf die Gabe von NSAR verzichtet und eine Therapie mit Glukokortikoiden (10–30 mg Prednisolon/Tag) durchgeführt werden.

Bei schweren gastrointestinalen oder renalen Manifestationen ist die Gabe von Glukokortikoiden (initialer Methylprednisolon-Puls von 0,5–1 g/Tag über drei Tage, folgend 0.5–1 mg/Kilogramm Körpergewicht Prednisolon je Tag) zu empfehlen. Zusätzlich ist gegebenenfalls eine Cyclophosphamid-Therapie zu diskutieren. Bei einem Therapieversagen besteht die Möglichkeit der Applikation von Ciclosporin A oder Rituximab oder der Durchführung einer Plasmapherese. Bei einer milden Nierenbeteiligung stellt die Gabe eines Angiotensin-Converting-Enzym-Hemmers einen Behandlungsansatz dar.

PATIENTENBERATUNG

In den meisten Fällen heilt die IgA-Vaskulitis spontan aus, sodass eine symptomatische Therapie mit NSAR ausreichend ist.

Krankheitsverlauf und Komorbiditäten

Die Beurteilung der Krankheitsaktivität erfolgt anhand der Klinik sowie der Verlaufskontrollen von CRP und BSG.

Detaillierte Komorbiditäten sind für die IgA-Vaskulitis bei Erwachsenen nicht beschrieben. Die Entwicklung einer chronischen Niereninsuffizienz ist abhängig von der Schwere der bestehenden Glomerulonephritis.

7.5 Entzündung von Arterien und Venen: Morbus Behçet

DEFINITION

Der **Morbus Behçet** ist eine Vaskulitis der kleinen Gefäße, welche die Venen mit einer Thrombose und Thrombangiitis sowie die kleinen Arterien mit einer Arteriitis und der Ausbildung von Aneurysmen betreffen kann. Die Erkrankung geht als Multiorganerkrankung (Beteiligung von Augen, Gelenken, Gastrointestinaltrakt und Nervensystem) mit rezidivierend auftretenden aphtösen Ulzerationen der Mundschleimhaut und Genitalregion einher.

Epidemiologie, Klassifikation und Einteilung

Die Erkrankung tritt bei Menschen aus dem Mittelmeerraum und Nahen Osten auf. Die Prävalenz beträgt in Deutschland 0,5 Erkrankungen je 100.000 Einwohner. In Regionen mit einer erhöhten Einwohnerzahl mit Migrationshintergrund aus dem Mittelmeerraum und Nahen Osten ist die Prävalenz deutlich höher. Männer und Frauen sind gleichhäufig betroffen. Die Erstmanifestation tritt zwischen dem 20. und 40. Lebensjahr auf. Weltweit wird die höchste Prävalenzrate in der Türkei nachgewiesen. Die Genese der Erkrankung ist unbekannt.

In ➤ Tab. 7.13 sind die Klassifikationskriterien des Morbus Behçet dargestellt.

Klinik

Die meisten Patienten weisen **orale Ulzerationen** auf, welche Jahre vor der klinischen Manifestation der Erkrankung erstmals auftreten. Männer leiden häufig an **genitalen Ulzerationen.** Zusätzlich können akneiforme Hautveränderungen im Gesicht, am Oberkörper sowie im Bereich der Extremitäten auftreten. Im Bereich der **Augen** kann eine anteriore oder posteriore Uveitis in Kombination mit einer retinalen Vaskulitis dominieren.

Tab. 7.13 Klassifikationskriterien des Morbus Behçet.

Kriterium	Definition
Rezidivierende orale Ulzerationen	Durch einen Arzt beobachtete Minor-Aphthen, Major-Aphthen oder herpetiforme Ulzerationen, welche mindestens dreimal innerhalb von 12 Monaten aufgetreten sind
Plus zwei der folgenden Kriterien	
Rezidivierende genitale Ulzerationen	Von einem Arzt beobachtete rezidivierend auftretende genitale aphthöse Ulzerationen oder Narben (vor allem bei Männern)
Augenläsionen	• Anteriore Uveitis • Posteriore Uveitis • Durch eine Spaltlampenuntersuchung nachgewiesene Zellen im Glaskörper • Durch einen Augenarzt nachgewiesene retinale Vaskulitis
Hautläsionen	• Durch einen Arzt nachgewiesene Erythema-nodosa-ähnliche Veränderungen • Pseudofollikulitis • Papulopustulöse Hautveränderungen • Akneiforme Hautknötchen
Positiver Pathergie-Test	Intrakutane Injektion von 1 ml 0,9 % Kochsalzlösung durch eine 20-Gauge-Kanüle. Der Test gilt als positiv, wenn sich innerhalb von 24 bis 48 Stunden eine Papulopustel bildet.

Die Manifestation im Bereich der **Gelenke** kann mit Arthralgien oder einer nichterosiven Arthritis verbunden sein. Hinsichtlich des **Gastrointestinaltrakts** klagen die Patienten über Erbrechen, Übelkeit, Verdauungsstörungen und Durchfall. Gastrointestinale Ulzerationen treten bevorzugt im Bereich des Ileums auf.

Die **Gefäßbeteiligung** der Erkrankung erfasst häufiger das venöse System als die Arterien. Sie geht mit Thrombosen und einer Gefäßentzündung einher, welche durch die allgemeinen Thromboserisikofaktoren und Thrombophilie-Faktoren nicht erklärbar ist. Hierzu zählen Thrombosen der unteren Extremität, der Vv. cava superior und inferior, der viszeralen und hepatischen Venen, Pfortaderthrombose, Sinusvenenthrombose und intrakardiale Thromben. Eine Beteiligung der Arterien tritt seltener auf und ist mit Aneurysmen der Aorta abdominalis, der Carotiden und der Arterien der unteren Extremitäten sowie der viszeralen Arterien verbunden. In den Pulmonalarterien können neben Embolien ebenfalls Aneurysmen auftreten.

Eine **zerebrale Manifestation** ist mit pyramidalen, zerebellären und sensorischen Symptomen assoziiert. Eine Sinusvenenthrombose geht mit massiven Kopfschmerzen und einem Papillenödem einher. Eine Beteiligung des peripheren Nervensystems ist nicht typisch für die Erkrankung.

Labor und Bildgebung/Diagnostik

Laborchemisch ist der Morbus Behçet durch eine **hohe BSG** und ein **erhöhtes CRP.** gekennzeichnet. Ein Teil der Patienten weist genetisch einen positiven Nachweis von **HLA-B51** auf, sodass eine entsprechende Bestimmung des HLA-B51 durchgeführt werden sollte. Spezifische diagnostische Antikörper liegen nicht vor. Es werden folgende diagnostische Maßnahmen empfohlen:

- **Pathergie-Test** (intrakutane Injektion von 1 ml 0,9 % Kochsalzlösung durch eine 20-Gauge Kanüle. Der Test gilt als positiv, wenn sich innerhalb von 24 bis 48 Stunden eine Papulopustel bildet). Ein positiver Pathergie-Test ist mit dem Vorliegen eines Morbus Behçet assoziiert.
- Die initiale Diagnostik zur Erfassung von **Thrombosen** der Extremitäten erfolgt durch den Einsatz einer farbkodierten Duplexsonografie. Zur detaillierten Erfassung der Thrombosen, insbesondere der intraabdominalen und zerebralen Venen, ist eine CT oder MRT indiziert.
- Die Beurteilung hinsichtlich einer **Beteiligung der Arterien** erfolgt über eine CT- bzw. MRT-Angiografie oder eine digitale Subtraktionsangiografie. Zur Beurteilung von intrakardialen Thromben wird die Echokardiografie oder die kardiale MRT eingesetzt.
- Zur Abklärung der möglichen **dermatologischen und ophthalmologischen Differenzialdiagnosen** sollten eine dermatologische sowie eine augenärztliche Mitbetreuung initiiert werden.
- Zur Beurteilung möglicher **gastrointestinaler Manifestationen** sollte eine endoskopische Diagnostik erfolgen.

Differenzialdiagnose

Differenzialdiagnostisch sind folgende Erkrankungen auszuschließen bzw. abzugrenzen:

- Als Ursache für die genitalen Ulzerationen sind **urogenitale Infektionserkrankungen** (insbesondere Geschlechtskrankheiten) differenzialdiagnostisch zu betrachten.
- Eine Abgrenzung gegenüber einer **Kleingefäßvaskulitis** (➤ 7.4.4) wird durch die Bestimmung der Anti-Neutrophilen-zytoplasmatischen Antikörper (c- und p-ANCA) vorgenommen.
- In Bezug auf die gastrointestinale Beteiligung sind eine **chronisch-entzündliche Darmerkrankung** sowie anderweitige gastrointestinale Ursachen auszuschließen.
- Im Rahmen der Beteiligung des zentralen Nervensystems ist der Ausschluss einer **primären Erkrankung des zentralen Nervensystems** (z. B. Multiple Sklerose) vorzunehmen.

Therapie

Die Therapie richtet sich nach der Art der Manifestation und dem Therapieansprechen:

- **Hautmanifestation:** topisch wirksame Glukokortikoide, bei Therapieversagen Colchicin, gefolgt von Azathioprin
- **Gelenkbeteiligung:** Colchicin, bei Therapieversagen Azathioprin.
- **Augenmanifestation:** Azathioprin, ggf. in Kombination mit Ciclosporin A.
- **Zerebrale Beteiligung:** initial Methylprednisolon-Pulstherapie, nachfolgend schrittweise Reduktion von Prednisolon innerhalb von drei Monaten. Azathioprin in Ergänzung.
- **Gastrointestinale Manifestation:** 5-Aminosalicylsäure, bei Therapieversagen Azathioprin bzw. Thalidomid.
- **Aktive schwere Gefäßbeteiligung:** Methylprednisolon-Pulstherapie in Kombination mit Cyclophosphamid. Schrittweise Reduktion von Prednisolon, remissionserhaltende Therapie mit Azathioprin.
- **Generelles Therapieversagen** der oben genannten Therapieregime: Interferon-α oder Tumornekrosefaktor-α-Hemmer.

Eine Exazerbation jeglicher Behçet-Manifestationen wird initial durch die Gabe von Glukokortikoiden therapiert. Zur Behandlung der **Hautläsionen** werden topisch applizierte Glukokortikoide eingesetzt. Bei einer fehlenden Abheilungstendenz kann zusätzlich Colchicin (0.5–1 mg/Tag) verabreicht werden. Bei persistierenden bzw. schweren Hautläsionen wird zur immunsuppressiven Therapie Azathioprin (2,5 mg/kg KG/Tag) genutzt.

Die **Gelenkbeteiligung** wird initial mit Colchicin, gefolgt von Azathioprin, TNF-α-Hemmern oder Interferon-α behandelt. Azathioprin, ggf. in Kombination mit Ciclosporin A, wird zur Therapie einer **Augenmanifestation** eingesetzt. Zur Therapie der **gastrointestinalen Manifestation** wird initial 5-Aminosalicylsäure und bei einem Therapieversagen Azathioprin bzw. Thalidomid (100 bis 300 mg/Tag) appliziert.

Die **zerebrale Beteiligung** wird initial über die Gabe eines Methylprednisolon-Pulses (Methylprednisolon 1000 mg über 5 bis 10 Tage), gefolgt von Methylprednisolon 1 mg/kg KG therapiert. Innerhalb von drei Monaten ist eine schrittweise Reduktion der Methylprednisolondosis vorzunehmen. Als immunsuppressiv wirksames Medikament kann Azathioprin verabreicht werden.

Eine **aktive schwere Gefäßbeteiligung** wird durch die remissionsinduzierende Gabe eines Methylprednisolon-Pulses in Kombination mit der Applikation von Cyclophosphamid therapiert. Im Anschluss an den Methylprednisolon-Puls sollen die Patienten Prednisolon 1 mg/kg KG appliziert bekommen. Im Verlauf wird Prednisolon schrittweise über zwei bis fünf Monate reduziert.

Die **remissionserhaltende Therapie** wird mit Azathioprin (2.5 mg/kg KG/Tag) durchgeführt. In Fallberichten wurde über den effektiven Einsatz von Tumornekrosefaktor-α-Hemmern berichtet. Bei einem **generellen Therapieversagen** der oben genannten Therapiestrategien stehen Interferon-α und TNF-α-Hemmer (z. B. Etanercept) zur Verfügung.

Krankheitsverlauf und Komorbiditäten

Die Beurteilung der Krankheitsaktivität erfolgt anhand der Klinik sowie der Verlaufskontrollen von CRP und BSG.

Direkte Komorbiditäten sind für die Erkrankung nicht beschrieben. Die chronische, nicht kontrollierte Entzündung ist mit dem Auftreten einer **AA-Amyloidose** verbunden. Aufgrund der chronischen Entzündung und des Langzeiteinsatzes von Glukokortikoiden besteht ein erhöhtes Risiko zur Ausbildung einer **Osteoporose,** welche frühzeitig therapiert werden muss (➤ 8.1).

7.6 Polymyalgia rheumatica

DEFINITION

Die **Polymyalgia rheumatica (PMR)** ist eine autoimmunologisch bedingte Entzündung, welche mit Schmerzen im Schulter- und Beckengürtel einhergeht. In der Literatur wird die Polymyalgia rheumatica als eine artikuläre und ebenso als periartikuläre Entzündung im Sinne einer frühen und subklinisch verlaufenden Vaskulitis diskutiert.

Epidemiologie, Klassifikation und Einteilung

Die Prävalenz beträgt 60 Erkrankungen pro 100.000 Einwohner (Alter > 50 Jahre) bei einer Inzidenz von 13 bis 50 Erkrankungen pro 100.000 Einwohner. Der Erkrankungsgipfel liegt über dem 50. Lebensjahr. Eine Geschlechtspräferenz liegt zugunsten der Frauen vor (3:1).

Die Klassifikationskriterien der PMR (➤ Tab. 7.14) setzen ein Alter über 50 Jahre, einen bilateralen Schulterschmerz und eine erhöhte Blutsenkungsgeschwindigkeit bzw. erhöhtes C-reaktives Protein voraus. Das Fehlen einer anderweitigen Erkrankung erhärtet die Diagnose einer PMR.

Klinik

Klinisch ist die Polymyalgia rheumatica mit beidseitigen Schmerzen im Bereich des Schultergürtels und/oder des Beckengürtels gekennzeichnet. Die Schmerzen reichen bis zum Ellenbogen- bzw. Kniegelenk. Zusätzlich können auch Schmerzen im Bereich des Nackens bestehen.

Die Schmerzsymptomatik tritt auch in den Nacht- bzw. Morgenstunden auf und besteht bei der aktiven wie auch bei der passiven Gelenkbewegung. Eine Gelenkschwellung oder Rötung findet sich nicht. Assoziiert kann eine Morgensteifigkeit bestehen. In seltenen Fällen können Gelenkschmerzen in den Handgelenken mit einem Ödem des Handrückens bestehen. Als Allgemeinsymptome sind Fatigue, Depression, Anorexie oder ein Gewichtsverlust beschrieben.

Tab. 7.14 Klassifikationskriterien der PMR (EULAR/ACR, Dasgupta et al. 2012). Das Vorhandensein von mehr als vier Punkten (unter Berücksichtigung von Ultraschallkriterien von mehr als fünf Punkten) diskriminiert eine PMR von anderen Erkrankungen.Voraussetzung: Alter > 50 Jahre, neu aufgetretener beidseitiger Schulterschmerz und Erhöhung des CRP/BSG (Dasgupta et al. 2012).

Item	Punkte
Morgensteifigkeit länger als 45 Minuten	2
Hüftschmerzen bzw. eingeschränkte Bewegung	1
Rheumafaktoren oder Antikörper gegen citrullinierte Proteine/Peptide negativ	2
Fehlen einer anderen Gelenkbeteiligung	1
Zusätzliche Ultraschallkriterien	
Ein Schutergelenk mit Nachweis einer Synovitis des Glenohumeralgelenks, einer Bizepssehnentenosynovitis oder einer Bursitis der Bursa subdeltoidea sowie ein Hüftgelenk mit Nachweis einer Bursitis der Bursa trochanterica oder Synovitis	1
Beide Schultergelenke mit Nachweis einer Synovitis des Glenohumeralgelenk, einer Bizepssehnentenosynovitis oder Bursitis der Bursa subdeltoidea	1

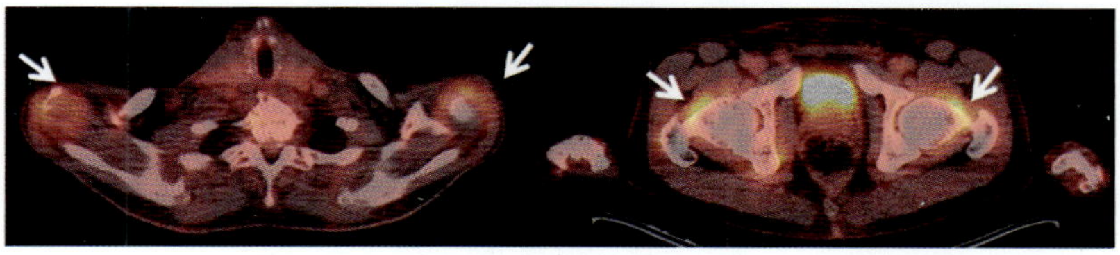

Abb. 7.15 PET/CT mit Anhebung des periartikulären Glukosemetabolismus (Pfeile) der Schulter- und Hüftgelenke im Rahmen einer Polymyalgia rheumatica. [T816–6]

Labor und Bildgebung

Laborchemisch bestehen eine **hohe BSG** bis zu einer Sturzsenkung und ein **erhöhtes CRP.** Spezifische immunologische Antikörper sind für die Diagnosestellung nicht verfügbar.

In der **Arthrosonografie** können eine Synovitis des Glenohumeralgelenks, eine Bizepssehnentenosynovitis und eine Bursitis der Bursa subacromialis, der Bursa subdeltoidea oder Bursa trochanterica nachgewiesen werden. Durch die Szintigrafie, die MRT oder die PET/CT ist eine Synovitis der Schulter- oder Hüftgelenke visualisierbar (➤ Abb. 7.15).

Differenzialdiagnose

Bei einer Schwellung des Handrückens im Rahmen der seltenen peripher manifesten PMR ist diese von einer **seronegativen rheumatoiden Arthritis** abzugrenzen (➤ 2.1). Auch eine **Spondyloarthritis** (➤ 3.1) oder eine **Kalziumpyrophosphat-Arthritis** (Pseudogicht, ➤ 2.5) können mit einer Arthritis der großen Gelenke einhergehen. Des Weiteren können **maligne Erkrankungen** eine Polymyalgia-rheumatica-Symptomatik hervorrufen. Ein Teil der Patienten (30 %) ist gleichzeitig an einer Arteriitis temporalis erkrankt.

Therapie

Für die Therapie der PMR wird vorrangig der Einsatz von Glukokortikoiden empfohlen:

- **Glukokortikoide:** initial Prednisolon 12,5–25 mg (ggf. bis 40 mg), danach Dosisreduktion bis auf 10 mg, anschließend ausschleichende Dosierung.
- **Rezidiv oder Therapieversagen:** Methotrexat (ggf. Azathioprin).

Initial werden 12,5–25 mg Prednisolonäquivalent verabreicht. In einigen Fällen müssen 40 mg Prednisolon appliziert werden. Im Verlauf sollte eine Reduktion von Prednisolon um 2,5 mg alle zwei bis vier Wochen bis auf eine Dosis von 10 mg erfolgen. Ab einer Dosis von 10 mg Prednisolon ist eine ausschleichende Reduktion um 1 mg je Monat durchzuführen.

Bei fehlendem Therapieansprechen oder einem Rezidiv ist die Prednisolondosis wieder auf die wirksame Dosis vor dem Rezidiv zu erhöhen. Bei einem weiterhin bestehenden Rezidiv ist ggf. der zusätzliche Einsatz von **Methotrexat** oder **Azathioprin** sinnvoll. Ist unter der Therapie mit 30 mg Prednisolon kein Therapieansprechen zu verzeichnen, ist eine gezielte Überprüfung der Diagnose vorzunehmen.

Entsprechend der 2015 EULAR-ACR-Leitlinie zur Behandlung der Polymyalgia rheumatica ist auch der primäre Einsatz von Methotrexat möglich, wenn ein Rezidiv, Komorbiditäten oder Glukokortikoid-Nebenwirkungen mit einer hohen Wahrscheinlichkeit zu erwarten sind.

LEITLINIEN

In den *„2015 Recommendations for the management of polymyalgia rheumatica: a European League Against Rheumatism/American College of Rheumatology collaborative initiative."* werden die therapeutischen Möglichkeiten aufgeführt:
Dejaco C, et al. 2015 Recommendations for the management of polymyalgia rheumatica: a European League Against Rheumatism/American College of Rheumatology collaborative initiative. Ann Rheum Dis 2015; 74(10):1799–1807.

Krankheitsverlauf, Komorbiditäten und Komplikationen

Die Beurteilung der Krankheitsaktivität erfolgt anhand der Klinik und der Verlaufskontrolle von CRP und BSG.

Die Polymyalgia rheumatica ist in einem Teil der Fälle mit einer **Riesenzellarteriitis** und einer **Arteriitis temporalis** vergesellschaftet. Aufgrund der chronischen Entzündung und des Langzeiteinsatzes von Glukokortikoiden besteht ein erhöhtes Risiko zur Ausbildung einer **Osteoporose,** welche frühzeitig therapiert werden muss (➤ 8.1).

KAPITEL

8 Osteologie

Gabriele Lehmann

Kernaussagen

- Die **Osteoporose** ist eine systemische Knochenerkrankung. Die Verminderung der Knochenmasse und die Zerstörung der Mikroarchitektur führen zu einer gesteigerten Knochenbruchneigung.
- Die Erkrankung weist eine hohe und mit zunehmender Lebenserwartung ansteigende Prävalenz auf. Unbehandelt kann sie zu irreversiblen Behinderungen und eingeschränkter Lebensqualität führen.
- Die **Osteomalazie** ist eine systemische Knochenerkrankung des Erwachsenen. Häufigste Ursache ist ein Vitamin-D- und Kalziummangel.
- Patienten mit Osteomalazie haben keinen Knochenvolumenmangel, zeigen aber histologisch eine unzureichende Mineralisation des Knochens. Klinisch im Vordergrund steht ein dumpfer, anhaltender, teilweise zur Immobilisation führender Schmerz. Sturz- und Frakturrisiko sind gesteigert.
- Der **Morbus Paget** ist eine monostische (60 %) oder polyostische (40 %) Knochenerkrankung. Prinzipiell ist eine Manifestation im gesamten Skelett möglich. Prädilektionsstellen sind Schädel, lange Röhrenknochen, Wirbelsäule und Becken.
- Die Erkrankung kann klinisch stumm verlaufen und zufällig durch radiologische oder laborchemische Auffälligkeiten entdeckt werden. Die häufigsten Beschwerden sind dumpfe (nächtliche) Knochenschmerzen und Knochendeformierungen.
- In der **medikamentösen Therapie** kommen vor allem Bisphosphonate und eine Vitamin-D-Substitution zum Einsatz

8.1 Osteoporose

DEFINITION

Die **Osteoporose** ist „eine systemische Skeletterkrankung, die durch niedrige Knochenmasse und verschlechterte Mikroarchitektur des Knochengewebes mit der Folge einer erhöhten Frakturgefährdung" charakterisiert ist (➤ Abb. 8.1).

Da die Erkrankung unbehandelt zu irreversiblen Behinderungen und einer massiven Einschränkung der Lebensqualität führen kann, ist eine frühzeitige Diagnostik und indikationsgerechte Therapie wichtig.

Epidemiologie

Nach einer Erhebung auf der Basis von Krankenkassendaten aus den Jahren 2006–2009 gibt es in Deutschland 6,3 Millionen (1,1 Millionen Männer, 5,2 Millionen Frauen) an einer Osteoporose Erkrankte. Allerdings ist von einer hohen Dunkelziffer auszugehen; zudem wird die Zahl osteoporotischer Patienten durch die demografische Entwicklung zunehmen.

Klassifikation und Einteilung

Die Osteoporose wird in eine primäre und eine sekundäre Form eingeteilt. Zur **primären Osteoporose** gehören:

- Idiopathische (juvenile) Osteoporose – betrifft vor allem jüngere Menschen
- Postmenopausale Osteoporose – betrifft Frauen nach der Menopause
- Senile Osteoporose – betrifft alte Menschen

Von der primären Osteoporose abzugrenzen sind die **sekundären Erkrankungsformen,** die sich im Rahmen chronischer Grunderkrankungen (Niereninsuffizienz, chronisch-entzünd-

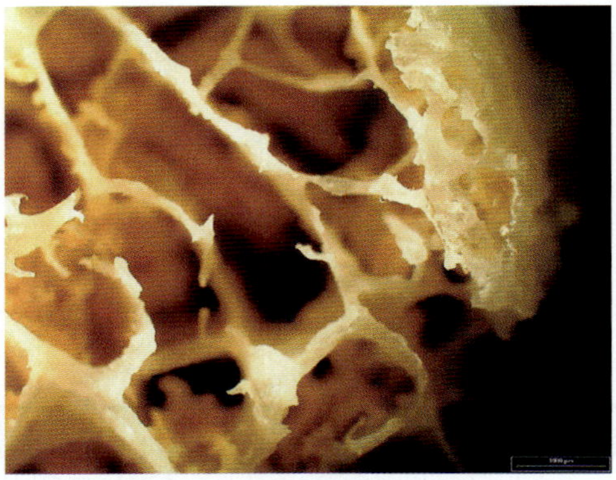

Abb. 8.1 Spongiöser Knochen bei Osteoporose mit reduzierter Trabekelbreite und zerstörter Mikroarchitektur. [T816–2]

licher Darm-, Leber-, Lungen- und Gelenkerkrankungen, Malignome) und/oder durch medikamentöse Therapie (Glukokortikoide, Immunsuppressiva) entwickeln können.

Diagnostik

Die Diagnose der Osteoporose basiert auf einer Zusammenschau von Anamnese, klinischem Befund, Labordaten, der Knochenmineraldichtemessung und ggf. konventionellen Röntgenuntersuchungen der Wirbelsäule. Ziel ist die Bestimmung des individuellen Osteoporoserisikos mit therapeutischer Konsequenz.

Die Anamnese dient der Erfassung des Osteoporose- und Frakturrisikos, der Krankheitslast und der differenzialdiagnostischen Abgrenzung von primären und sekundären Osteoporosen.

- **Schmerzanamnese:** Die Symptome einer Osteoporose sind unspezifisch; Wirbelkörperfrakturen können klinisch stumm entstehen. Berichtete Rücken- und Kreuzschmerzen sind häufig verursacht durch gleichzeitig bestehende degenerative Wirbelsäulenveränderungen.
- **Sturzanamnese:** Neben der Sturzhäufigkeit ist es wichtig zu erfassen, ob es sich um extrinsische oder um intrinsische Stürze handelt. Letztere fordern eine Ursachensuche im Rahmen einer kardiologischen und neurologischen Diagnostik.
- **Frakturanamnese:** Da eine bereits eingetretene Fraktur das Risiko für Folgefrakturen steigert, kommt der Erfassung prävalenter Frakturen eine besondere Bedeutung zu. Frakturen werden häufig von den Patienten nicht spontan berichtet und müssen erfragt werden. Osteoporose-typische Frakturlokalisationen sind: Wirbelkörper, proximales Femur, proximaler Oberarm, distaler Unterarm/Handgelenk und Becken/Os sacrum.
- **Medikamentenanamnese:** Von besonderer Bedeutung ist die Kenntnis der Einnahme von Glukokortikoiden, Aromataseinhibitoren und GnRH-Analoga, da diese unmittelbar nach Therapieeinleitung und nachhaltig den Knochenstoffwechsel beeinflussen. Darüber hinaus muss nach sturzbegünstigenden Medikamenten (Benzodiazepine, Neuroleptika, Antidepressiva und Antihypertensiva) gefahndet werden. Eine Polypharmazie (mehr als 4 Medikamente) erhöht generell das Sturzrisiko.

➤ Tab. 8.1 zeigt eine Zusammenstellung der Risikofaktoren für Männer und Frauen in verschiedenen Lebensdekaden. Diese erhöhen unabhängig voneinander das Risiko, an einer Osteoporose zu erkranken.

Der klinische Befund kann bei Patienten ohne bereits eingetretene Wirbelkörperfrakturen unauffällig sein. In Abhängigkeit vom Ausmaß und der Lokalisation der Frakturen entwickeln sich unter anderem eine BWS-Kyphose, reduzierter Rippenbogen-Beckenkamm-Abstand, vorgewölbtes Abdomen und Tannenbaumfalten der Rumpfhaut.

Tab. 8.1 Empfehlungen zur Basisdiagnostik bei einem geschätzten 10-Jahres-Risiko für radiografische Wirbelkörperfrakturen oder proximale Femurfrakturen von > 20 %* entsprechend der Leitlinie des Dachverbands Osteologie (DVO) 2014 (DVO Leitlinie 2014).

Frau	Mann	Bei Vorliegen eines oder mehrerer der folgenden Befunde
50–60 Jahre	60–70 Jahre	1. Niedrigtraumatische Wirbelkörperfraktur > 2. Grades singulär 2. Oder > 1. Grades multipel 3. Klinisch manifeste niedrigtraumatische singuläre Wirbelkörperfraktur 1. Grades mit Deckplattenimpression 4. Niedrigtraumatische nichtvertebrale Frakturen mit Ausnahme von Finger-, Zehen-, Schädel-, und Sprunggelenkfrakturen 5. Primärer Hyperparathyreoidismus 6. Wachstumshormonmangel 7. Cushing-Syndrom, subklinischer Hyperkortisolismus 8. Billroth-II-Resektion oder Gastrektomie 9. Diabetes mellitus Typ 1 10. Rheumatoide Arthritis 11. Spondylitis ankylosans 12. Monoklonale Gammopathie unklarer Signifikanz 13. Bestehende oder geplante Therapie mit oralen Glukokortikoiden ≥ 2,5 mg Prednisolonäquivalent tgl. für mehr als 3 Monate im Jahr 14. Epilepsie/Antiepileptika 15. Hormonablative Therapie oder Hypogonadismus beim Mann 16. Aromatasehemmertherapie bei der Frau

Tab. 8.1 Empfehlungen zur Basisdiagnostik bei einem geschätzten 10-Jahres-Risiko für radiografische Wirbelkörperfrakturen oder proximale Femurfrakturen von >20 %* entsprechend der Leitlinie des Dachverbands Osteologie (DVO) 2014. *(Forts.)*

Frau	Mann	Bei Vorliegen eines oder mehrerer der folgenden Befunde
60–70 Jahre	70–80 Jahre	1. Hüftfraktur bei Vater und/oder Mutter 2. Untergewicht 3. Rauchen 4. Multiple intrinsische Stürze/erhöhte Sturzneigung 5. Immobilität 6. COPD 7. Herzinsuffizienz 8. Spondylitis ankylosans 9. Zöliakie 10. Diabetes mellitus Typ 2 11. Protonenpumpeninhibitoren bei chronischer Einnahme 12. Glukokortikoide hochdosiert inhalativ 13. Glitazon-Therapie
> 70 Jahre	> 80 Jahre	Lebensalter als Risiko ausreichend

* Zur Ermittlung des 10-Jahres-Risikos für radiografische Wirbelkörperfrakturen oder proximale Femurfrakturen stehen verschiedene Algorithmen (WHO-FRAX oder DVO-Risikomodell) zur Verfügung. Die Berechnung bezieht individuelle klinische Risikofaktoren sowie das Ergebnis der Knochendichtemessung ein.

CAVE

Zur Beurteilung des Sturzrisikos ist eine Überprüfung der Muskelkraft und der Koordinationsfähigkeit notwendig. Geeignete Testverfahren sind Handkraftmessung, Timed-Up-and-go-Test, Tandemstand und -gang, Tinetti-Test.

Labor

Die idiopathische Osteoporose weist keine von der Norm abweichenden Laborwerte in Blut und Urin auf. Ausnahme ist eine Verminderung des 25-Hydroxy-Vitamin-D-Spiegels.

Die in ➤ Tab. 8.2 zusammengefassten Untersuchungen dienen der differenzialdiagnostischen Abgrenzung sekundärer Osteoporosen und anderer Osteopathien und sind im Rahmen der Erstdiagnostik zwingend erforderlich.

Darüber hinaus existiert eine Reihe von Knochenumbaumarkern zur Bestimmung des Ausmaßes des Knochenab- und -anbaus. Erhöhte Knochenabbaumarker haben sich bei beiden Geschlechtern als unabhängiger Risikofaktor für Frakturen erwiesen. Ihre Bestimmung ist derzeit aber noch nicht ausreichend standardisiert, sodass eine routinemäßige Untersuchung nicht empfohlen werden kann. Zur Abschätzung des Effekts einer Therapie und der Compliance sind die Marker gut geeignet.

Tab. 8.2 Labordiagnostik bei Erstuntersuchung (ohne Knochenumbaumarker).

Laborparameter	Pathologische Abweichung/ Differenzialdiagnose
Serum-Kalzium	Erhöht: • Primärer Hyperparathyreoidismus • Knochenmetastasen Erniedrigt: Malabsorption
Serum-Phosphat	Erniedrigt: Malabsorption
Alkalische Phosphatase	Erhöht: • Osteomalazie • Morbus Paget
Gamma-Glutamyl-Transferase (GGT)	Differenzialdiagnostik einer hepatisch bedingten Erhöhung der alkalischen Phosphatase
Blutbild	Differenzialdiagnostik: • Entzündung • Leukämie • Anämie
Blutsenkungsgeschwindigkeit/ C-reaktives Protein	• Differenzialdiagnostik entzündlicher Knochenerkrankungen • Beurteilung der Aktivität entzündlicher Grunderkrankungen
Serum-Kreatinin	Erhöht: Nierenfunktionsstörung
Glomeruläre Filtrationsrate	Erniedrigt: Nierenfunktionsstörung
Proteinelektrophorese	Extragradient: • Monoklonale Gammopathie unklarer Signifikanz • Multiples Myelom
Thyreoidea-stimulierendes Hormon (TSH)	Erniedrigt: • Endogen • Infolge Medikation

Bildgebung/Diagnostik

Die **Knochenmineraldichtemessung** (Osteodensitometrie) mittels Dual-Energy-X-Ray-Absorptiometrie (DXA) (➤ 1.2.3) wird als Standardverfahren empfohlen und stellt die Grundlage der radiologischen WHO-Klassifizierung dar (➤ Abb. 8.2). Bestimmt werden die T-Scores an der LWS

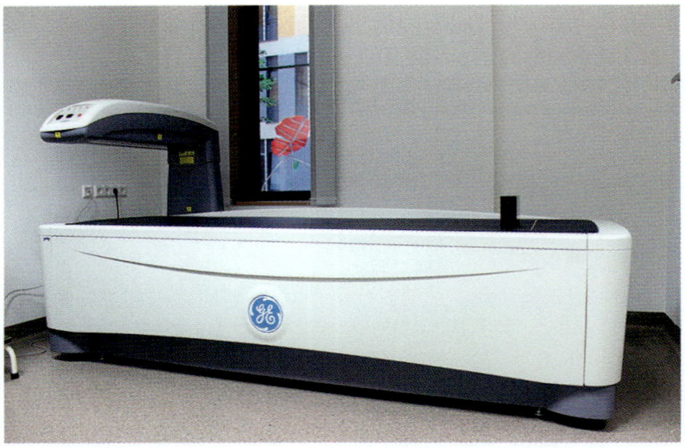

Abb. 8.2 DXA-Messgerät zur Bestimmung der Knochenmineraldichte an der Lendenwirbelsäule und am proximalen Femur. [T816–2]

(LWK I – IV) und am proximalen Femur. Zur Beurteilung des Frakturrisikos wird der jeweils niedrigste T-Score herangezogen. Der T-Score gibt die Abweichung der Knochenmineraldichte zur geschlechtsspezifischen Spitzenknochenmasse an (➤ Abb. 8.3).

CAVE

Degenerative LWS-Veränderungen, Skoliosen, Verkalkungen der Aorta abdominalis und die Messung frakturierter Wirbelkörper führen zu falsch hohen Mineraldichtemesswerten. Dies muss bei der Beurteilung berücksichtigt werden.

Röntgenuntersuchungen der **BWS** (➤ Abb. 8.4) und **LWS** dienen der Erfassung von Wirbelkörperdeformierungen und

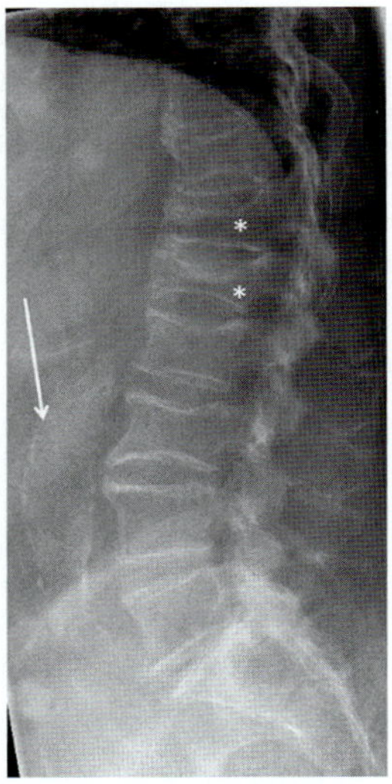

Abb. 8.4 Seitliche Röntgenaufnahme der Lendenwirbelsäule mit Darstellung osteoporotischer Sinterungsfrakturen von Brustwirbelkörper 12 und Lendenwirbelkörper 1 (Asterisk) sowie einer kalzifizierten Aorta abdominalis (Pfeil). [T816–3]

-frakturen sowie deren Differenzialdiagnose. Die Einteilung des Schweregrades der osteoporotischen Wirbelkörperfraktur erfolgt nach Genant (➤ Tab. 8.3).

Zur Beurteilung des Mineralisationsgrades sind konventionelle Röntgenaufnahmen nicht geeignet, da eine Demineralisation erst bei einem Verlust der Knochenmasse von 30–40 % sichtbar wird. Radiologische Zeichen einer erheblichen Demineralisation sind die Rarefizierung der quer verlaufen-

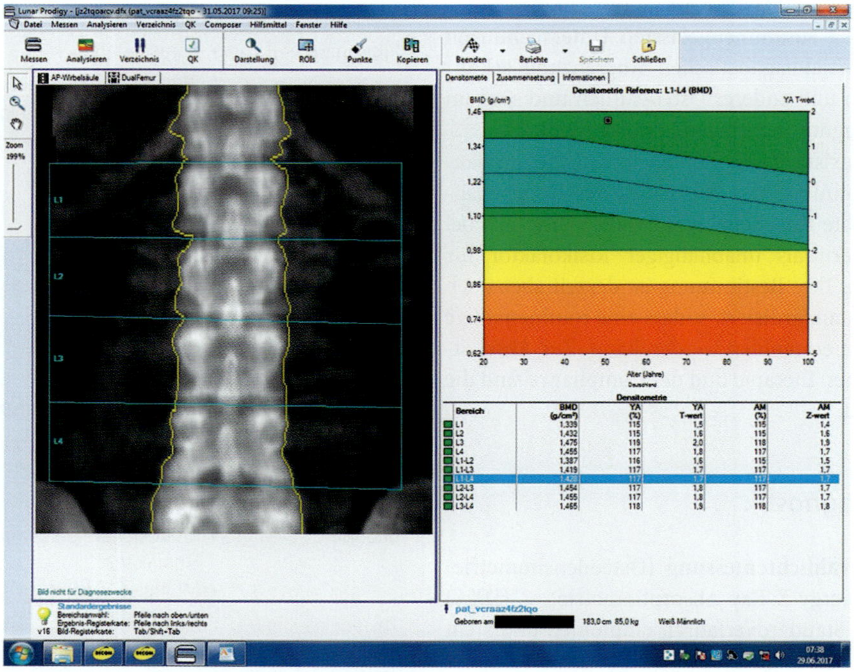

Abb. 8.3 DXA-Messprotokoll zur Bestimmung der Knochenmineraldichte an der Lendenwirbelsäule. [T816–2]

Tab. 8.3 Schweregradeinteilung der Wirbelkörperfrakturen (nach Genant 1996).

Schweregrad	Wirbelkörperfraktur	Reduktion der Vorder-, Mittel- oder Hinterkante eines Wirbelkörpers im Vergleich zum selben oder benachbarten Wirbelkörper
0	Keine Fraktur	Normaler Wirbelkörper
1	Leichte Fraktur	20 bis 25 %
2	Mittelschwere Fraktur	25 bis 40 %
3	Schwere Fraktur	> 40 %

den Trabekel mit Hervortreten der Vertikaltrabekel sowie eine generelle Transparenzerhöhung der Wirbelkörper (Rahmenwirbel).

Differenzialdiagnose

Gegen die Osteoporose abzugrenzen sind andere systemische Osteopathien, die ebenfalls mit einer Minderung der Knochenmineraldichte einhergehen:

- Osteomalazie (➤ 8.2)
- Primärer und sekundärer Hyperparathyreoidismus
- Maligne hämatologische Erkrankungen (Plasmozytom)

CAVE

Bei Wirbelkörperdeformierungen/-frakturen müssen in jedem Fall entzündliche oder neoplastische Ursachen ausgeschlossen werden.

Therapie

Indikation zur Therapie

Der Schwellenwert für eine spezielle osteologische Therapie wird nach der Berücksichtigung der Erkenntnisse zur (In)-Effektivität einer prophylaktischen Therapie in Abhängigkeit von Alter, Geschlecht und Ausmaß der Demineralisation festgelegt (➤ Tab. 8.4). Vorliegende Risikofaktoren modifizieren diesen Grenzscore in Richtung einer Therapieeinleitung bereits bei einem höheren T-Score.

Basis für eine Therapieentscheidung ist ein hohes **aktuelles** Frakturrisiko. Eine Indikation zur Einleitung einer speziellen osteologischen Medikation ist bei einem 30 % übersteigenden 10-Jahres-Frakturrisiko für radiografische Wirbelkörperfrakturen oder proximale Femurfrakturen gegeben.

Entscheidend für die Effektivität einer medikamentösen Therapie sind die Sicherung einer regel- und vorschriftsmäßigen Einnahme, die Verhinderung eines Kalzium- und/oder Vitamin-D-Mangels sowie die körperliche Aktivität des Patienten. Während die erforderliche Kalziumdosis von 1–1,2 Gramm/Tag über eine bewusst gestaltete Nahrungszufuhr zu realisieren ist, sind die Aufnahme von Vitamin D aus der Nahrung oder die Anregung der Synthese durch UV-Lichteinwirkung auf die Haut unsicher und häufig ineffizient. Hier ist eine orale Supplementation erforderlich, wobei die Höhe der Initialdosis vom Serumspiegel abhängig ist. Der anzustrebende Vitamin-D-Spiegel im Serum liegt bei > 30 ng/ml bzw. 75 nmol/l. Ein risikosenkender Effekt für hüftgelenknahe Frakturen (um ca. 30 %) durch die alleinige Gabe von Kalzium und Vitamin-D-konnte für Bewohner von Altenheimen gezeigt werden.

Medikamentöse Therapie

DEFINITION

Eine **antiresorptive Therapie** zielt auf eine Hemmung der Aktivität knochenabbauender Zellen (Osteoklasten). Dadurch soll der natürliche Wiederaufbau von gesundem Knochen (Remodeling) unterstützt werden.
Eine **osteoanabole Therapie** führt zu einer Erhöhung der Kortikalisdicke und einer Erhöhung des Volumens und der Vernetzung der Trabekel.

Bisphosphonate sind die Medikamente der ersten Wahl in der antiresorptiven Therapie der Osteoporose. In mehreren Studien konnte die Reduktion von Wirbelkörper- und peripheren Frakturen belegt werden. Mit Ausnahme der intravenös applizierbaren Aminobisphosphonate Ibandronat und Zoledronat ist zur Sicherung der Resorption auf eine streng nüchterne Einnahme und auf ein Intervall von wenigstens 30 min bis zur Nahrungsaufnahme zu achten.

Daneben steht mit **Denosumab** ein weiteres Antiresorptivum zur Verfügung, dass alle 6 Monate subkutan appliziert

Tab. 8.4 Therapieindikation bei einem 10-Jahres-Frakturrisiko für radiografische Wirbelkörperfrakturen oder proximale Femurfrakturen > 30 % in Abhängigkeit von Geschlecht, Lebensalter und DXA-Knochendichte (nach der DVO-Leitlinie 2014).

Lebensalter in Jahren		T-Score ermittelt durch DXA				
Frau	Mann	−2,0 bis −2,5	−2,5 bis −3,0	−3,0 bis −3,5	−3,5 bis −4,0	< −4,0
50–60	60–70	Nein	Nein	Nein	Nein	Ja
60–65	70–75	Nein	Nein	Nein	Ja	Ja
65–70	75–80	Nein	Nein	Ja	Ja	Ja
70–75	80–85	Nein	Ja	Ja	Ja	Ja
> 75	> 85	Ja	Ja	Ja	Ja	Ja

wird und ebenfalls eine Risikoreduktion für vertebrale und extravertebrale Frakturen bewirkt. Zudem erfolgt im Gegensatz zu den Bisphosphonaten keine renale Elimination, sodass diese Substanz auch bei eingeschränkter Nierenfunktion (dies gilt nicht für Patienten mit Nierenersatztherapie) sicher in der Anwendung ist.

Die osteoanabole Therapie mit dem **Parathormonfragment 1–34 (Teriparatid)** steht für Patienten mit einer Krankheitsprogression unter antiresorptiver Therapie (Auftreten neuer Frakturen, unerwarteter und deutlicher weiterer Abfall der Mineraldichte) zur Verfügung und ist auf einen Behandlungszeitraum von 24 Monaten begrenzt. Zur Sicherung des Antifraktureffektes ist im Anschluss an eine solche Therapie eine antiresorptive Behandlung zwingend anzuschließen.

EVIDENZ

Der Einsatz einer antiresorptiven oder osteoanabolen Therapie ist mit einem reduzierten Frakturrisiko verbunden (➤ Tab. 8.5).

PATIENTENBERATUNG

Neben der medikamentösen Therapie stellen eine ausreichende Kalziumaufnahme über die Ernährung und regelmäßige körperlich-sportliche Aktivität wichtige Eckpfeiler der Osteoporosetherapie dar.

LEITLINIEN

Der Dachverband Osteologie (DVO) e.V., ein Zusammenschluss der deutschprachigen wissenschaftlichen Fachverbände für Osteologie, hat in der *DVO-Leitlinie 2014 zur Prophylaxe, Diagnostik und Therapie der Osteoporose bei postmenopausalen Frauen und bei Männern nach dem 60. Lebensjahr* die Diagnose und Therapie der Osteoporose ausführlich dargestellt: www.dv-osteologie.org/dvo_leitlinien/osteoporose-leitlinie-2014

Tab. 8.5 Therapieeffizienz bei postmenopausalen Frauen (Evidenzgrade gemäß DVO-Leitlinie 2014).

Substanz	Weniger Wirbelkörperfrakturen	Weniger periphere Frakturen	Weniger proximale Frakturen
Alendronat	A	A	A
Denosumab	A	A	A
Ibandronat	A	B	–
Raloxifen	A	–	–
Risedronat	A	A	A
Zoledronat	A	A	A
Teriparatid	A	B	–
Östrogene	A	A	A

8.2 Vitamin-D-Mangel und Osteomalazie

DEFINITION

Die **Osteomalazie** ist eine schmerzhafte Mineralisationsstörung des Knochens bei Erwachsenen mit gesteigerter Frakturneigung. Das entsprechende Krankheitsbild im Kindesalter ist die **Rachitis.**

Ursächlich für die Entstehung einer Osteomalazie ist ein Vitamin-D-Mangel, der in der Folge auch zu einem Kalziummangel führt.

Vitamin-D-Stoffwechsel und Kalziumregulation

7-Dehydrocholesterol wird in der Haut unter dem Einfluss von UVB-Strahlung (290–315 nm) zu Cholecalciferol (Synonyma: Calciol oder Vitamin D_3) umgewandelt. Nach der Bindung an ein Transportprotein gelangt es in die Leber und wird dort zu 25-OH-Vitamin-D_3 (Calcidiol) hydroxyliert. Calcidiol ist die Speicherform des Vitamin D_3.

Die Umwandlung in das eigentliche D-Hormon (1,25-OH_2 -Vitamin-D_3, Calcitriol) durch eine weitere Hydroxylierung in 1α-Stellung findet in der Niere statt. Ein Absinken des Serumkalziumspiegels führt zu einer Steigerung der Synthese und Sekretion von Parathormon (PTH) aus den Nebenschilddrüsen. PTH bewirkt:

- Kalziummobilisation aus dem Knochen
- Stimulierung der Calcitriol-Synthese in der Niere, die die Aufnahme von Kalzium aus dem Magen-Darm-Trakt steigert. Beide Mechanismen führen zu einer Normalisierung des Kalziumspiegels

Epidemiologie, Risikofaktoren und Einteilung

Ein Mangel an Vitamin D_3 ist in Deutschland bei älteren und auch bei jungen Menschen nachweisbar. Besonders gefährdet sind Senioren in Altenheimen. Die Auswirkungen auf den Knochenstoffwechsel werden aggraviert durch gleichzeitig verminderte Kalziumaufnahme.

Die orale Vitamin-D-Zufuhr ist nicht ausreichend für die Aufrechterhaltung eines normalen Vitamin-D-Status. Weitere Ursachen für einen Mangel an 25-OH-Vitamin D sind:

- Häufiger Aufenthalt in geschlossenen Räumen
- Geringe Sonnenexposition
- Sonnenschutzmittel und Tagescremes mit UVB-Filter
- Zunehmendes Alter

Die Einteilung des Vitamin-D_3-Mangels und der Einfluss der Schweregrade auf die Knochengesundheit sind in ➤ Tab. 8.6 dargestellt.

Tab. 8.6 Einteilung des Vitamin-D_3-Mangels.

Definition	25-OH-Vitamin D_3	Einfluss auf die Knochengesundheit
Vitamin-D-Mangel	< 25 nmol/l	Mineralisationsdefekte
Vitamin-D-Insuffizienz	< 50 nmol/l	gesteigerter Knochenumbau (mit Knochenmassenverlust)
Ausgeglichener Vitamin-D-Status	> 75 nmol/l	

Klinik

Leitsymptom sind Knochenschmerzen, die lokal oder generalisiert auftreten können und als dumpf beschrieben werden. Als typisch gilt eine Schmerzintensivierung bei Druck auf das Sternum oder die Tibiakante. In schweren, protrahierten Fällen kann es zu Verformungen der Knochen mit Ausbildung eines Genu varum (Varisierung der Schenkelhälse), Fischwirbelbildung und Thoraxdeformitäten kommen.

Das Frakturrisiko ist gesteigert – bevorzugte Frakturlokalisationen sind Rippen, Becken, Wirbelkörper und lange Röhrenknochen. Aufgrund einer proximal betonten Muskelschwäche (Glutealmuskulatur) entwickeln die Patienten Gehstörungen – den sogenannten Watschelgang.

Labor

Basis der Beurteilung des Vitamin-D-Status ist die Bestimmung von 25-OH-Vitamin D_3, der Speicherform. Ergänzende Untersuchungen von Serumkalzium, alkalischer Phosphatase und PTH können Hinweise auf das Ausmaß und die Dauer des Mangels an 25-OH-Vitamin D_3 liefern.

Für die weiterführende Diagnostik Vitamin-D-unabhängiger Osteomalazien ist eine Untersuchung von Phosphat in Serum und Urin, 1,25-OH_2-Vitamin-D_3 und Fibroblast-Growth-Factor FGF 23 erforderlich.

Bildgebung/Diagnostik

Im **konventionellen Röntgenbild** stellen sich die Wirbelkörperbinnenstrukturen rarefiziert und verwaschen dar. An Stellen mit vermehrter Biegebelastung können sich in der Kortikalis Looser-Umbauzonen entwickeln. Diese stellen Sollbruchstellen dar (➤ Abb. 8.5).

Zur **Knochenmineraldichtemessung** stehen die DXA-Methode (Dual-X-Ray-Absorptiometrie) und das quantitative CT zu Verfügung. Die Untersuchungen bestimmen den Knochenmineralgehalt pro Knochenfläche bzw. pro Knochenvolumen. Die Werte sind bei einer Osteomalazie je nach Menge des nichtmineralisierten Knochengewebes erheblich vermindert.

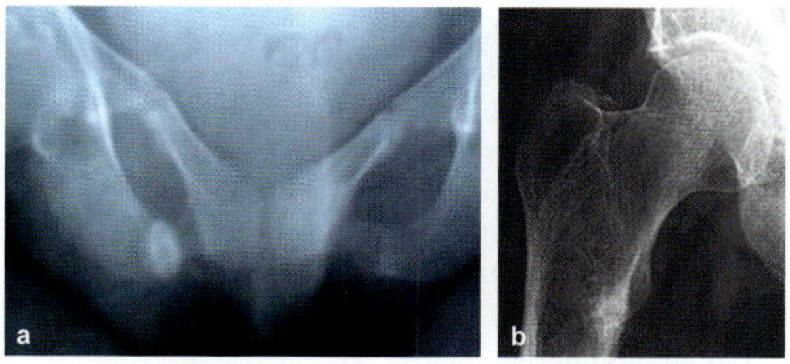

Abb. 8.5 a) Beckenringfraktur (Ossa pubis und ischii bds.), verwaschene Knochenbinnenstruktur und b) Looser-Umbauzone in loco typico distal des Adam-Bogens und Demineralisation. [T816–3]

Auffälligstes **histologisches Merkmal** einer Osteomalazie ist die Vermehrung des Anteils nichtmineralisierten Knochengewebes (➤ Abb. 8.6). Diese betrifft das Knochenvolumen und auch die Trabekeloberfläche. Das Knochenvolumen (Knochenmasse) ist nicht vermindert. Die endostale Oberfläche ist meist mit Adipozyten besetzt – Osteoklasten und Osteoblasten fehlen.

Differenzialdiagnose

Die Differenzialdiagnose umfasst hepatische (Leberzirrhose) und renale (verminderte Synthese von Calcitriol durch Einschränkung der 1α-Hydroxylase-Aktivität bei Niereninsuffizienz) Störungen des Vitamin-D-Stoffwechsels. Daneben sind Vitamin-D-unabhängige Mineralisationsstörungen zu berücksichtigen:

- **Phosphatdiabetes:** Den hypophosphatämischen Syndromen liegt eine Vielzahl genetischer Störungen zugrunde. Die bekanntesten sind die X-chromosomal dominante hypophosphatämische Rachitis (XLH), deren Ursache in einer inaktivierenden Mutation im PHEX-Gen (Phosphatregulierendes Gen mit Homologien zu Endopeptidasen auf dem X-Chromosom) liegt, und die autosomal domi-

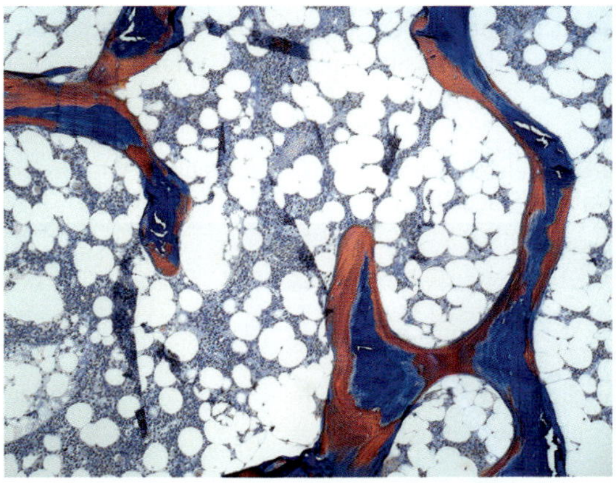

Abb. 8.6 Osteomalazie: knochenhistologisch (Masson-Goldner-Färbung) zeigt sich ein gesteigerter Anteil an nichtmineralisiertem Knochen (rot). [T816–2]

nante hypophosphatämische Rachitis, die auf einer Mutation im FGF-Gen selbst basiert. Allen gemeinsam ist eine Erhöhung des FGF 23 mit Hemmung des Na/P-Kotransporters in der Niere als Ursache der gesteigerten Phosphatausscheidung. Eine Mutation des Na/P Kotransporters selbst und eine tumorbedingte FGF-23-Produktion führen ebenfalls zu einer vermehrten Phosphaturie.

- **Hypophosphatasie:** Die Hypophosphatasie ist eine seltene angeborene Erkrankung des Knochen- und Mineralstoffwechsels mit häufig schwerem, bisweilen tödlichem Verlauf. Ursache sind inaktivierende Mutationen des Gens für die gewebeunspezifische alkalische Phosphatase. Die Folge ist eine Akkumulation von anorganischem Pyrophosphat, das aktiv die Knochenmineralisation hemmt.

Therapie und Prophylaxe

Die **Therapie** der Osteomalazie bei Vitamin-D-Mangel besteht in der Substitution von 25-OH-Vitamin D_3 und Kalzium. Die Höhe der Substitutionsdosis richtet sich nach dem Ausmaß des 25-OH-Vitamin-D_3-Mangels. Die Applikationsform ist zunächst oral, bei unzureichendem Effekt oder bekannter Malassimilation steht eine parenterale Therapie (D_3 Vicotrat) zur Verfügung. Die Injektion des öligen Präparats muss tief intramuskulär erfolgen.

Die Kalziumzufuhr kann über eine bewusst kalziumreiche Ernährung oder über eine Nahrungsergänzung erfolgen. Die Therapie der hypophosphatämischen Syndrome besteht in der Gabe von Calcitriol und der Substitution von Phosphat. Zur Therapie der Hypophosphatasie steht mit dem humanen, rekombinanten AP-Fusionsprotein eine kausale Behandlungsmöglichkeit zur Verfügung.

Zur **Prophylaxe** des 25-OH-Vitamin-D_3-Mangels formulierte die Deutsche Gesellschaft für Ernährung (DGE) 2012 Empfehlungen für die Vitamin-D-Aufnahme bei fehlender endogener Synthese, um die empfohlene Serumkonzentration von mindestens 50 nmol/l 25-OH-Vitamin D_3 sicherzustellen (➤ Tab. 8.7).

Tab. 8.7 Referenzwerte der DGE für die tägliche Vitamin-D-Aufnahme (Stand 2012).

Alter	Referenzmenge
Säuglinge (0 bis < 12 Monate)	10 µg/Tag
Kinder (1 Jahr bis < 15 Jahre)	20 µg/Tag
Jugendliche und Erwachsene (15 bis < 65 Jahre)	20 µg/Tag
Erwachsene ab 65 Jahren	20 µg/Tag
Schwangere Frau	20 µg/Tag
Stillende Frau	20 µg/Tag
Anmerkung: 1 µg = 40 Internationale Einheiten (IE); 1 IE = 0,025 µg	

8.3 Morbus Paget

DEFINITION

Morbus Paget

Der Morbus Paget des Knochens *(Synonym: Ostitis deformans Paget)* ist eine mon- oder polyostotische, progredient verlaufende Skeletterkrankung, die charakterisiert ist durch lokal erhöhte Knochenumbauvorgänge mit dem Risiko von Verformungen, chronischen Schmerzen und Frakturen sowie artikulären, neurologischen und kardiologischen Komplikationen.

Die Erkrankung tritt zu 60 % monostotisch und zu 40 % polyostotisch auf. Prinzipiell ist eine Manifestation im gesamten Skelett möglich. Prädilektionsstellen sind Schädel, lange Röhrenknochen, Wirbelsäule und Becken.

In der Ätiologie spielen neben genetischen Faktoren (familiäre Häufung) auch umweltbedingte Einflüsse (geografische Regionen mit gehäuftem Vorkommen und unterschiedlichen Sterblichkeitsraten) eine Rolle. Auch eine infektiöse Ursache (virale Infektion) wird angenommen, konnte aber bislang nicht bewiesen werden.

Epidemiologie

Untersuchungen zur Epidemiologie weisen erhebliche geografische Unterschiede auf. Eine retrospektive radiologische Analyse aus Großbritannien zeigt dies für verschiedene englische Städte: die Prävalenz variierte zwischen 4,2 und 7,5 %. Außerhalb Großbritanniens wurden niedrigere Prävalenzen bestimmt (Dublin 1,7 %, Valencia 1,3 %, Palermo 0,5 %). Nach einer Sektionsstudie aus Deutschland (1932) lag die Prävalenz bei über 40-Jährigen bei 3 %. Eine systematische Analyse von Infusionsurogrammen ergab für die Beckenregion eine Prävalenz von 1,1 %.

Daten zur Epidemiologie aus der General Practice Research Database (GPRD) über den Zeitraum zwischen 1988–1999 zeigen ein Durchschnittsalter der Patienten von 75 Jahren und eine bei Männern stärker als bei Frauen ausgeprägte Inzidenzsteigerung mit zunehmendem Alter.

Da die Erkrankung bei vielen Patienten über lange Zeit asymptomatisch verlaufen kann, ist mit einer hohen Dunkelziffer zu rechnen.

Pathophysiologie

Die Erkrankung ist charakterisiert durch eine Steigerung des Knochenumbaus, die sowohl die Kortikalis als auch die Spongiosa des befallenen Knochens betrifft. Histologisch stellen sich Riesenosteoklasten mit erhöhter Kernzahl dar. Nachgewiesen wurde eine gesteigerte Synthese und Sekretion von Interleukin-6 (IL-6) in Osteoblasten und Osteoklasten. Auch die Zahl und Ausdehnung der Osteoblasten ist deutlich erhöht (TGF-ß- und BMP-vermittelt [Transforming Growth Factor

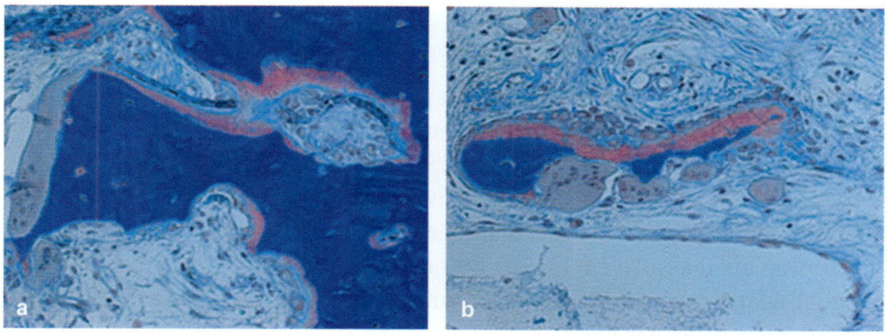

Abb. 8.7 Polymorphe, vielkernige Riesenosteoklasten und tiefe Resorptionslakunen, die den Trabekel dissezieren (a), sowie mehrlagig angeordnete aktive Osteoblasten und langstreckige Osteoidsäume (Masson Goldner Färbung) (b). [T816–2]

beta, Bone Morphogenetic Protein]). Als Zeichen dieses kompensatorischen Knochenanbaus findet sich in den Paget-Herden immer eine Oberflächenosteoidose (➤ Abb. 8.7). Das Resultat der Knochenumbausteigerung ist eine typische Mosaikstruktur des Knochens (➤ Abb. 8.8, ➤ Abb. 8.9).

Der Erkrankungsverlauf kann in vier Phasen eingeteilt werden. Sie verläuft sehr langsam; zwischen den einzelnen Phasen können Jahrzehnte liegen.

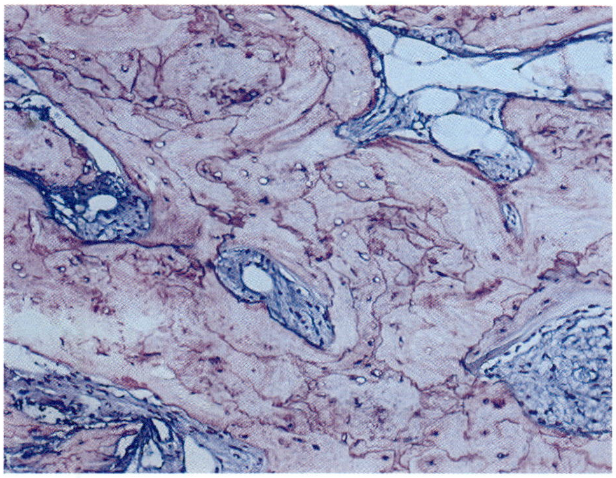

Abb. 8.8 Irregulariät der Kittlinien infolge des gesteigerten Knochenumbaus. Es resultiert eine „Landkarten- oder Mosaikstruktur" (Giemsa-Färbung). [T816–2]

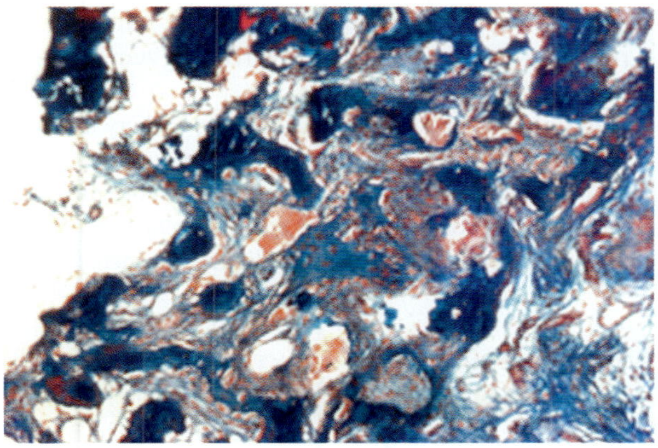

Abb. 8.9 Gesteigertes Knochenvolumen und Knochenmarkfibrose (Masson-Goldner-Färbung). [T816–2]

1. **Initiale osteolytische Knochendestruktion:** Diese stellt sich radiologisch als Osteolyse oder zirkumskripte Osteoporose dar. Der befallene Knochen ist hyperämisiert.
2. **Faserknochenbildung** mit Hypervaskularisation und Markraumfibrose: In dieser Phase entwickelt sich eine Knochenneubildung aus Geflechtknochen („woven bone", Knochen mit verminderten mechanischen Eigenschaften), begleitet von einer Fibrose des Markraums (➤ Abb. 8.9).
3. **Voll entwickelte Erkrankung:** Diese Phase ist charakterisiert durch Schübe mit Steigerung des Knochenumbaus mit dem Resultat eines mosaikartigen Knochens und einer Zunahme der Knochenmasse und mögliche Entwicklung einer Osteosklerose.
4. **Maligne Entartung:** Die Entstehung eines Paget-Sarkoms ist sehr selten. Sie wird mit einer Häufigkeit von < 1 % angegeben.

Klinik

Die Erkrankung kann klinisch stumm verlaufen und zufällig durch pathologische radiologische oder laborchemische Auffälligkeiten entdeckt werden. Bei vielen Patienten verläuft die Erkrankung symptomarm. Beschwerden und Behinderungen sind abhängig vom Manifestationsort. Die häufigsten klinischen Beschwerden sind dumpfe (v. a. nächtliche) Schmerzen und Knochendeformierungen (➤ Abb. 8.10).

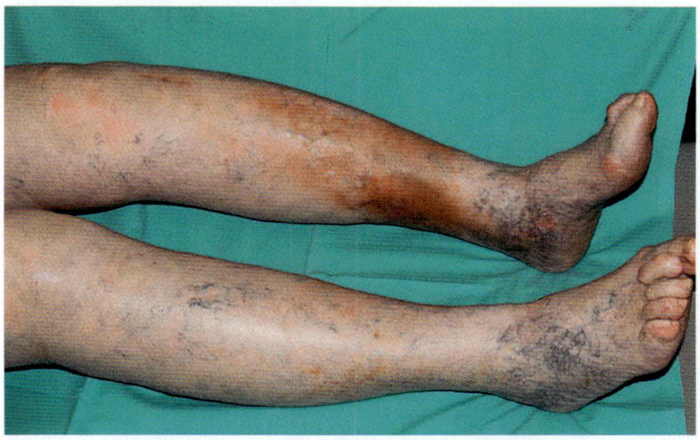

Abb. 8.10 Morbus Paget der Tibia links, Deformierung und Überwärmung im Bereich des betroffenen Knochenabschnitte (vorbestehende trophische Hautveränderungen). [T816–2]

Labor

Die Bestimmung der Aktivität der **alkalischen Phosphatase** (AP) im Serum hat den höchsten Stellenwert in Diagnose und Verlaufsbeobachtung beim M. Paget. Sie ist die Folge der konsekutiv gesteigerten Osteoblastenaktivität. Das Ausmaß ihrer Erhöhung spiegelt die metabolische Aktivität und ist ein Hinweis auf die Ausdehnung der Erkrankung. Ihre Erhöhung ist relativ zum „individuellen Normwert" des jeweiligen Patienten zu verstehen.

Die obere Grenze des statistischen Normbereiche kann für den einzelnen Patienten bereits eine deutliche Erhöhung der AP bedeuten, wenn seine individuelle AP vor Manifestation der Paget-Erkrankung sehr niedrig war. Sind nur begrenzte Knochenareale vom Morbus Paget befallen, kann die AP also auch bei aktiver Erkrankung noch im statistischen Normbereich liegen. In dieses Fällen kann eine Bestimmung des **Knochenisoenzyms** sinnvoll sein. Alternativ kann auch das **Prokollagen-I-C-terminale Propeptid** (PICP) zur Anwendung kommen.

Als Marker der Knochenresorption kann die Ausscheidung der **Pyridinium-Crosslinks** im Urin herangezogen werden.

Bildgebung/Diagnostik

Die **konventionelle Röntgendiagnostik** erfolgt zur Abklärung bestehender Beschwerden (➤ Abb. 8.11, ➤ Abb. 8.12). Die **Skelettszintigrafie** wird nachfolgend zur Bestimmung der Ausbreitung der Erkrankung durchgeführt (➤ Abb. 8.13).

Nach der Pathomorphologie im Röntgenbild und im Szintigramm werden drei **Krankheitsstadien** unterschieden:

- **Stadium 1 (osteolytische Phase, heiße Phase)** – scharf begrenzte Osteolysen in den langen Röhrenknochen mit metaphysärem Beginn und V-förmiger Ausbreitung in Richtung Dia- und Epiphyse

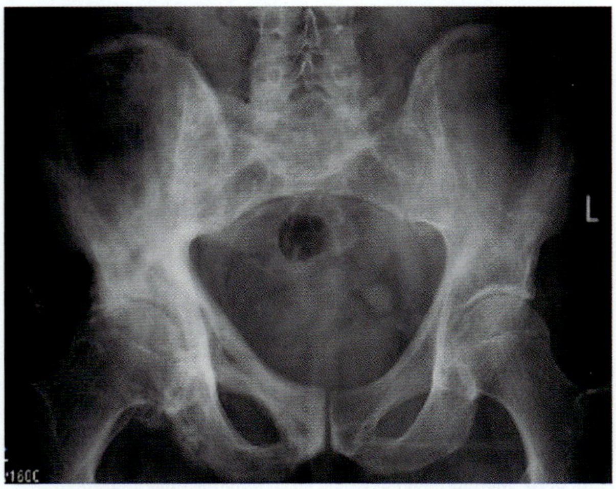

Abb. 8.11 Morbus Paget des Beckens rechts mit sekundärer Coxarthrose. [T816–3]

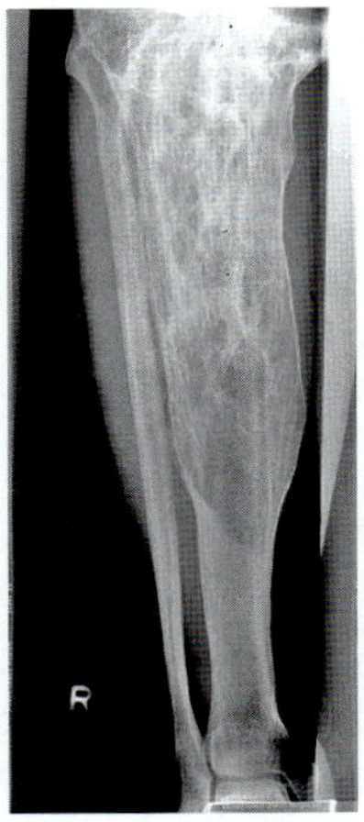

Abb. 8.12 Paget der Tibia rechts mit zystischen und sklerosierenden Veränderungen. [T816–3]

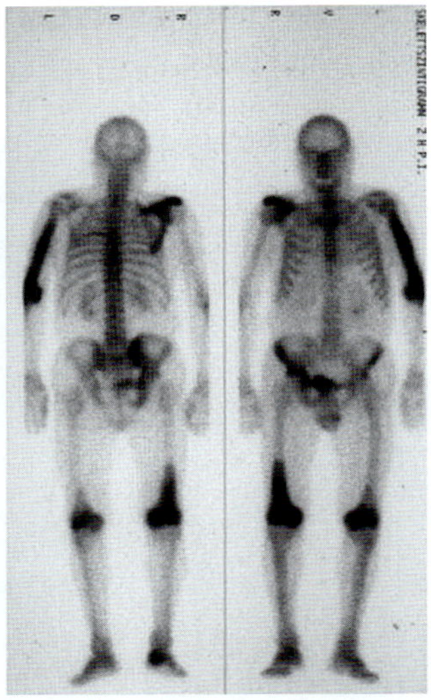

Abb. 8.13 Skelettszintigrafie mit Nachweis einer polyostischen Erkrankung – Mehrspeicherungen im Schultergelenk rechts, Becken rechts, Humerus links und Femur beidseits. [T816–6]

- **Stadium 2 (Mischphase)** – Nebeneinander von osteolytischen und sklerosierenden Veränderungen, Aufblätterung der Kompakta, unscharfe Abgrenzung zum Markraum
- **Stadium 3 (Sklerosephase, kalte Phase)** – überwiegende Sklerosierung des Knochens

Die **Computertomografie** oder **Magnetresonanztomografie** dienen der Abklärung spinaler oder neurologischer Komplikationen oder dem Ausschluss maligner Läsionen.

Differenzialdiagnose

Folgende Differenzialdiagnosen kommen in Betracht:

- Bei einer Manifestation im Bereich des Schädels und der Wirbelsäule müssen Metastasen eines Mamma-, Prostata-, Nierenzell- und Bronchialkarzinoms ausgeschlossen werden.

- An der Wirbelsäule muss eine Abgrenzung der Paget-Läsion gegenüber einem Lymphom, einem Hämangiom und einem Hyperparathyreoidismus erfolgen.
- Bei Befall der langen Röhrenknochen ist an eine fibröse Dysplasie oder an ein McCune-Albright-Syndrom zu denken.

Therapie

Ziele der Therapie sind die Reduktion Paget-assoziierter Schmerzen und die Bremsung des gesteigerten Knochenumbaus, um eine weitere Ausbreitung zu verhindern und Komplikationen vorzubeugen.

Eine **Therapieindikation** besteht bei:

- Schmerzen im Paget-betroffenen Knochen
- Befall mechanisch belasteter Skelettanteile mit der Gefahr der Deformierung (proarthrotische Deformität)
- Funktionellen Störungen (Nervenkompression und Hörminderung)

Zur Senkung der gesteigerten Osteoklastenaktivität ist eine antiresorptive Therapie erfolgreich. Mittel der Wahl sind **Bisphosphonate.** Für Zoledronat konnten nach einer einmaligen Infusion von 5 mg im Vergleich zu oralen Bisphosphonaten (Alendronat, Risedronat) eine stärker ausgeprägte Reduktion der Aktivität der alkalischen Phosphatase und ein längeres rezidivfreies Intervall nachgewiesen werden. Bei Kontraindikationen gegen Bisphosphonate (Niereninsuffizienz) kann **Calcitonin** eingesetzt werden. Alle in Deutschland zugelassenen Substanzen sind in ➤ Tab. 8.8 zusammengefasst.

Tab. 8.8 In Deutschland zugelassene Therapieschemata zur Behandlung des Morbus Paget.

Wirkstoff	Dosis	Therapiedauer
Calcitonin	100 IE/Tag subkutan bis 300 IE/Woche subkutan	1.–2. Monat ab 3. Monat
Etidronat	400 mg/Tag per os	6 Monate
Pamidronat	Initial 30 mg intravenös 60 mg alle 2 Wochen intravenös	Tag 1 6 Wochen
Tiludronat	400 IE/Tag per os	3 Monate
Risedronat	30 mg/Tag per os	2 Monate
Zoledronat	5 mg intravenös	einmalig

Unmittelbares **Behandlungsziel** ist es, die Aktivität der alkalischen Phosphatase in den Normbereich zu senken. Serologische Verlaufskontrollen sind drei Monate nach Therapiebeginn und nachfolgend alle sechs Monate indiziert. Ein erneuter Anstieg der Aktivität der alkalischen Phosphatase > 25 % des Minimalwertes ist als **Rezidiv** zu werten und stellt die Indikation zu einer erneuten Therapie dar.

Zur symptomatischen **Schmerztherapie** sollten die Patienten nichtsteroidale Antirheumatika (NSAR) oder Analgetika sowie Krankengymnastik erhalten.

Krankheitsverlauf und Komplikationen

Zur Bestimmung der Krankheitsaktivität im Verlauf und nach Einsatz einer antiresorptiven Therapie hat sich die Bestimmung der Aktivität der alkalischen Phosphatase bewährt. Auch die Untersuchung des Knochenisoenzyms der alkalischen Phosphatase oder das PICP können genutzt werden. Je nach Lokalisation und Ausmaß der ossären Veränderungen können im Krankheitsverlauf verschiedene Organsysteme betroffen sein (➤ Tab. 8.9):

Tab. 8.9 Komplikationen des Morbus Paget.

Organsystem	Komplikationen
Muskuloskelettales System	• Arthrose angrenzender Gelenke • Knochenverformung • Frakturen • Spinalkanalstenosen • Gesteigerte Blutungsgefahr bei chirurgischen Eingriffen an den betroffenen Knochen aufgrund erhöhter Knochendurchblutung
Nervensystem	• Hörverlust • Basiläre Impression • Affektion von Hirnnerven • Einengung der Neuroforamina • Hirndrucksteigerung
Kardiovaskuläres System	• Herzinsuffizienz mit linksventrikulärer Hypertrophie • Aortenstenose • Endokardiale Kalzifikation
Metabolische Veränderungen	• Hyperkalzämie im Rahmen lytischer Phasen • Hyperkalzurie und Nephrolithiasis nach Immobilisation • Hyperurikämie

KAPITEL

9

Christian Jung, Uwe Lange, Amelie Lupp, Alexander Pfeil und Gunter Wolf

Therapie rheumatischer Erkrankungen

Kernaussagen

- Zur Behandlung von rheumatischen Erkrankungen kommen medikamentöse und physikalische Therapieoptionen zum Einsatz. Bei der Therapieplanung sind erwartbare oder vorliegende Komorbiditäten zu beachten.
- Die **Pharmakotherapie** umfasst neben der symptomatischen Schmerztherapie und Glukokortikoiden die Behandlung mit Disease-Modifying Antirheumatic Drugs (DMARD), die direkt in den Krankheitsverlauf eingreifen (Immunsuppressiva und Biologika).
- Die zum Einsatz kommenden Wirkstoffe bzw. Wirkstoffgruppen werden in alphabetischer Reihenfolge mit ihren Wirkprinzipien, Indikationen und Kontraindikationen, Nebenwirkungen sowie Hinweisen zur Durchführung und Überwachung der Therapie vorgestellt.
- Wichtig für Patienten mit rheumatischen Grunderkrankungen sind **Impfungen** gegen Tetanus, Diphtherie, Pertussis, Poliomyelitis, Meningokokken, Pneumokokken und Influenza.
- Die Impfungen sollten nach Möglichkeit vor Einleitung einer immunsuppressiven Therapie erfolgen. Eine Lebendimpfung ist bei einem Teil der DMARD kontraindiziert.
- Das Aufgabenspektrum der **physikalischen Medizin** umfasst das Erkennen von Funktions- und Strukturstörungen sowie deren Behandlung mit physikalisch-therapeutischen Maßnahmen.
- **Komorbiditäten** treten nicht nur im Rahmen der rheumatischen Grunderkrankung auf, sondern häufig auch als Folgen der medikamentösen Therapie.

9.1 Medikamentöse Therapie

Vorbemerkung

Dieses Kapitel gibt eine Übersicht über die verschiedenen Medikamente, die zur Behandlung von rheumatischen Erkrankungen eingesetzt werden. Zum Verständnis des Wirkungsprinzips der einzelnen Medikamentengruppen wird jeweils auf den zugrunde liegenden immunologischen Mechanismus eingegangen. Indikationen, Kontraindikationen und Nebenwirkungen werden systematisch aufgeführt. Für die verschiedenen immunsuppressiven Therapien werden Informationen zur klinischen und laborchemischen Überwachung sowie zum Handling (z. B. perioperatives Management und Impfung) gegeben.

Aufgrund des chronischen Verlaufs der rheumatischen Erkrankungen ist häufig eine lebenslange bzw. eine über einen sehr langen Zeitraum durchzuführende immunsuppressive Therapie notwendig. Bei jungen Patientinnen und Patienten mit einem **Kinderwunsch** besteht die Gefahr eines erneuten Aufflammens der Erkrankung bei Aussetzen der immunsuppressiven Therapie. Aus diesem Grund sollte die immunsuppressive Therapie je nach Wirkstoff weiter fortgesetzt werden. In den Fachinformationen zu fast allen immunsuppressiven Medikamenten wird jedoch die **Schwangerschaft** und **Stillzeit** als **Kontraindikation** aufgeführt. Hier sollte eine enge Zusammenarbeit und Abstimmung zwischen den behandelnden Rheumatologen und Gynäkologen erfolgen, um die entsprechende medikamentöse Therapie zu planen. Des Weiteren sollte die Familienplanung nicht in einer aktiven Phase der Erkrankung durchgeführt werden.

Die Angaben zu den Wirkstoffen und Nebenwirkungen (➤ Tab. 9.1) beziehen sich auf die entsprechenden Fachinformationen und die Empfehlungen zur Therapieüberwachung der Deutschen Gesellschaft für Rheumatologie und erheben keinen Anspruch auf Vollständigkeit. Bezüglich aktueller Änderungen verweisen wir auf das Fachinformationsverzeichnis Deutschland (http://www.fachinfo.de/).

Tab. 9.1 Häufigkeitsbewertung der Nebenwirkungen.

Häufigkeitsbewertung	Angenommener Anteil Betroffener
Sehr häufig	≥ 1/10
Häufig	≥ 1/100 bis < 1/10
Gelegentlich	≥ 1/1.000 bis < 1/100
Selten	≥ 1/10.000 bis < 1/1.000
Sehr selten	< 1/10.000

9.1.1 Allopurinol ➢ Tab. 9.2

Tab. 9.2 Allopurinol.

Präparat: Allopurinol	
Wirkungsweise	Reversible Hemmung der Xanthinoxidase
Indikationen	Hyperurikämie, sofern nicht diätetisch beherrschbar (klinische Komplikationen hyperurikämischer Zustände, insbesondere manifeste Gicht, Urat-Nephropathie, Auflösung und Verhütung von Harnsäuresteinen sowie Verhinderung der Bildung von Kalziumoxalatsteinen bei gleichzeitiger Hyperurikämie)
Kontraindikationen/Warnhinweise	• Niereninsuffizienz (glomeruläre Filtrationsrate < 20 ml/Minute) • Schwangerschaft und Stillzeit
Applikationsform und Dosierung	Per os: einschleichende Dosierung, beginnend mit 100 mg/Tag (tägliche Maximaldosis: 800 mg/Tag)
Überwachung während der Therapie	*Labor:* Kontrolle von Blutbild, Harnsäure und Nierenretentionswerten
Nebenwirkungen	• *Häufig zu Therapiebeginn:* Auslösung eines akuten Gichtanfalls • *Häufig:* Übelkeit, Brechreiz und Durchfall, Hautreaktionen • *Selten:* Leberfunktionsstörungen • *Einzelfälle:* Blutbildveränderungen wie Leukozytopenie, Leukozytose, Granulozytose, Eosinophilie, Stevens-Johnson-Syndrom und Vaskulitis
Wechselwirkungen	• Keine Kombination mit Azathioprin oder 6-Mercaptopurin (lebensbedrohlich) (Details ➢ 9.1.2) • Bei gleichzeitiger Gabe von harnsäureausscheidenden Medikamenten (Probenecid, Benzbromaron, Sulfinpyrazon oder Salicylaten) Beschleunigung der Ausscheidung von Allopurinol mit der Folge einer reduzierten Wirkung • Erhöhung der Plasmakonzentration von Ciclosporin • Bei gleichzeitiger Gabe von Ampicillin und Amoxicillin gehäuftes Auftreten von allergischen Reaktionen (Hautausschläge) • Bei gleichzeitiger Gabe von Captopril und einer chronischen Niereninsuffizienz erhöhte Gefahr von Hautreaktionen • Wirkungsverstärkung von Antikoagulanzien vom Cumarin-Typ • Bei gleichzeitiger chronischer Niereninsuffizienz Verstärkung der hypoglykämischen Wirkung des Antidiabetikums Chlorpropamid • Bei gleichzeitiger Gabe von Zytostatika vermehrt Blutbildveränderungen • In hoher Dosierung Hemmung des Theophyllinabbaus → verstärkte Theophyllinwirkung
Therapiehinweise	• Beginn nach Abklingen des akuten Gichtanfalls • Keine Unterbrechung der Behandlung, wenn während der Behandlung ein akuter Gichtanfall auftritt • Dosisanpassung bei einer eingeschränkten Leber- und Nierenfunktion

9.1.2 Azathioprin ➢ Tab. 9.3

Tab. 9.3 Azathioprin.

Präparat: Azathioprin	
Wirkungsweise	Im menschlichen Körper erfolgt der Umbau von Azathioprin zu 6-Mercaptopurin. 6-Mercaptopurin hemmt als Nukleosid-Analogon die RNA- und DNA-Synthese und somit die Vermehrung der T- und B-Lymphozyten.
Indikationen	• Systemischer Lupus erythematodes • Dermatomyositis und Polymyositis • Polyarteriitis nodosa • Morbus Behçet • Rheumatoide Arthritis
Kontraindikationen/Warnhinweise	• Infektionen • Schwere Leber-, Nieren- und Knochenmarksschäden • Kinderwunsch, Schwangerschaft und Stillzeit
Applikationsform und Dosierung	• Per os: 1–3 mg/kg KG (bei Morbus Behçet 2,5 mg/kg KG) • *Wirkungseintritt:* frühestens nach 4 bis 8 Wochen.
Überwachung während der Therapie	Bei Therapiebeginn wöchentlich, nach zwei Monaten alle vier Wochen: • *Labor:* Blutbild einschließlich Differenzialblutbild, BSG, CRP, Transaminasen, Gamma-Glutamyl-Transferase (GGT), alkalische Phosphatase, Nierenretentionswerte; Urinstatus • *Klinisch:* Infektzeichen, Exantheme, Blutungszeichen, gastrointestinale Symptome
Nebenwirkungen	• *Sehr häufig:* Infektionen, Leukozytopenie, Übelkeit, Erbrechen • *Häufig:* Thrombopenie • *Gelegentlich:* Anämie, Diarrhö, Pankreatitis, Cholestase • *Selten:* Alopezie, erhöhtes Leukämie-, Lymphom- und Karzinomrisiko, Herzrhythmusstörungen, Blutdruckabfall, Myalgien, Arthralgien
Wechselwirkungen	**Cave:** Keine gleichzeitige Applikation mit Xanthinoxidasehemmern (Allopurinol und Febuxostat)! Aufgrund des Abbaus von Azathioprin über die Xanthinoxidase kann es durch eine Hemmung der Xanthinoxidase durch die gleichzeitige Gabe von Allopurinol oder Febuxostat zu einem verminderten Abbau von Azathioprin kommen. Dies hat eine toxische Schädigung des Knochenmarks mit einer Blutbildungsstörung zur Folge.
Therapiehinweise	• *Impfung:* Keine Lebendimpfung unter der Therapie • Bei einer reduzierten Nierenfunktion (glomeruläre Filtrationsrate <20 ml/Minute) Reduktion der Dosis auf maximal 1,5 mg/kg KG • Unter der Therapie und bis drei Monate nach Beendigung der Therapie strenge Kontrazeption • *Therapieabbruch:* bei Anstieg der Transaminasen auf das Dreifache des Normwertes, Ikterus, Pankreatitis, Exantheme, Leukozytopenie (< 3.000/µl), Granulozytopenie (< 2.000/µl), Thrombopenie (< 100.000/µl), therapieinduzierte Anämie, pulmonale Infiltrate, Infektionen, Fieber
Perioperatives Management	Pausierung 1 bis 2 Tage vor dem operativen Eingriff

9.1.3 Benzbromaron ➢ Tab. 9.4

Tab. 9.4 Benzbromaron.

Präparat: Benzbromaron (Narcaricin® mite)	
Wirkungsweise	Hemmung der Reabsorption von Harnsäure im proximalen Tubulus der Niere
Indikationen	Hyperurikämie
Kontraindikationen/Warnhinweise	• Eingeschränkte Nierenfunktion, Nierensteindiathese • Vorbestehende Lebererkrankungen • Schwangerschaft und Stillzeit
Applikationsform und Dosierung	Per os: initial 25 mg/Tag, Steigerung auf 50 bis 100 mg/Tag
Überwachung während der Therapie	*Labor:* Transaminasen
Nebenwirkungen	• *Gelegentlich:* gastrointestinale Beschwerden • *Selten:* Hautreaktionen • *Sehr selten:* Kopfschmerzen, Konjunktivitis, zytolytische Hepatitis, Uratsteine, bei Therapiebeginn Gichtanfall, temporäre Impotenz

Tab. 9.4 Benzbromaron. *(Forts.)*

Präparat: Benzbromaron (Narcaricin® mite)	
Wechselwirkungen	• Keine gleichzeitige Applikation mit hepatotoxischen Medikamenten • Verringerung der Wirkung bei der gleichzeitigen Applikation von sauren Pharmaka wie Penicillinen, Thiazid-Diuretika, Salicylaten und Sulfinpyrazon durch gegenseitige Verdrängung von den tubulären Transportern • Erhöhung der Wirkung von Cumarinen
Therapiehinweise	• Beginn zwei Wochen nach dem akuten Gichtanfall • Keine Unterbrechung der Behandlung bei Auftreten eines akuten Gichtanfalls • Auskristallisation der Harnsäure bei Überschreiten des Löslichkeitsprodukts im Urin → einschleichende Dosierung, ausreichende Flüssigkeitszufuhr (> 1,5–2 Liter/Tag), Alkalisierung des Harns

9.1.4 Bisphosphonate ➤ Tab. 9.5

Tab. 9.5 Bisphosphonate.

Präparate: Alendronat (Fosamax®), Ibandronat (Bonviva®), Risedronat (Actonel®), Zoledronat (Aclasta®)	
Wirkungsweise	Amino-Bisphosphonate hemmen die Farnesylpyrophosphat-Synthase, ein Enzym des Mevalonatstoffwechsels, welches für die Cholesterinsynthese und die posttranslationale Modifikation von Proteinen von grundsätzlicher Bedeutung ist. Die Hemmung führt zu einer Induktion der Apoptose von Osteoklasten.
Indikationen	• Osteoporose entsprechend dem Risiko-Score der DVO-Leitlinie 2014 • Morbus Paget (Risedronat, Zoledronat) • Tumor-Hperkalzämie/-Osteolysen (Ibandronat, Zoledronat)
Kontraindikationen/Warnhinweise	• Hypokalzämie • Niereninsuffizienz (glomeruläre Filtrationsrate < 30 ml/Minute) • Schwangerschaft und Stillzeit • Oral verabreichbare Bisphosphonate: Anomalien des Ösophagus und andere Faktoren, welche die ösophageale Entleerung verzögern (z. B. Strikturen und Achalasie)
Applikationsform und Dosierung	• *Per os:* Alendronat, Risedronat, Ibandronat • *Intravenös:* Ibandronat, Zoledronat • Osteoporose-Dosierung im Einzelnen ➤ Tab. 9.6 • Morbus Paget: per os Risedronat 30 mg/Tag über 2 Monate, intravenös Zoledronat 5 mg 1 ×/Jahr
Nebenwirkungen	• *Häufig:* Bauschmerzen, Durchfall, Erbrechen • *Selten:* Ösophagitis, Ösophagusulzerationen; v. a. bei hochdosierter Gabe im Rahmen der Behandlung von Malignomen: Osteonekrose des Kiefers; prädisponierend wirken Zahnextraktionen und lokale Infektionen • *Bei Langzeitanwendung:* möglicherweise erhöhtes Risiko für atypische Femurfrakturen • *Komplexbildung mit Kalzium:* v. a. bei hochdosierter Dauergabe Gefahr einer Hypokalzämie sowie von Mineralisationsdefekten bis hin zur Osteomalazie; bei rascher i. v.-Gabe: Gefahr der Niereninsuffizienz bis hin zum akuten Nierenversagen
Wechselwirkungen	• *Orale Bisphosphonate:* gleichzeitige Einnahme von Calcium-, Magnesium- oder Eisenpräparaten (Resorptionsverminderung durch Komplexbildung) • *Gleichzeitige Einnahme von nichtsteroidalen Antirheumatika:* erhöhtes Risiko für eine Entwicklung von Magenulzerationen • *Gleichzeitige Einnahme von Aminoglykosid-Antibiotika:* erhöhtes Risiko für schwere Hypokalzämien
Therapiehinweise	• Therapiedauer bis zu fünf Jahre; für eine Therapie über fünf Jahren liegen keine ausreichenden Daten vor • Orale Einnahme der Bisphosphonate mit reichlich Wasser morgens mindestens 30 Minuten vor der Nahrungszufuhr; nach der Bisphosphonateinnahme nicht hinlegen
Perioperatives Management	Beginn frühestens sechs Wochen nach Implantation einer Endoprothese

Tab. 9.6 Zulassungsstatus der Bisphosphonate zur Behandlung der Osteoporose.

Bisphosphonat	Postmenopausale Osteoporose der Frau		Osteoporose des Mannes	Glukokortikoid-induzierte Osteoporose	
	Wirbelkörperfraktur	Periphere Fraktur		Frauen	Männer
Alendronat	70 mg 1×/Woche	70 mg 1×/Woche	10 mg/Tag	10 mg/Tag	10 mg/Tag
Risedronat	35 mg 1×/Woche	35 mg 1×/Woche	35 mg 1×/Woche	5 mg/Tag	Nein
Ibandronat	per os: 150 mg/Monat i. v.: 3 mg alle 3 Monate	per os: 150 mg/Monat i. v.: 3 mg alle 3 Monate	Nein	Nein	Nein
Zoledronat	5 mg 1×/Jahr	5 mg 1×/Jahr	5 mg 1×/Jahr	5 mg 1×/Jahr	5 mg 1×/Jahr

9.1.5 Biologika

DEFINITION

Unter biologischen **Disease-Modifying Antirheumatic Drugs (DMARD),** auch **Biologika** genannt, versteht man eine Antikörper-basierte Therapie. Durch den Einsatz eines Antikörpers werden selektiv inflammatorische Mediatoren oder deren Rezeptoren blockiert bzw. Zellen der Entzündungskaskade ausgeschaltet. Dadurch kommt es zu einer Unterdrückung der Entzündungsreaktion.

Die Biologika werden intravenös oder subkutan verabreicht. Vor Beginn der Einstellung sollten ein großes Blutbild, Entzündungsparameter (Blutsenkungsgeschwindigkeit und C-reaktives Protein), Transaminasen, die alkalische Phosphatase und Nierenretentionsparameter erhoben werden. Aufgrund der nachhaltigen Unterdrückung der Entzündungsreaktion sollte vor der Einstellung auf ein Biologikum ein infektiöses Geschehen ausgeschlossen werden. Ein besonderer Fokus liegt hier auf dem Ausschluss einer **Tuberkulose** mithilfe eines Gamma-Interferon-Tests sowie einem Röntgen-Thorax zum Ausschluss postspezifischer Veränderungen. Zusätzlich sollte eine Virushepatitis (insbesondere Hepatitis B oder C) über eine **Hepatitisserologie** ausgeschlossen werden.

Bezüglich des **Impfstatus** gilt es die Empfehlungen der Ständigen Impfkommission (➤ 9.2) umzusetzen. Unter der Therapie mit Biologika sind **keine Lebendimpfungen** (Masern, Mumps und Röteln [MMR], Varizella-zoster-Virus, Rotaviren, Typhus, Cholera und Gelbfieber) vorzunehmen. Zwischen einer Lebendimpfung und dem Beginn einer Biologika-Therapie sollte ein zeitlicher Abstand von mindestens einem Monat liegen.

CAVE

In Bezug auf das **perioperative Management** wird im Folgenden immer von elektiven operativen Eingriffen ausgegangen. Die Angaben gelten nicht für notfallmäßig durchzuführende Interventionen.

Nach Ablauf des Patentschutzes werden die Biologika als Nachfolgeprodukte in Form von **Biosimilars** durch Zweitanbieter vertrieben. Die Biosimilars sind als biotechnologische Erzeugnisse nicht völlig identisch mit dem Originalprodukt. Aus diesem Grund müssen die Biosimilars ebenfalls ein Zulassungsverfahren durchlaufen. Die Umstellung von einem Biologikum auf ein Biosimilar ist möglich. Ein beliebiger Austausch innerhalb einer Biosimilargruppe, d. h. zwischen Biosimilars verschiedener Hersteller, wird zur Zeit nicht empfohlen.

Für die Therapie der rheumatischen Erkrankungen steht eine Vielzahl von Biologika zur Verfügung, die in den folgenden Abschnitten detailliert beschrieben werden. ➤ Tab. 9.7 gibt eine erste Übersicht über die Wirkprinzipien und die jeweils zugeordneten Wirkstoffe, deren Applikationsformen sowie die Indikationen, für die sie zugelassen sind.

Tumor-Nekrose-Faktor-alpha-Blockade

DEFINITION

Der **Tumor-Nekrose-Faktor alpha** (TNF-α) spielt als Zytokin eine zentrale Rolle im Entzündungsprozess rheumatischer Erkrankungen. TNF-α liegt als löslicher sowie als membranständiger Faktor auf der Zelloberfläche sowohl von immunologischen als auch nichtimmunologischen Zellen vor und wird nach einer enzymatischen Spaltung freigesetzt. Sowohl das lösliche als auch das membranständige TNF-α sind biologisch aktiv.

TNF-α kann eine akute Entzündung wie folgt induzieren: Durch TNF-α kommt es zur Bildung von proinflammatorischen Zytokinen (z. B. Interleukin-1 und -6), Chemokinen (z. B. RANTES [Regulated on Activation, Normal T-Cell Expressed and Secreted]) und inflammatorischen Mediatoren (z. B. Prostaglandine und Plättchenaktivierender Faktor). TNF-α führt sowohl zu einer Zunahme der Zahl als auch zu einer Aktivierung der T-Zellen und beeinflusst Makrophagen und Monozyten. Eine Induktion der Apoptose ist möglich. Des Weiteren stimuliert TNF-α die Fibroblastenproliferation und Angiogenese.

CAVE

Bei Einsatz aller TNF-α-Blocker besteht ein erhöhtes Risiko für die Reaktivierung oder das Auftreten einer Tuberkulose sowie für opportunistische Infektionen und Malignome. Bei latenter Tuberkulose muss vor dem Einsatz von TNF-α-Blockern eine Isozianid-Prophylaxe eingeleitet werden und während der Therapie weitergeführt werden.

Tab. 9.7 Übersicht über die verfügbaren biologischen Therapeutika und deren Indikationen in der Behandlung von rheumatischen Erkrankungen.

Wirkstoff	Applikation	Indikationen
Tumornekrosefaktor-alpha-Blockade		
Adalimumab	subkutan	• Rheumatoide Arthritis • Radiografische und nichtradiografische axiale Spondyloarthritis • Juvenile idiopathische Arthritis • Psoriasis-Arthritis
Certolizumab Pegol	subkutan	• Rheumatoide Arthritis • Radiografische und nichtradiografische axiale Spondyloarthritis • Psoriasis-Arthritis
Etanercept	subkutan	• Rheumatoide Arthritis • Psoriasis-Arthritis • Radiografische und nichtradiografische axiale Spondyloarthritis • Juvenile idiopathische Arthritis
Golimumab	subkutan	• Rheumatoide Arthritis • Radiografische und nichtradiografische axiale Spondyloarthritis • Psoriasis-Arthritis
Infliximab	intravenös	• Rheumatoide Arthritis • Ankylosierende Spondylitis • Psoriasis-Arthritis
Interleukin-1-Blockade		
Anakinra	subkutan	• Rheumatoide Arthritis • Cryopyrin-assoziiertes periodisches Syndrom
Canakinumab	subkutan	• Arthritis urica • Cryopyrin-assoziiertes periodisches Syndrom • Tumornekrosefaktor-Rezeptor-assoziiertes periodisches Syndrom • Still-Syndrom • Familiäres Mittelmeerfieber (FMF)
Interleukin-6-Blockade		
Sarilumab	subkutan	• Rheumatoide Arthritis
Tocilizumab	intravenös subkutan	• Rheumatoide Arthritis • Riesenzellarteriitis • Systemische juvenile idiopathische Arthritis (SJIA) und polyartikuläre juvenile idiopathische Arthritis (PJIA) ab einem Alter von 2 Jahren
Interleukin-12/23-Blockade		
Ustekinumab	subkutan	• Psoriasis-Arthritis
Interleukin-17-Blockade		
Secukinumab	subkutan	• Psoriasis-Arthritis • Ankylosierende Spondylitis
Hemmung der B-Zellen (CD20 Antikörper)		
Rituximab	intravenös	• Rheumatoide Arthritis • Remissionsinduktionstherapie einer ANCA-assoziierten Vaskulitis (Granulomatose mit Polyangiitis [GPA] und mikroskopischer Polyangiitis [MPA])
Lösliches humanes B-Lymphozyten-Stimulatorprotein (BLyS)		
Belimumab	intravenös subkutan	Systemischer Lupus erythematodes
Hemmung der T-Zell-Co-Stimulation		
Abatacept	intravenös subkutan	Rheumatoide Arthritis Psoriasis-Arthritis

Adalimumab ➢ Tab. 9.8

Tab. 9.8 Adalimumab.

Präparat: Adalimumab (Humira®)	
Wirkungsweise	Hemmung des TNF-α
Indikationen	• Rheumatoide Arthritis • Radiografische und nichtradiografische axiale Spondyloarthritis • Juvenile idiopathische Arthritis • Psoriasis-Arthritis
Kontraindikationen/Warnhinweise	• Aktive Tuberkulose, schwere Infektionen inklusive opportunistischer Infektionen, chronische Virusinfektionen mit HIV und Hepatitis B • Therapie bei einer chronischen Hepatitis C nur nach Rücksprache mit dem Hepatologen • Herzinsuffizienz im Stadium NYHA III/IV • Nur unter Abwägung der Risiken: Tumorerkrankungen, Multiple Sklerose • Schwangerschaft und Stillzeit (Kontrazeption bis 5 Monate nach Therapieende fortsetzen)
Applikationsform und Dosierung	• Subkutan: 40 mg alle zwei Wochen; in der Monotherapie bei rheumatoider Arthritis bei fehlendem Therapieansprechen Dosiserhöhung auf 40 mg pro Woche möglich • *Wirkungseintritt:* zwei bis drei Wochen nach Therapiebeginn
Überwachung während der Therapie	• *Labor:* großes Blutbild, BSG, CRP, Transaminasen, Nierenretentionswerte und Urinstatus in Woche 2, Monat 2 und Monat 3 nach Einstellung; im Verlauf entsprechend der Klinik; ggf. Bestimmung der antinukleären Antikörper • *Klinisch:* Ausschluss von Infektionen, Evaluation von Gewichtsverlust, Lymphknotenstatus, B-Symptomatik und Zeichen eines systemischen Lupus erythematodes
Nebenwirkungen	• *Häufig:* Leukozytopenie, Eosinophilie, Hypertonie, Pneumonie, Infektionen der oberen Atemwege, Sinusitis, Halsschmerzen, Transaminasenanstieg, Hepatitis, Übelkeit, Diarrhö, Harnwegsinfekte, Grippesyndrom, Haut- und Weichteilinfektionen, Herpes simplex, Neoplasien der Haut, Pruritus, Reaktionen an der Injektionsstelle, Kopfschmerzen, sensomotorische Defizite, Gewichtsverlust • *Gelegentlich:* Anämie, Thrombopenie, Lymphome, Melanom, Tuberkulose, opportunistische Infektionen, Fieber, Sepsis, Wundheilungsstörungen, Konjunktivitis, Sehstörungen, Herzinsuffizienz, Herzrhythmusstörungen, AV-Block, Cholestase, Hyperbilirubinämie, Hepatopathie, Aszites, Ulkus und Ulkusperforation, Stomatitis, Gastritis, Gastroenteritis, Nierenfunktionseinschränkungen, Apoplex, Parästhesien, demyelinisierende Erkrankungen, periphere Neuropathie, Schwindel, Tremor, Koordinationsstörungen, zerebrale Krampfanfälle, Entzündung der Hirnnerven, Psoriasis, Alopezie, Urtikaria, Ekzem, erhöhte Photosensitivität, Lupus-like-Syndrom, Elektrolytstörungen, Dyslipidämie
Wechselwirkungen	Keine Kombination mit anderen Biologika
Therapiehinweise	• Therapie der rheumatoiden Arthritis mit und ohne Methotrexat möglich • *Impfung:* aktueller Impfstatus entsprechend den Empfehlungen der Ständigen Impfkommission; keine Lebendimpfung unter der Therapie • *Vor Therapiebeginn:* Ausschluss einer Tuberkulose (Röntgen-Thorax und Gamma-Interferon-Test), einer aktiven Infektion und einer Herzinsuffizienz im Stadium NYHA III/IV • *Isoniazid-Prophylaxe bei latenter Tuberkulose:* Beginn vier Wochen vor der Adalimumab-Therapie und Fortsetzung über 9 Monate mit Isoniazid und Vitamin B6 • *Indikationen zur Therapieunterbrechung:* schwere Infektionen, dekompensierte Herzinsuffizienz, Lupus-like-Syndrom, demyelinisierende Erkrankungen
Perioperatives Management	Pausierung 28 Tage vor dem elektiven Eingriff (Aussetzen der Therapie kann zu einer erneuten Krankheitsaktivität führen)

Certolizumab Pegol ➢ Tab. 9.9

Tab. 9.9 Certolizumab Pegol.

Präparat: Certolizumab Pegol (Cimzia®)	
Wirkungsweise	Hemmung des TNF-α
Indikationen	• Rheumatoide Arthritis • Radiografische und nichtradiografische axiale Spondyloarthritis • Psoriasis-Arthritis
Kontraindikationen/Warnhinweise	• Aktive Tuberkulose, schwere Infektionen inklusive opportunistischer Infektionen, chronische Virusinfektionen mit HIV und Hepatitis B • Therapie bei einer chronischen Hepatitis C nur nach Rücksprache mit dem Hepatologen • Herzinsuffizienz im Stadium NYHA III/IV • Nur unter Abwägung der Risiken: Tumorerkrankungen, multiple Sklerose • Schwangerschaft und Stillzeit (Kontrazeption bis 5 Monate nach Therapieende fortsetzen)
Applikationsform und Dosierung	• Subkutan: Induktionsdosis in Woche 0, 2 und 4: 400 mg • *Erhaltungsdosis:* – Rheumatoide Arthritis: 200 mg alle zwei Wochen – Axiale Spondyloarthritis: 200 mg alle zwei Wochen oder 400 mg alle vier Wochen – Psoriasis-Arthritis: 200 mg alle zwei Wochen oder 400 mg alle vier Wochen • *Wirkungseintritt:* zwei bis drei Wochen nach Therapiebeginn
Überwachung während der Therapie	• *Labor:* großes Blutbild, BSG, CRP, Transaminasen, Nierenretentionswerte und Urinstatus in Woche 2, Monat 2 und Monat 3 nach Einstellung, im Verlauf entsprechend der Klinik; ggf. antinukleäre Antikörper • *Klinisch:* Ausschluss von Infektionen, Evaluation von Gewichtsverlust, Lymphknotenstatus, B-Symptomatik und Zeichen eines systemischen Lupus erythematodes
Nebenwirkungen	• *Häufig:* Leuko- und Thrombopenie, Pneumonie, Infektionen der oberen Atemwege, Transaminasenanstieg, Harnwegsinfekte, Haut- und Weichteilinfektionen, Herpes simplex, Neoplasien der Haut, Reaktionen an der Injektionsstelle • *Gelegentlich:* Lymphome, Melanom, Tuberkulose, opportunistische Infektionen, Fieber, Sepsis, Wundheilungsstörungen, Herzinsuffizienz, Herzrhythmusstörungen, Parästhesien, demyelinisierende Erkrankungen, Psoriasis, Lupus-like-Syndrom
Wechselwirkungen	Keine Kombination mit anderen Biologika
Therapiehinweise	• *Rheumatoide Arthritis und Psoriasis-Arthritis:* Therapie mit und ohne Methotrexat möglich • *Impfungen:* aktueller Impfstatus entsprechend den Empfehlungen der Ständigen Impfkommission, keine Lebendimpfung unter der Therapie • *Vor Therapiebeginn:* Ausschluss einer Tuberkulose (Röntgen-Thorax und Gamma-Interferon-Test), einer aktiven Infektion und einer Herzinsuffizienz im Stadium NYHA III/IV • *Isoniazid-Prophylaxe bei latenter Tuberkulose:* Beginn vier Wochen vor der Certolizumab-Pegol-Therapie und Fortsetzung über 9 Monate mit Isoniazid und Vitamin B_6 • *Indikationen zur Therapieunterbrechung:* schwere Infektionen, dekompensierte Herzinsuffizienz, Lupus-like-Syndrom, demyelinisierende Erkrankungen
Perioperatives Management	Pausierung 28 Tage vor dem elektiven Eingriff (Aussetzen der Therapie kann zu einer erneuten Krankheitsaktivität führen)

Etanercept ➢ Tab. 9.10

Tab. 9.10 Etanercept.

Präparat: Etanercept (Enbrel®), Biosimilar: Benepali® und Erelzi®	
Wirkungsweise	Hemmung des TNF-α
Indikationen	• Rheumatoide Arthritis • Psoriasis-Arthritis • Radiografische und nichtradiografische axiale Spondyloarthritis • Juvenile idiopathische Arthritis
Kontraindikationen/Warnhinweise	• Aktive Tuberkulose, schwere Infektionen inklusive opportunistischer Infektionen, chronische Virusinfektionen mit HIV und Hepatitis B; Therapie bei einer chronischen Hepatitis C nur nach Rücksprache mit dem Hepatologen • Herzinsuffizienz im Stadium NYHA III/IV • Nur unter Abwägung der Risiken: Tumorerkrankungen, multiple Sklerose • Schwangerschaft und Stillzeit (Kontrazeption bis 3 Wochen nach Therapieende fortsetzen)
Applikationsform und Dosierung	Subkutan: • 1× 50 mg pro Woche oder 2× 25 mg pro Woche in der Behandlung der rheumatoiden Arthritis, Psoriasis-Arthritis sowie der axialen Spondyloarthritis • 0,4 mg/kg KG 2× pro Woche oder 0,8 mg/kg KG 1× pro Woche in der Behandlung der juvenilen idiopathischen Arthritis • *Wirkungseintritt:* zwei bis drei Wochen nach Therapiebeginn
Überwachung während der Therapie	• *Labor:* großes Blutbild, BSG, CRP, Transaminasen, Nierenretentionswerte und Urinstatus in Woche 2, Monat 2 und Monat 3 nach Einstellung. Im Verlauf entsprechend der Klinik; ggf. antinukleäre Antikörper • *Klinisch:* Ausschluss von Infektionen, Evaluation von Gewichtsverlust, Lymphknotenstatus, B-Symptomatik und Zeichen eines systemischen Lupus erythematodes
Nebenwirkungen	• *Häufig:* Infektionen und Entzündungen der oberen Atemwege, Husten, Harnwegsinfekte, Herpes simplex, Pruritus, Reaktionen an der Injektionsstelle • *Gelegentlich:* Anämie, Thrombopenie, Lymphome, nichtmelanozytärer Hautkrebs, verstärktes Husten, Halsschmerzen, Fieber, Pneumonie, Sepsis, Herzinsuffizienz, Mundulzerationen, Übelkeit, Erbrechen, Bauchschmerzen, Durchfall, Verstopfung, Transaminasenanstieg, autoimmune Hepatitis, Kopfschmerzen, Benommenheit, Schwächegefühl, demyelinisierende Erkrankungen/Multiple Sklerose, Ekzem, Psoriasis, Uveitis • *Selten:* Tuberkulose, opportunistische Infektionen, interstitielle Lungenerkrankungen, Erythema multiforme, kutane Vaskulitis, malignes Melanom
Wechselwirkungen	Keine Kombination mit anderen Biologika
Therapiehinweise	• *Rheumatoide Arthritis und Psoriasis-Arthritis:* Therapie mit und ohne Methotrexat möglich • *Impfungen:* aktueller Impfstatus entsprechend den Empfehlungen der Ständigen Impfkommission; keine Lebendimpfung unter der Therapie • *Vor Therapiebeginn:* Ausschluss einer Tuberkulose (Röntgen-Thorax und Gamma-Interferon-Test), einer aktiven Infektion und einer Herzinsuffizienz im Stadium NYHA III/IV • *Isoniazid-Prophylaxe bei latenter Tuberkulose:* Beginn 4 Wochen vor der Etanercept-Therapie und Fortsetzung über 9 Monate mit Isoniazid und Vitamin B_6 • *Indikationen zur Therapieunterbrechung:* schwere Infektionen, dekompensierte Herzinsuffizienz, Lupus-like-Syndrom, demyelinisierende Erkrankungen
Perioperatives Management	Pausierung 9 Tage vor dem elektiven Eingriff (Aussetzen der Therapie kann zu einer erneuten Krankheitsaktivität führen)

Golimumab ➢ Tab. 9.11

Tab. 9.11 Golimumab.

Präparat: Golimumab (Simponi®)	
Wirkungsweise	Hemmung des TNF-α
Indikationen	• Rheumatoide Arthritis • Radiografische und nichtradiografische axiale Spondyloarthritis • Psoriasis-Arthritis
Kontraindikationen/Warnhinweise	• Aktive Tuberkulose, schwere Infektionen inklusive opportunistischer Infektionen, chronische Virusinfektionen mit HIV und Hepatitis B. Therapie bei einer chronischen Hepatitis C nur nach Rücksprache mit dem Hepatologen • Herzinsuffizienz im Stadium NYHA III/IV • Nur unter Abwägung der Risiken: Tumorerkrankungen, multiple Sklerose • Schwangerschaft und Stillzeit (Kontrazeption bis 6 Monate nach Therapieende fortsetzen)
Applikationsform und Dosierung	• Subkutan: 1× 50 mg pro Monat • *Wirkungseintritt:* zwei bis drei Wochen nach Therapiebeginn
Überwachung während der Therapie	• *Labor:* großes Blutbild, BSG, CRP, Transaminasen, Nierenretentionswerte und Urinstatus in Woche 2, Monat 2 und Monat 3 nach Einstellung; im Verlauf entsprechend der Klinik; ggf. antinukleäre Antikörper bestimmen • *Klinisch:* Ausschluss von Infektionen, Evaluation von Gewichtsverlust, Lymphknotenstatus, B-Symptomatik und Zeichen eines systemischen Lupus erythematodes
Nebenwirkungen	• *Häufig:* Hämoglobinabfall, Husten, Halsschmerzen, Infektionen und Entzündungen der oberen Atemwege, Harnwegsinfekte, Hypertonie, Transaminasenanstieg, Übelkeit, Diarrhö, Herpes simplex, Hautausschlag, Pruritus, Reaktionen an der Injektionsstelle, Kopfschmerzen, Schwindel, Parästhesien, Grippesyndrom, Gewichtsverlust • *Gelegentlich:* Leukozytopenie, Thrombozytopenie, Pneumonie, Tuberkulose, opportunistische Infektionen, Fieber, Sepsis, Konjunktivitis, Herzinsuffizienz, Herzrhythmusstörungen, Nierenfunktionseinschränkung, Hyperlipidämie, Erbrechen, Stomatitis, Pharyngitis, Geschmacksstörungen, Dyspepsie, Obstipation, Gastritis, Gastroenteritis, demyelinisierende Erkrankungen, Urtikaria, Ekzem, Psoriasis, vermehrte Schweißsekretion, Wundheilungsstörungen, Sehstörungen • *Selten:* Lymphome
Wechselwirkungen	Keine Kombination mit anderen Biologika
Therapiehinweise	• *Rheumatoide Arthritis:* Therapie nur in Kombination mit Methotrexat • *Psoriasis-Arthritis:* Therapie mit und ohne Methotrexat möglich • *Impfung:* aktueller Impfstatus entsprechend den Empfehlungen der Ständigen Impfkommission; keine Lebendimpfung unter der Therapie • *Vor Therapiebeginn:* Ausschluss einer Tuberkulose (Röntgen-Thorax und Gamma-Interferon-Test), einer aktiven Infektion und einer Herzinsuffizienz im Stadium NYHA III/IV • *Isoniazid-Prophylaxe bei latenter Tuberkulose:* Beginn vier Wochen vor der Golimumab-Therapie und Fortsetzung über 9 Monate mit Isoniazid und Vitamin B_6 • *Indikationen zur Therapieunterbrechung:* schwere Infektionen, dekompensierte Herzinsuffizienz, Lupus-like-Syndrom, demyelinisierende Erkrankungen
Perioperatives Management	Pausierung 24 Tage vor dem elektiven Eingriff (Aussetzen der Therapie kann zu einer erneuten Krankheitsaktivität führen)

Infliximab ➢ Tab. 9.12

Tab. 9.12 Infliximab.

Präparate: Infliximab (Remicade®), Biosimilar: Inflectra®, Remsima®	
Wirkungsweise	Hemmung des TNF-α
Indikationen	• Rheumatoide Arthritis • Ankylosierende Spondylitis • Psoriasis-Arthritis
Kontraindikationen/Warnhinweise	• Aktive Tuberkulose, schwere Infektionen inklusive opportunistischer Infektionen, chronische Virusinfektionen mit HIV und Hepatitis B. Therapie bei einer chronischen Hepatitis C nur nach Rücksprache mit dem Hepatologen • Herzinsuffizienz im Stadium NYHA III/IV • Nur unter Abwägung der Risiken: Tumorerkrankungen, multiple Sklerose • Schwangerschaft und Stillzeit (Kontrazeption bis 6 Monate nach Therapieende fortsetzen)
Applikationsform und Dosierung	Intravenös: • Induktionsdosis bei rheumatoider Arthritis: 3 mg/kg KG in Woche 0, 2 und 6 • Induktionsdosis bei Psoriasis-Arthritis und ankylosierender Spondylitis: 5 mg/kg KG in Woche 0, 2 und 6 • Erhaltungsdosis bei rheumatoider Arthritis: 3 mg/kg KG alle 8 Wochen; bei unzureichendem Ansprechen: bis 7,5 mg/kg KG alle 8 Wochen oder 3 mg/kg KG alle 4 Wochen • Erhaltungsdosis bei Psoriasis-Arthritis und ankylosierender Spondylitis: 5 mg/kg KG alle 8 Wochen • *Wirkungseintritt:* zwei bis drei Wochen nach Therapiebeginn
Überwachung während der Therapie	• *Labor:* großes Blutbild, BSG, CRP, Transaminasen, Nierenretentionswerte und Urinstatus in Woche 2, Monat 2 und Monat 3 nach Einstellung, im Verlauf entsprechend der Klinik; ggf. antinukleäre Antikörper bestimmen • *Klinisch:* Ausschluss von Infektionen, Evaluation von Gewichtsverlust, Lymphknotenstatus, B-Symptomatik und Zeichen eines systemischen Lupus erythematodes
Nebenwirkungen	• *Häufig:* Infektionen der oberen und unteren Atemwege, Transaminasenanstieg, Übelkeit, Diarrhö, Urtikaria, Hautausschlag, Pruritus, Infusionsreaktionen, Kopfschmerzen, Schwindel, Benommenheit • *Gelegentlich:* Anämie, Leuko- und Thrombopenie, Lymphome, Melanom, Tuberkulose, opportunistische Infektionen, Fieber, Sepsis, Divertikulitis, Cholezystitis, Harnwegsinfektionen, Herzinsuffizienz, Herzrhythmusstörungen, demyelinisierende Erkrankungen, Myalgien, Arthralgien, Mykose, Furunkulose, Wundheilungsstörungen, Konjunktivitis, Sehstörungen
Wechselwirkungen	Keine Kombination mit anderen Biologika
Therapiehinweise	• *Rheumatoide Arthritis:* Therapie nur in Kombination mit Methotrexat • *Psoriasis-Arthritis:* Therapie ohne Methotrexat bei Methotrexat-Unverträglichkeit möglich • *Impfung:* aktueller Impfstatus entsprechend den Empfehlungen der Ständigen Impfkommission; keine Lebendimpfung unter der Therapie • *Vor Therapiebeginn:* Ausschluss einer Tuberkulose (Röntgen-Thorax und Gamma-Interferon-Test), einer aktiven Infektion und einer Herzinsuffizienz im Stadium NYHA III/IV • *Isoniazid-Prophylaxe bei latenter Tuberkulose:* Beginn vier Wochen vor der Infliximab-Therapie und Fortsetzung über 9 Monate mit Isoniazid und Vitamin B_6 • *Indikationen zur Therapieunterbrechung:* schwere Infektionen, dekompensierte Herzinsuffizienz, Lupus-like-Syndrom, demyelinisierende Erkrankungen
Perioperatives Management	Pausierung 16 bis 20 Tage vor dem elektiven Eingriff (Aussetzen der Therapie kann zu einer erneuten Krankheitsaktivität führen)

Interleukin-1-Blockade

DEFINITION

Die **Interleukin-1**-Familie umfasst proinflammatorische Zytokine, welche von mononukleären Zellen gebildet werden. Interleukin-1 wird in Interleukin-1α und Interleukin-1β differenziert. Interleukin-1α führt zu einer lokalen, Interleukin-1β zu einer systemischen Entzündung. Die Bindung von Interleukin-1 an seinen Rezeptor führt zur Induktion der Entzündungskaskade mit der Aktivierung von Neutrophilen, Endothelzellen, Synovialfibroblasten und Osteoklasten sowie der Differenzierung von T-Helferzellen in TH17-Zellen.

Anakinra ➢ Tab. 9.13

Tab. 9.13 Anakinra.

Präparat: Anakinra (Kineret®)	
Wirkungsweise	Bindung von Anakinra an den Interleukin-1-Rezeptor als Antagonist und konsekutive Unterbindung der Interaktion des Interleukin-1 mit seinem Rezeptor
Indikationen	• Rheumatoide Arthritis • Cryopyrin-assoziiertes periodisches Syndrom (CAPS); hierzu zählen: familiäres kälteinduzierbares autoinflammatorisches Syndrom (FCAS), „Neonatal-onset multisystem inflammatory disease" (NOMID); chronisches infantiles neuro-kutaneo-artikuläres Syndrom (CINCA); Muckle-Wells-Syndrom (MWS)
Kontraindikationen/Warnhinweise	• Aktive Tuberkulose, Infektionen inklusive opportunistischer Infektionen, Hepatitis B oder C • Bekannte Überempfindlichkeit gegenüber Anakinra • Einschränkung der Nierenfunktion (glomeruläre Filtrationsrate < 30 ml/Minute) • Schwangerschaft und Stillzeit (Kontrazeption bis 3 Monate nach Therapieende fortsetzen)
Applikationsform und Dosierung	• *Rheumatoide Arthritis:* subkutan 100 mg/Tag. • *Cryopyrin-assoziiertes periodisches Syndrom:* – *Anfangsdosis:* subkutan 1–2 mg/kg KG täglich – *Erhaltungsdosis:* FCAS und leichtes MWS: subkutan 1–2 mg/kg KG täglich; NOMID, CINCA und schweres MWS: subkutan 3–4 mg/kg KG täglich • *Wirkungseintritt:* nach drei bis vier Monaten
Überwachung während der Therapie	• *Labor:* Blutbild monatlich in den ersten sechs Behandlungsmonaten, anschließend alle drei Monate, Nierenretentionswerte alle drei Monate • *Klinisch:* Ausschluss von Infektionen, Luftnot und Reaktionen an der Injektionsstelle
Nebenwirkungen	• *Sehr häufig:* Kopfschmerzen und Reaktionen an der Einstichstelle • *Häufig:* Neutropenie und schwere Infektionen
Wechselwirkungen	Keine
Therapiehinweise	• Behandlung der rheumatoiden Arthritis in Kombination mit Methotrexat • *Impfungen:* aktueller Impfstatus entsprechend den Empfehlungen der Ständigen Impfkommission; keine Lebendimpfung unter der Therapie
Perioperatives Management	Pausierung ein bis zwei Tage präoperativ; Beginn nach Abschluss der Wundheilung und bei fehlenden Infektionszeichen

Canakinumab ➤ Tab. 9.14

Tab. 9.14 Canakinumab.

Präparat: Canakinumab (Ilaris®).	
Wirkungsweise	Humaner monoklonaler Antikörper gegen Interleukin-1β
Indikationen	• Arthritis urica • Cryopyrin-assoziiertes periodisches Syndrom (CAPS), hierzu zählen familiäres Kälte-induzierbares autoinflammatorisches Syndrom (FCAS), „Neonatal-onset multisystem inflammatory disease" (NOMID), chronisches infantiles neuro-kutaneo-artikuläres Syndrom (CINCA), Muckle-Wells-Syndrom (MWS) • TNF-Rezeptor-assoziiertes periodisches Syndrom (TRAPS) • Still-Syndrom (systemische juvenile idiopathische Arthritis [SJIA] und Still-Syndrom des Erwachsenen [Adult-onset Still's Disease, AOSD]) • Familiäres Mittelmeerfieber (FMF)
Kontraindikationen/Warnhinweise	• Vor dem Therapiebeginn Ausschluss einer Tuberkulose (Röntgen-Thorax und Gamma-Interferon-Test) sowie anderer Infektionen; Neutropenie und Leukozytopenie • Risikoabwägung bei Tumorerkrankungen erforderlich • Schwangerschaft und Stillzeit (Kontrazeption bis 3 Monate nach Therapieende fortsetzen)
Applikationsform und Dosierung	• *Arthritis urica:* subkutan, einmalig während des Anfalls 150 mg, ggf. Wiederholung nach 12 Monaten • *Cryopyrin-assoziierte periodische Syndrome:* – Anfangsdosis subkutan 150 mg (bei > 40 kg KG), Wiederholung alle 8 Wochen – Therapieintensivierung entsprechend der Krankheitsaktivität ggf. möglich (siehe Fachinformation) – Gewichtsadaptierte Dosierung bei < 40 kg KG (siehe Fachinformation) • *TNF-Rezeptor-assoziiertes periodisches Syndrom:* – Anfangsdosis subkutan 150 mg (bei > 40 kg KG), Wiederholung alle 4 Wochen – Therapieintensivierung entsprechend der Krankheitsaktivität ggf. möglich (siehe Fachinformation) • *Still-Syndrom:* subkutan 4 mg/kg KG (maximal 300 mg), Wiederholung alle vier Wochen (gilt für ≥ 7,5 kg KG) • *Wirkungseintritt:* Arthritis urica nach 6 bis 72 Stunden, SJIA und CAPS innerhalb weniger Tage bzw. Wochen
Überwachung während der Therapie	• *Labor:* Blutbild einschließlich Differenzialblutbild, BSG, CRP, Transaminasen, Nierenretentionswerte und Urinstatus in Woche 2 und Woche 4, Monat 2 und Monat 3 nach Therapiebeginn, später alle 12 Wochen • *Klinisch:* Ausschluss von Infektionen, Gewichts- und Kräfteverlust. Beurteilung des Lymphknotenstatus
Nebenwirkungen (alle Indikationen)	• *Sehr häufig:* Leukozytopenie, Infektionen und Entzündungen der oberen Atemwege, Pneumonie, Mittelohrentzündung, Nasopharyngitis, Pharyngitis, Gastroenteritis, Oberbauchbeschwerden, Harnwegsinfektionen, verminderte renale Kreatininclearance, Proteinurie, Cellulitis, Reaktionen an der Injektionsstelle, Gelenkschmerzen • *Häufig:* Schwindel/Vertigo, Rückenschmerzen, Myalgien, Erschöpfung/Asthenie, vulvovaginale Candidiasis, Neutropenie • *Gelegentlich:* gastroösophageale Refluxkrankheit, Thrombopenie
Wechselwirkungen	Keine Kombination mit anderen Biologika
Therapiehinweise	• *Impfung:* aktueller Impfstatus entsprechend den Empfehlungen der Ständigen Impfkommission; keine Lebendimpfung während der Therapie; Abstand von einer Lebendimpfung zur letzten und vor der nächsten Gabe von Canakinumab: mindestens drei Monate • *Vor Therapiebeginn:* Ausschluss einer Tuberkulose (Röntgenthorax und Gamma-Interferon-Test) oder Infektion; Blutbild einschließlich Differenzialblutbild, Transaminasen, Kreatinin und Urinstatus • *Cytochrom P450 (CYP):* Im Rahmen einer chronischen Entzündung kann Interleukin-1β die CYP-Expression supprimieren. Die Neutralisation von Interleukin-1β durch Canakinumab kann mit einer klinisch relevanten Erhöhung der CYP-Expression einhergehen und zu veränderten Medikamentenspiegeln führen
Perioperatives Management	• Pausierung 52 Tage vor dem operativen Eingriff • In Studien wurden kleinere elektive Eingriffe 7–10 Tage nach der Verabreichung von Canakinumab durchgeführt • Erneuter Therapiebeginn nach Abschluss der Wundheilung

Interleukin-6-Blockade

DEFINITION

Interleukin-6 spielt als Zytokin eine zentrale Rolle im Entzündungsprozess und wird sowohl von Monozyten als auch von Makrophagen gebildet. Interleukin-6 führt zur Differenzierung von B- und T-Lymphozyten und deren Proliferation, zur Produktion von Akute-Phase-Proteinen in Hepatozyten sowie zu einer Freisetzung von Metalloproteinasen aus Synovialzellen. Zusätzlich beeinflusst Interleukin-6 Osteoblasten, Fibroblasten und Keratinozyten sowie die Angiogenese.

Sarilumab ➢ Tab. 9.15

Tab. 9.15 Sarilumab.

Präparat: Sarilumab (Kevzara®)	
Wirkungsweise	Humaner monoklonaler Antikörper (IgG1) gegen den Interleukin-6-Rezeptor
Indikationen	• Rheumatoide Arthritis
Kontraindikationen/Warnhinweise	• Vor Therapiebeginn Ausschluss einer Tuberkulose (Röntgen-Thorax und Gamma-Interferon-Test) sowie weiterer aktiver bakterieller oder viraler Infekte • Bei Patienten mit einem erhöhten Infektionsrisiko oder einer Tumorerkrankung in der Anamnese kritische Abwägung der Therapie • Kein Beginn oder Beendigung der Therapie bei fünffach erhöhten Transaminasen; bei 3- bis 5-fach erhöhten Transaminasen Pausierung der Therapie bis die Werte wieder unter dem 3-Fachen der Normwerte liegen (Therapie mit 150 mg alle zwei Wochen fortsetzen und nach klinischem Ermessen ggf. auf 200 mg alle zwei Wochen erhöhen) • Unterbrechung der Therapie: Anzahl an neutrophilen Granulozyten von $0{,}5\times$ bis $1\times 10^9/l$ • Beendigung der Therapie: Anzahl an neutrophilen Granulozyten $< 0{,}5\times 10^9/l$ • Unterbrechung der Therapie: Anzahl an Thrombozyten von $50\times$ bis $100\times 10^3/l$ • Beendigung der Therapie: Anzahl an Thrombozyten $< 50\times 10^3/l$ • Bei anamnestischen Hinweisen auf intestinale Ulzerationen und/oder eine bestehende Divertikulitis Einsatz nur unter engmaschiger klinischer Supervision, da eine erhöhte Gefahr der Perforation besteht • Schwangerschaft und Stillzeit (Kontrazeption bis 3 Monate nach Therapieende fortsetzen)
Applikationsform und Dosierung	• *Subkutan:* 200 mg alle zwei Wochen, 150 mg alle zwei Wochen bei einer Neutropenie, Thrombopenie oder erhöhten Leberenzymen (Details siehe Kontraindikationen und Warnhinweise) • *Wirkungseintritt:* nach zwei Wochen
Überwachung während der Therapie	• *Labor:* Blutbild einschließlich Differenzialblutbild in Woche 4 und 8 nach Therapiebeginn, folgend nach klinischem Ermessen; Transaminasen in Woche 4 und 8 nach Therapiebeginn, nachfolgend alle drei Monate; Lipidstatus alle vier bis acht Wochen nach Therapiebeginn, nachfolgend alle sechs Monate • *Klinisch:* Ausschluss von Infektionen und abdominaler Symptomatik
Nebenwirkungen	• *Sehr häufig:* Neutropenie • *Häufig:* Infektionen des oberen Respirationstraktes, Nasopharyngitis, oraler Herpes, Transaminasenerhöhung, Harnwegsinfektionen, Thrombopenie, Hypercholesterinämie, Hypertriglyzeridämie, Erythem und Pruritus an der Injektionsstelle
Wechselwirkungen	Keine Kombination mit anderen Biologika
Therapiehinweise	• Therapie mit und ohne Methotrexat möglich • Bei einer versäumten Sarilumab-Applikation diese innerhalb von drei Tagen nachholen, bei einer Pause von über vier Tagen Applikation der nächsten Dosis zum nächsten geplanten Termin • Unter der Therapie mit Sarilumab wurden erhöhte Lipidwerte (LDL, Cholesterin, HDL-Cholesterin, und/oder Triglyzeride) beobachtet; aus diesem Grund Kontrolle der Lipidparameter vier bis acht Wochen nach Beginn der Behandlung • Cytochrom P450 (CYP): Im Rahmen einer chronischen Entzündung kann Interleukin-6 die CYP-Expression supprimieren. Die Neutralisation von Interleukin-6 durch Sarilumab kann mit einer klinisch relevanten Erhöhung der CYP-Expression einhergehen und zu veränderten Medikamentenspiegeln führen • Dosisanpassung bei Leberfunktionsstörungen, Neutropenie und Thrombopenie • *Impfung:* aktueller Impfstatus entsprechend den Empfehlungen der ständigen Impfkommission; keine Lebendimpfung unter der Therapie • Geringer bzw. fehlender Anstieg des C-reaktiven Proteins bei Infektionen unter der Therapie mit Sarilumab; genaue Evaluation der Klinik

Tab. 9.15 Sarilumab. *(Forts.)*

Präparat: Sarilumab (Kevzara®)	
Perioperatives Management	Seitens des Herstellers werden aktuell keine Daten bezüglich einer notwendigen Pausierung von Sarilumab im Rahmen eines elektiven operativen Eingriffs gegeben. Innerhalb des Studienprogramms wurden Patienten, bei denen ein chirurgischer Eingriff innerhalb von vier Wochen vor dem Screening durchgeführt worden war, von den Studien ausgeschlossen. Seitens der DGRh wird eine Pausierung von Biologika über einen Zeitraum von zwei Halbwertzeiten vor einem operativen Eingriff empfohlen. Die Halbwertzeit von Sarilumab beträgt 21 Tage.

Tocilizumab ➢ Tab. 9.16

Tab. 9.16 Tocilizumab.

Präparat: Tocilizumab (RoActemra®)	
Wirkungsweise	Humanisierter monoklonaler Antikörper (IgG1) gegen den Interleukin-6-Rezeptor
Indikationen	• Rheumatoide Arthritis • Riesenzellarteriitis • Systemische juvenile idiopathische Arthritis (SJIA) und polyartikuläre juvenile idiopathische Arthritis (PJIA) ab einem Alter von 2 Jahren
Kontraindikationen/Warnhinweise	• Vor Therapiebeginn Ausschluss einer Tuberkulose (Röntgen-Thorax und Gamma-Interferon-Test) sowie weiterer aktiver bakterieller oder viraler Infekte • Bei Patienten mit einem erhöhten Infektionsrisiko oder einer Tumorerkrankung in der Anamnese kritische Abwägung der Therapie • Kein Beginn der Therapie bei dreifach erhöhten Transaminasen; bei 1,5-fach erhöhten Transaminasen sorgfältige Abwägung der Therapie • Unterbrechung der Therapie: Anzahl an neutrophilen Granulozyten zwischen 0,5× und 1× 10^9/l • Beendigung der Therapie: Anzahl an neutrophilen Granulozyten < 0,5× 10^9/l • Bei anamnestischen Hinweisen auf intestinale Ulzerationen und/oder eine bestehende Divertikulitis Einsatz nur unter engmaschiger klinischer Supervision, da eine erhöhte Gefahr der Perforation besteht • Schwangerschaft und Stillzeit (Kontrazeption bis 3 Monate nach Therapieende fortsetzen)
Applikationsform und Dosierung	• Riesenzellarteriitis: *subkutan:* einmal 162 mg/Woche • Rheumatoide Arthritis: *intravenös:* 8 mg/kg KG alle 4 Wochen (max. 800 mg), *subkutan:* einmal 162 mg/Woche • *Wirkungseintritt:* nach zwei bis sechs Wochen
Überwachung während der Therapie	• *Labor:* Blutbild einschließlich Differenzialblutbild, BSG, CRP, Transaminasen, Nierenretentionswerte monatlich in den ersten drei Monaten, nachfolgend alle zwei Monate; Lipidstatus alle vier bis acht Wochen nach Therapiebeginn • *Klinisch:* Ausschluss von Infektionen und abdominaler Symptomatik
Nebenwirkungen	• *Sehr häufig:* Infektionen des oberen Respirationstraktes, Hypercholesterinämie • *Häufig:* Hautinfektionen, Mundulzerationen, Gastritis, Leukozytopenie (Neutropenie), arterielle Hypertonie, Transaminasenerhöhung, Konjunktivitis • *Gelegentlich:* Divertikulitis, Stomatitis
Wechselwirkungen	Keine Kombination mit anderen Biologika
Therapiehinweise	• Therapie der rheumatoiden Arthritis mit und ohne Methotrexat möglich • Dosisanpassung bei Leberfunktionsstörungen, Neutropenie und Thrombopenie • *Impfung:* aktueller Impfstatus entsprechend den Empfehlungen der Ständigen Impfkommission; keine Lebendimpfung unter der Therapie • Geringer bzw. fehlender Anstieg des C-reaktiven Proteins bei Infektionen unter der Therapie mit Tocilizumab; genaue Evaluation der Klinik • Cytochrom P450 (CYP): Im Rahmen einer chronischen Entzündung kann Interleukin-6 die CYP-Expression supprimieren. Die Neutralisation von Interleukin-6 durch Tocilizumab kann mit einer klinisch relevanten Erhöhung der CYP-Expression einhergehen und zu veränderten Medikamentenspiegeln führen. • In einer Studie bei Patienten mit einer rheumatoiden Arthritis waren die Simvastatin-Spiegel (CYP3A4) bis eine Woche nach einer Einzeldosis von Tocilizumab erniedrigt.
Perioperatives Management	Pausierung für 20 Tage präoperativ

Interleukin-12/-23-Blockade – Ustekinumab
➢ Tab. 9.17

DEFINITION

Interleukin-12 kontrolliert die Differenzierung von naiven T-Zellen in Interferon-γ-produzierende Th1-Zellen sowie die Bildung von Interferon-γ durch natürliche Killerzellen.

Interleukin-23 reguliert die Differenzierung von CD4+ T-Zellen und wirkt in Interleukin-17 produzierenden Zellen als Transkriptionsfaktor. Hierdurch können proinflammatorische Zytokine (z. B. TNF-α), Metalloproteinasen, Chemokine und Receptor-Activator-of-NF-κB-Ligand (RANKL) gebildet werden. Diese aktivieren wiederum weitere Zellen (hämatopoetische Zellen, Epithelzellen, Fibroblasten, Keratinozyten, Osteoblasten und Monozyten) und prolongieren die Inflammation.

Tab. 9.17 Ustekinumab.

Ustekinumab (Stelara®)	
Wirkungsweise	Humaner monoklonaler Antikörper (IgG1κ) mit hoher Affinität und Spezifität für die p40-Protein-Untereinheit von IL-12 und IL-23
Indikationen	• Psoriasis-Arthritis • Plaque-Psoriasis
Kontraindikationen/Warnhinweise	• Vor Therapiebeginn Ausschluss einer Tuberkulose (Röntgen-Thorax und Gamma-Interferon-Test) sowie weiterer, klinisch relevanter Infektionen • Bei Hinweisen auf eine latente Tuberkulose strenge Indikationsstellung und Beginn einer Prophylaxe mit Isoniazid (in Kombination mit Vitamin B_6) vier Wochen vor Beginn der Therapie mit Ustekinumab mit einer Therapiedauer der TBC-Prophylaxe von 9 Monaten • Keine Therapie bei einer aktiven oder chronischen Hepatitis • Kritische Abwägung der Therapie bei Patienten mit einem erhöhten Infektionsrisiko oder einer Tumorerkrankung in der Anamnese • Schwangerschaft und Stillzeit (Kontrazeption bis 4 Monate nach Therapieende fortsetzen)
Applikationsform und Dosierung	• Subkutan in Woche 0 und 4, dann alle 12 Wochen: – Körpergewicht < 100 Kilogramm: 45 mg – Körpergewicht > 100 Kilogramm: 90 mg • *Wirkungseintritt:* nach drei Monaten
Überwachung während der Therapie	• *Labor:* Blutbild einschließlich Differenzialblutbild, BSG, CRP, Transaminasen, Nierenretentionswerte monatlich in den ersten drei Monaten, nachfolgend alle drei Monate • *Klinisch:* Ausschluss von Infektionen und Gewichtsverlust sowie Beurteilung des Lymphknotenstatus
Nebenwirkungen	• *Häufig:* Infektionen der oberen Atemwege, Diarrhö, Myalgien, Arthralgien, Juckreiz, Erythem oder Schmerzen im Bereich der Injektionsstelle, Müdigkeit, Depressionen, Schwindel, Kopfschmerzen, Durchfall • *Gelegentlich:* Herpes zoster, Urtikaria, Fazialisparese, pustulöse Psoriasis • *Selten:* schwerwiegende allergische Reaktionen • *Ohne Häufigkeitsangabe:* erhöhtes Malignomrisiko
Wechselwirkungen	Keine Kombination mit anderen Biologika
Therapiehinweise	*Impfung:* aktueller Impfstatus entsprechend den Empfehlungen der Ständigen Impfkommission; keine Lebendimpfung unter der Therapie
Perioperatives Management	Pausierung 2 Monate vor der geplanten Operation; erneute Gabe nach Abschluss der Wundheilung und bei Fehlen von Anzeichen einer Infektion
Anmerkung	Als Antikörper gegen Interleukin-23 wird Guselkumab in der Behandlung der Psoriasis-Arthritis aktuell in Phase-III-Studien erprobt.

Interleukin-17-Blockade – Secukinumab

➢ Tab. 9.18

DEFINITION

Interleukin-17 wird im Rahmen von Entzündungen durch CD4+ T-Zellen erzeugt. Des Weiteren kann Interleukin-17 auch von anderen Entzündungszellen wie Natürlichen Killerzellen und Makrophagen gebildet werden. Neben Interleukin-17 können Th17-Zellen auch TNF-α, Interleukin-21 und Interleukin-22 sezernieren.

Interleukin-17 bindet am Interleukin-17-Rezeptor, welcher auf hämatopoetischen Zellen, Epithelzellen, Endothelzellen, Fibroblasten, Keratinozyten, Osteoblasten, Monozyten und Makrophagen exprimiert wird. In diesen Zellen kommt es zu einer Aktivierung verschiedener Signalwege, welche zu einer Bildung von inflammatorischen Zytokinen (TNF-α, Interleukin-6, Interleukin-8, Interleukin-1β, Metalloproteinasen und Chemokine) führt.

Zusätzlich beeinflusst Interleukin-17 die Einwanderung von Granulozyten in das Entzündungsgewebe und supprimiert den Knochenaufbau durch die Bildung von Receptor-Activator-of-NF-κB-Ligand (RANKL) in Osteoblasten.

Tab. 9.18 Secukinumab.

Präparat: Secukinumab (Cosentyx®)	
Wirkungsweise	Humaner monoklonaler Antikörper (IgG1κ) gegen Interleukin-17A
Indikationen	• Psoriasis-Arthritis • Plaque-Psoriasis • Ankylosierende Spondylitis
Kontraindikationen/Warnhinweise	• Vor Therapiebeginn Ausschluss einer Tuberkulose (Röntgen-Thorax und Gamma-Interferon-Test) sowie weiterer, klinisch relevanter Infektionen • Bei Hinweisen auf eine latente Tuberkulose strenge Indikationsstellung und Beginn einer Prophylaxe mit Isoniazid (in Kombination mit Vitamin B_6) vier Wochen vor Beginn der Therapie mit Secukinumab mit einer Therapiedauer der TBC-Prophylaxe über 9 Monate • Keine Therapie bei einer aktiven oder chronischen Hepatitis • Kritische Abwägung der Therapie bei Patienten mit einem erhöhten Infektionsrisiko oder einer Tumorerkrankung in der Anamnese • Schwangerschaft und Stillzeit (Kontrazeption bis 5 Monate nach Therapieende fortsetzen)
Applikationsform und Dosierung	• *Psoriasis-Arthritis und ankylosierende Spondylitis:* subkutan 150 mg in Woche 0, 1, 2, 3, 4 und anschließend alle 4 Wochen • *Psoriasis-Arthritis bei gleichzeitiger mittelschwerer bis schwerer Plaque-Psoriasis oder nach unzureichendem Ansprechen auf eine TNF-α-Blockade:* subkutan 300 mg in Woche 0, 1, 2, 3, 4 und ab Woche 4 alle 4 Wochen • *Wirkungseintritt:* nach 2 bis 4 Wochen
Überwachung während der Therapie	• *Labor:* Blutbild einschließlich Differenzialblutbild, BSG, CRP, Transaminasen, Nierenretentionswerte monatlich in den ersten drei Monaten, nachfolgend alle drei Monate • *Klinisch:* Ausschluss von Infektionen, Fieber, Husten, Durchfällen und Gewichtsverlust
Nebenwirkungen	• Erhöhtes Risiko für chronisch-entzündliche Darmerkrankungen • *Sehr häufig:* Infektionen der oberen Atemwege • *Häufig:* oraler Herpes, Rhinorrhö, Diarrhö • *Gelegentlich:* orale Candidose, Tinea pedis, Otitis externa, Neutropenie, Konjunktivitis, Urtikaria • *Selten:* anaphylaktische Reaktionen
Wechselwirkungen	Keine Kombination mit anderen Biologika
Therapiehinweise	• *Behandlung der Psoriasis-Arthritis:* Kombination mit Methotrexat möglich • Einsatz ab dem 18. Lebensjahr möglich • *Impfung:* aktueller Impfstatus entsprechend den Empfehlungen der Ständigen Impfkommission; keine Lebendimpfung unter der Therapie
Perioperatives Management	Pausierung 2 Monate vor der geplanten Operation; erneute Gabe nach Abschluss der Wundheilung und bei Fehlen von Anzeichen einer Infektion
Anmerkung	Als neuer Antikörper gegen Interleukin-17 steht zukünftig Ikekizumab (Taltz®) in der Behandlung der Psoriasis-Arthritis zur Verfügung.

Hemmung der B-Zellen

DEFINITION

B-Lymphozyten als Antigen-präsentierende Zellen spielen eine entscheidende Rolle bei rheumatischen Erkrankungen, die durch eine Aktivierung und Proliferation von T-Lymphozyten ausgelöst werden. Die stimulierten T-Lymphozyten aktivieren wiederum B-Lymphozyten, welche in Lymphfollikeln zu Plasmazellen reifen und Antikörper bilden.

CD20-Antikörper – Rituximab ➤ Tab. 9.19

Tab. 9.19 Rituximab.

Präparat: Rituximab (MabThera®), Biosimilar: Truxima®	
Wirkungsweise	Monoklonaler Antikörper (IgG1κ) gegen das Oberflächenantigen CD20, welches auf B-Lymphozyten exprimiert wird. Dies führt zu einer Depletion (Entfernung) der B-Lymphozyten.
Indikationen	• Rheumatoide Arthritis • Remissionsinduktionstherapie einer ANCA-assoziierten Vaskulitis (Granulomatose mit Polyangiitis [GPA] und mikroskopischer Polyangiitis [MPA])
Kontraindikationen/Warnhinweise	• Aktive und rezidivierende Infektionen, insbesondere aktive oder chronische Hepatitis B; bei einer positiven Hepatitis-B-Serologie Rücksprache mit einem Hepatologen bezüglich der mit einer Rituximab-Infusion verbundenen Risiken notwendig • Herzinsuffizienz im Stadium NYHA IV; relative Kontraindikation bei Herzinsuffizienz im Stadium NYHA III • Kinderwunsch, Gravidität (B-Zell-Depletion beim Feten möglich), Stillzeit. Kontrazeption bis 12 Monate nach der letzten Rituximab-Infusion
Applikationsform und Dosierung	• *Rheumatoide Arthritis:* intravenös 1.000 mg in einem Abstand von zwei Wochen, Wiederholung nach 24 Wochen • *Granulomatose* mit Polyangiitis (GPA) und mikroskopischer Polyangiitis (MPA): intravenös 375 mg/m² Körperoberfläche im wöchentlichen Abstand über vier Wochen • *Wirkungseintritt:* 4 bis 12 Wochen nach der ersten Infusion
Überwachung während der Therapie	• *Während und nach der Infusion:* Anaphylaktische Reaktionen, Fieber, Blutdruckabfall, Angina pectoris, Myalgien und Arthralgien • *Langzeitverlauf:* Kontrolle Blutbild und Immunglobuline, Ausschluss von Infektionen, neurologische Untersuchung in Bezug auf sensomotorische Defizite (Auftreten einer progressiven multifokalen Leukenzephalopathie)
Nebenwirkungen	*Während bzw. im Anschluss an die Infusion:* Urtikaria, Pruritus, Exanthem, Luftnot, Angina pectoris, Blutdruckabfall, Fieber, Myalgien und Arthralgien *Häufig:* Infektionen, insbesondere der oberen Atemwege, grippeähnliche Symptome, intermittierende Hyperurikämie *Gelegentlich:* Leukozytopenie, Panzytopenie, Ödeme, Blutdruckabfall, Herzrhythmusstörungen, Herzinsuffizienz, Myokardinfarkt, Bronchospasmus, interstitielle Pneumonie, Dyspepsie, Diarrhö, Oberbauchschmerzen, Kopfschmerzen *Spätfolgen:* erhöhtes Malignomrisiko, progressive multifokale Leukenzephalopathie
Wechselwirkungen	Keine Hinweise
Therapiehinweise	*Behandlung der rheumatoiden Arthritis:* Kombination mit Methotrexat *Prämedikation:* 30 Minuten vor der Applikation 100 mg Prednisolon, Antihistaminikum (4 mg Dimetinden), Analgetikum (1 g Paracetamol) *Impfung:* wenn möglich, Impfstatus entsprechend den Empfehlungen der Ständigen Impfkommission vor Therapiebeginn aktualisieren, da das Impfansprechen unter der Therapie deutlich reduziert ist
Perioperatives Management	Der Eingriff sollte so spät wie möglich nach der letzten Rituximab-Gabe durchgeführt werden. Bei einer operativen Notfallindikation sollte auf Infektionszeichen bzw. Wundheilungsstörungen geachtet werden.

Hemmung des löslichen humanen BLyS – Belimumab ➤ Tab. 9.20

DEFINITION

Lösliches humanes B-Lymphozyten-Stimulatorprotein (BLyS) ist ein Protein, welches zum Wachstum von B-Zellen und Plasmazellen führt. Durch die Hemmung von BLyS wird die Aktivierung, Differenzierung und immunologische Aktivität von B-Zellen inhibiert

Tab. 9.20 Belimumab.

Präparat: Belimumab (Benlysta®)	
Wirkungsweise	Humaner monoklonaler Antikörper (IgG1λ) gegen BLyS (Soluble Human B-Lymphocyte Stimulator Protein)
Indikationen	Systemischer Lupus erythematodes
Kontraindikationen/Warnhinweise	• Aktive Lupusnephritis und ZNS-Lupus • Ausschluss einer Infektion vor Therapiebeginn • Keine Therapie bei einer aktiven oder chronischen Viruserkrankung (HIV und Hepatitis B oder C) oder bei opportunistischen Infektionen • Kritische Abwägung der Therapie bei Patienten mit einem erhöhten Infektionsrisiko oder einer Tumorerkrankung in der Anamnese • Keine Therapie bei einer Hypogammaglobulinämie (IgG < 400 mg/dl) oder einem Immunglobulin-A-Mangel (IgA < 10 mg/dl) • Kein Einsatz nach einer Organ- oder Stammzell- bzw. Knochenmarkstransplantation • Schwangerschaft und Stillzeit (Kontrazeption bis 4 Monate nach Therapieende fortsetzen)
Applikationsform und Dosierung	• Intravenös: 10 mg/kg KG am Tag 0, 14 und 28. Anschließend alle 4 Wochen. Infusionsdauer 60 Minuten. • Subkutan: 200 mg einmal wöchentlich • *Wirkungseintritt:* nach 3 Monaten
Überwachung während der Therapie	• Jeweils 2 und 4 Wochen nach Therapiebeginn, dann 2. bis 6. Monat alle vier Wochen und folgend alle drei Monate • *Labor:* Blutbild einschließlich Differenzialblutbild, BSG, CRP, Transaminasen. Autoantikörper gegen Doppelstrang-DNS sowie C3/4-Komplement (Kontrolle drei bis sechs Monate nach Therapiebeginn, folgend jährlich) • *Klinisch:* Ausschluss von Infektionen, neurologische Untersuchung und Lymphknotenstatus
Nebenwirkungen	• *Sehr häufig:* bakterielle Infektionen, Diarrhö, Übelkeit • *Häufig:* virale Gastroenteritis, Pharyngitis, Nasopharyngitis, Leukozytopenie, Überempfindlichkeitsreaktionen, Depressionen, Schlaflosigkeit, Migräne, Arthralgien, Infusionsreaktion, Fieber • *Gelegentlich:* Urtikaria, Hautausschlag, Angioödem, anaphylaktische Reaktionen
Wechselwirkungen	Keine Kombination mit anderen Biologika
Therapiehinweise	• *Impfung:* keine Lebendimpfung unter der Therapie • Umstellung von intravenöser auf subkutane Gabe: erste subkutane Gabe ein bis vier Wochen nach der letzten intravenösen Applikation

Hemmung der T-Zell-Co-Stimulation – Abatacept ➤ Tab. 9.21

DEFINITION

T-Lymphozyten erkennen über den T-Zell-Rezeptor Antigen-präsentierende Zellen. Anhand der Oberflächenmoleküle können die T-Lymphozyten in CD8+ T-Zellen und CD4+ T-Zellen eingeteilt werden. Die CD4+ T-Zellen können in weitere Subtypen (TH1-Zellen, TH2-Zellen, TH17-Zellen, Treg-Zellen, γδ-Zellen und natürliche Killer-T-Zellen) unterteilt werden. Entsprechend dem Subtyp spielen die T-Zellen unterschiedliche Rollen bei der Abwehr von Mikroorganismen und auch bei immunologischen und autoimmunologischen Prozessen.

Tab. 9.21 Abatacept.

Präparat: Abatacept (Orencia®)	
Wirkungsweise	Abatacept ist ein Fusionsprotein, bestehend aus einem modifizierten humanen IgG1-Fc-Teil und der extrazellulären Domäne des humanen CTLA-4-Proteins (cytotoxic T-lymphocyte-associated Protein 4), einem Oberflächenprotein der T-Zellen. Aufgrund des CTLA-4-Proteins kann Abatacept an CD86 und CD80 von Antigen-präsentierenden Zellen binden und die Co-Stimulation der T-Zellen verhindern.
Indikationen	• Rheumatoide Arthritis • Psoriasis-Arthritis
Kontraindikationen/Warnhinweise	• Vor Therapiebeginn Ausschluss einer Tuberkulose (Röntgen-Thorax und Gamma-Interferon-Test) sowie weiterer, klinisch relevanter Infektionen • Bei Hinweisen auf eine latente Tuberkulose strenge Indikationsstellung und Beginn einer Prophylaxe mit Isoniazid (in Kombination mit Vitamin B_6) vier Wochen vor Beginn der Therapie mit Abatacept mit einer Therapiedauer der TBC-Prophylaxe von 9 Monaten • Keine Therapie bei einer aktiven oder chronischen Viruserkrankung (HIV, Hepatitis B oder C) oder bei opportunistischen Infektionen • Kritische Abwägung der Therapie bei Patienten mit einem erhöhten Infektionsrisiko oder einer Tumorerkrankung in der Anamnese • Schwangerschaft und Stillzeit (Kontrazeption bis 14 Wochen nach Therapieende fortsetzen)
Applikationsform und Dosierung	• Rheumatoide Arthritis – *Intravenös:* 10 mg/kg KG in Woche 0, 2 und 4 und ab Woche 4 in einem Abstand von vier Wochen – *Subkutan:* initial einmalige Gabe intravenös (10 mg/kg KG), nachfolgend 125 mg/Woche subkutan • Psoriasis-Arthritis – *Subkutan:* 125 mg/Woche – *Wirkungseintritt:* bis drei Monate nach der ersten Applikation
Überwachung während der Therapie	• *Labor:* Blutbild einschließlich Differenzialblutbild, BSG, CRP, Transaminasen, alkalische Phosphatase, Nierenretentionswerte 2 und 4 Wochen nach Therapiebeginn, später alle drei Monate • *Klinisch:* Ausschluss von Infektionen, Gewichtsverlust, B-Symptomatik; Lymphknotenstatus
Nebenwirkungen	• *Häufig:* Infekte der oberen Atemwege, Hyperlipidämie, Übelkeit, Dyspepsie, abdominelle Schmerzen, Diarrhö, Hautausschlag, Herpes simplex, Harnwegsinfektionen, Müdigkeit, Kopfschmerzen, Schwindel, Benommenheit, Gewichtsverlust, Hypertonie, Flush-Symptomatik • *Gelegentlich:* Thrombopenie, Leukozytopenie, Parästhesien, Stomatitis, Gastritis, Alopezie, Neigung zu Blutergüssen, trockene Haut, Wundheilungsstörungen, grippeähnliche Symptome
Wechselwirkungen	Keine Kombination mit anderen Biologika
Therapiehinweise	• Kombination mit Methotrexat durchführbar, keine Monotherapie in der Behandlung der rheumatoiden Arthritis • *Impfung:* keine Lebendimpfung unter der Therapie sowie bis drei Monate nach Beendigung der Therapie
Perioperatives Management	Pausierung 4 Wochen vor dem Eingriff; Beginn nach Abschluss der Wundheilung, frühestens 14 Tage nach dem Eingriff

9.1.6 Bosentan ➢ Tab. 9.22

Tab. 9.22 Bosentan.

Präparat: Bosentan (Tracleer®)	
Wirkungsweise	Endothelin-Rezeptorantagonist. Endothelin-1 wird von seinem Rezeptor an glatten Muskelzellen von Gefäßen verdrängt. Hieraus resultiert eine Vasodilatation.
Indikationen	• Pulmonal-arterielle Hypertonie • Reduzierung der Anzahl neuer digitaler Ulzerationen bei Patienten mit einer systemischen Sklerose und vorbestehenden digitialen Ulzerationen
Kontraindikationen/Warnhinweise	• Leberfunktionsstörungen, Leberzirrhose (Child-Pugh-Klasse B oder C) • Bei Behandlungsbeginn erhöhte Transaminasen (3-fach über der oberen Normwertgrenze) • Schwangerschaft und Stillzeit
Applikationsform und Dosierung	• *Aufdosierung:* für vier Wochen mit 62,5 mg zweimal täglich per os • *Erhaltungsdosis:* 125 mg zweimal täglich per os
Überwachung während der Therapie	*Labor:* Transaminasen und Blutbild in monatlichem Intervall
Nebenwirkungen	• *Sehr häufig:* Kopfschmerzen, erhöhte Transaminasen, Flüssigkeitsretention und Ödeme • *Häufig:* Infektionen der oberen Atemwege, Anämie mit einem erniedrigten Hämoglobinwert, Hypotonie, Synkopen, Palpitationen, Flush-Symptomatik, gastrointestinale Refluxkrankheit, Diarrhö, Bauchschmerzen, Obstipation, Erythem, Arthralgien, Schmerzen in den Extremitäten, Rückenschmerzen, Brustschmerzen
Wechselwirkungen	Keine gleichzeitige Anwendung mit Ciclosporin A
Therapiehinweise	Transaminasen > 5-fach der oberen Normwertgrenze erfordern eine Dosisreduktion oder das Absetzen von Bosentan. Transaminasen > 8-fach der oberen Normwertgrenze zwingen zum Absetzen von Bosentan

9.1.7 Ciclosporin ➢ Tab. 9.23

Tab. 9.23 Ciclosporin.

Präparat: Ciclosporin	
Wirkungsweise	Intrazelluläre Bindung von Ciclosporin an Cyclophilin mit konsekutiver Hemmung von Calcineurin. Durch die Hemmung von Calcineurin wird die Genaktivierung und Transkription von Interleukin-2 und anderen Immunmediatoren gehemmt. In der Folge wird die Aktivierung der T-Lymphozyten unterdrückt.
Indikationen	• Rheumatoide Arthritis • Psoriasis
Kontraindikationen/Warnhinweise	• Nierenfunktionsstörungen • Nicht bzw. nicht ausreichend therapierte arterielle Hypertonie • Infektionserkrankungen • Malignome • Schwangerschaft und Stillzeit
Applikationsform und Dosierung	Rheumatoide Arthritis: per os 3 mg/kg KG verteilt auf zwei Tagesdosen Psoriasis: per os 2,5 mg/kg KG verteilt auf 2 Tagesdosen • *Bei fehlendem Therapieansprechen:* Erhöhung der Dosis auf 5 mg/kg KG • *Wirkungseintritt:* frühesten nach 4 bis 8 Wochen
Überwachung während der Therapie	Bei Therapiebeginn wöchentlich, nach zwei Monaten alle vier Wochen: • *Labor:* Blutbild einschließlich Differenzialblutbild, BSG, CRP, Transaminasen, Gamma-Glutamyl-Transferase (GGT), alkalische Phosphatase, Elektrolyte, Nierenretentionswerte; Urinstatus • *Klinisch:* Blutdruckkontrolle, Ausschluss von gastrointestinalen Symptomen, Tremor, Parästhesien, Hypertrichose, Gingivahyperplasie
Nebenwirkungen	• *Häufig:* Übelkeit, Inappetenz, Gingivahyperplasie, Erbrechen, Durchfall, Leberfunktionsstörungen, Niereninsuffizienz, arterielle Hypertonie, Tremor, Müdigkeit, Parästhesien, Hypertrichose • *Gelegentlich:* Anämie, Thrombopenie, Hyperkaliämie, Hypomagnesiämie, Kopfschmerzen, Myalgien, Muskelkrämpfe, Muskelschwäche, Hyperlipidämie, Hyperurikämie, Dys- oder Amenorrhö, Ödeme, Gewichtszunahme, Exantheme, erhöhtes Infekt-, Lymphom- und Malignomrisiko
Wechselwirkungen	• Keine Kombination mit anderen Immunsuppressiva aufgrund der erhöhten Infektanfälligkeit • Keine Kombination mit nephrotoxischen Substanzen in Hinblick auf die potenzierte Nephrotoxizität • Keine gleichzeitige Anwendung mit Bosentan, Dabigatran oder Aliskiren
Therapiehinweise	• *Impfung:* keine Lebendimpfung unter der Therapie • Das Medikament enthält Alkohol • Aufgrund des erhöhten Risikos für Hautmalignome sollte jährlich ein Hautkrebsscreening durchgeführt werden • Bezüglich der Anwendung in der Schwangerschaft liegen keine ausreichenden Sicherheitsdaten vor • In der Stillzeit sollte keine Applikation von Ciclosporin erfolgen • Intensive Cytochrom-P450(CYP)-abhängige Oxidation in der Leber: – Eingeschränkte Metabolisierung mit erhöhten Spiegeln bei gleichzeitiger Gabe von CYP-Hemmern (z. B. Erythromycin, Clarithromycin) – Verstärkte Metabolisierung mit verminderten Spiegeln bei gleichzeitiger Verabreichung von CYP-Induktoren (z. B. Johanniskraut, Carbamazepin, Phenytoin, Barbiturate, Rifampicin) • Regelmäßige Blutspiegelkontrollen zur Dosisanpassung sind obligat.
Perioperatives Management	Pausierung 1 bis 2 Tage vor dem operativen Eingriff

9.1.8 Colchicin ➢ Tab. 9.24

Tab. 9.24 Colchicin.

Präparat: Colchicin (Auszug aus frischen Herbstzeitlosenblüten, Colchysat®)	
Wirkungsweise	Bindung an die Tubulin-Untereinheiten der Mikrotubuli, wodurch deren Polymerisation gehemmt wird. Dadurch kommt es zu einer verminderten Proliferation, Chemotaxis und Phagozytosefähigkeit der neutrophilen Granulozyten.
Indikationen	• Akuter Gichtanfall • Anfallsprophylaxe der Arthritis urica
Kontraindikationen/Warnhinweise	• Blutbildveränderungen • Niereninsuffizienz • Magen-Darm-Erkrankungen • Lebererkrankungen • Eingeschränkte Herz-Kreislauf-Funktion • Polymorbidität • Schwangerschaft und Stillzeit
Applikationsform und Dosierung	Akuter Gichtanfall: per os initial 1,0 mg, nach einer Stunde 0,5 mg, folgend 0,5 mg/zwei- bis dreimal/Tag für einige Tage, Maximaldosis 12 mg Colchicin per Anfall • *Anfallsprophylaxe:* 0,5 mg oder 0,6 mg bis zweimal täglich
Überwachung während der Therapie	*Labor:* Blutbild, ggf. Differenzialblutbild
Nebenwirkungen	• Durchfall, Übelkeit, Erbrechen, Bauchschmerzen, Leukozytopenie • Bei längerem Gebrauch: Hautveränderungen, Agranulozytose, aplastische Anämie, Myopathie und Alopezie
Therapiehinweise	Unter der Therapie und bis drei Monate nach Beendigung der Therapie strenge Kontrazeption

9.1.9 Coxibe ➤ Tab. 9.25

Tab. 9.25 Coxibe.

Präparate: Celecoxib (Celebrex®), Etoricoxib (Arcoxia®)	
Wirkungsweise	Selektive Hemmung der Cyclooxygenase-2
Indikationen	• Arthrose • Entzündliche Gelenkerkrankungen (rheumatoide Arthritis) • Spondylitis ankylosans • Arthritis urica
Kontraindikationen/Warnhinweise	• Überempfindlichkeit gegen Etoricoxib und Celecoxib • Bei Celecoxib: bekannte Überempfindlichkeit gegenüber Sulfonamiden • Aktives peptisches Ulkus oder aktive gastrointestinale Blutung • Patienten, bei denen nach der Anwendung von Acetylsalicylsäure oder nichtsteroidalen Antirheumatika (NSAR) einschließlich Cyclooxygenase-2-Hemmern ein Bronchospasmus, eine akute Rhinitis, Nasenschleimhautschwellungen, ein angioneurotisches Ödem, Urtikaria oder allergieartige Reaktionen aufgetreten sind • Schwere Leberfunktionsstörungen • Niereninsuffizienz (glomeruläre Filtrationsrate < 30 ml/Minute) • Entzündliche Darmerkrankungen • Herzinsuffizienz (NYHA II-IV) • Arterielle Hypertonie (Blutdruck > 140/90 mmHg), koronare Herzkrankheit, periphere arterielle Verschlusskrankheit, zerebrovaskuläre Erkrankungen • Schwangerschaft und Stillzeit
Applikationsform und Dosierung	• *Celecoxib:* Arthrose und Spondylitis ankylosans 200 mg einmal täglich, rheumatoide Arthritis 200 mg/Tag verteilt auf zwei Einzeldosen, per os • *Etoricoxib:* Arthrose 30 mg/Tag, entzündliche Gelenkerkrankungen und Spondylitis ankylosans 60 mg/Tag (bei unzureichender Linderung 90 mg/Tag), Arthritis urica 120 mg/Tag (maximal 8 Tage), per os
Nebenwirkungen	• *Sehr häufig:* Hypertonie • *Häufig:* Herzinfarkt, Hautausschlag, Pruritus, Schlaflosigkeit, Schwindel • *Gelegentlich:* Herzinsuffizienz, Palpitationen, Tachykardie, akutes Nierenversagen, Anämie • *Selten:* Gastritis, Ulcus ventriculi/duodeni, gastrointestinale Blutungen
Wechselwirkungen	• In Kombination mit Angiontensin-Converting-Enzym-Hemmern und Diuretika Verschlechterung der Nierenfunktion • In Kombination mit Ciclosporin und Tacrolimus erhöhte Nephrotoxizität • Verminderter diuretischer Effekt von Diuretika • In Kombination mit ASS vermehrte gastrointestinale Nebenwirkungen. • Verminderte Wirkung von Antihypertensiva
Therapiehinweise	siehe ➤ 9.1.19
Perioperatives Management	Keine Gabe von Coxiben vor oder unmittelbar nach chirurgischen Eingriffen

9.1.10 Cyclophosphamid ➤ Tab. 9.26

Tab. 9.26 Cyclophosphamid.

Präparat: Cyclophosphamid	
Wirkungsweise	Bifunktionelles Alkylanz: Schädigung der DNA und RNA von sich schnell teilenden Zellen wie z. B. Immunzellen durch Bildung von Addukten und durch Quervernetzung
Indikationen	• Systemischer Lupus erythematodes mit Organbeteiligung • Remissionsinduktionstherapie einer ANCA-assoziierten Vaskulitis
Kontraindikationen/Warnhinweise	• Infektionen • Knochenmarksdepression • Schwangerschaft und Stillzeit
Applikationsform und Dosierung	• *Systemischer Lupus erythematodes mit Lupus-Nephritis:* intravenös 500 mg in Woche 0, 2, 4, 6, 8 und 10 (insgesamt sechs Applikationen) • *ANCA-assoziierte Vaskulitis:* – Intravenös 15 mg/kg KG in Woche 0, 2, 4, 7, 10 und 13 (insgesamt sechs Applikationen), ggf. Anpassung der Dosis an die Nierenfunktion und das Alter (Details siehe ➤ 7.4.1) – Per os 2 mg/kg KG pro Tag (FAUCI-Schema) oder 3 bis 4 mg/kg KG pro Tag (intensiviertes FAUCI-Schema)
Überwachung während der Therapie	• *Labor:* – Bei Dauertherapie wöchentliche Blutbildkontrolle einschließlich Differenzialblutbild, alle zwei bis vier Wochen Nierenretentionswerte, Transaminasen und Urinstatus – Bei Bolustherapie großes Blutbild, Transaminasen und Nierenretentionswerte am 10. bis 12. Tag nach der Applikation • *Klinisch:* Infektionen und Zeichen einer Zystitis
Nebenwirkungen	• *Häufig:* Infektionen, Leukozytopenie, teratogene Wirkung, Infertilität • *Selten:* Haarausfall, Übelkeit, Transaminasenanstieg, Thrombopenie, myelodysplastisches Syndrom, Lungenfibrose, hämorrhagische Zystitis, Kanzerogenität (Urothelkarzinome)
Wechselwirkungen	• In Kombination mit Allopurinol mögliche Knochenmarksdepression • Wirkungsverstärkung von Insulin und Antidiabetika
Therapiehinweise	• Dosisgleiche Gabe von Mesna: bei Bolustherapie verteilt auf drei Einzeldosen (Stunde 0, 4 und 8), bei Dauertherapie verteilt auf zwei Einzeldosen zur Prävention einer hämorrhagischen Zystitis; auf ausreichende Trinkmenge achten • Bei der Bolustherapie Auftreten einer Leukozytopenie mit einem Leukozytennadir (niedrigster Messwert der Leukozytenzahl) am 12. Tag nach der Infusionsgabe möglich • Aufgrund der teratogenen Wirkung während der Therapie und bis sechs Monate nach der Therapie sichere Kontrazeption erforderlich • Keine Applikation während der Stillzeit, da Cyclophosphamid in die Muttermilch übergeht • Bei Frauen im gebärfähigen Alter sollte zur Beginn der Therapie eine gynäkologische Mitbetreuung in Hinblick auf eine Ovarprotektion erfolgen. Männer sollten ebenfalls unter der Therapie mit Cyclophosphamid keine Kinder zeugen • *Impfung:* keine Impfung mit Lebendimpfstoffen; Impfung mit Totimpfstoffen in der Regel unwirksam • *Therapieabbruch:* Leukozytopenie (< 3.000/µl), Granulopenie (< 2.000/µl), Thrombopenie (< 100.000/µl), Anämie, nichtglomeruläre Hämaturie, Zystitis und Infektionen

9.1.11 Denosumab > Tab. 9.27

DEFINITION

Receptor-Activator-of-NF-κB-Ligand (RANKL) ist ein Protein, welches an den Rezeptor RANK auf Osteoklasten-Vorläuferzellen und Osteoklasten bindet und zu einer vermehrten Aktivierung, gesteigerten Aktivität und verzögerten Apoptose von Osteoklasten führt. Dies hat eine gesteigerte Knochenresorption zur Folge.

Tab. 9.27 Denosumab.

Präparat: Denosumab (Prolia®)	
Wirkungsweise	Antikörper gegen RANKL (Receptor-Activator-of-NF-κB-Ligand)
Indikationen	• Postmenopausale Osteoporose bei Frauen und Osteoporose bei Männern • Erhöhtes Frakturrisiko infolge Hormonablation bei Prostatakarzinom
Kontraindikationen/Warnhinweise	• Hypokalzämie • Schwangerschaft und Stillzeit
Applikationsform und Dosierung	Subkutan: 60 mg alle sechs Monate
Überwachung während der Therapie	• *Labor:* Kalzium • *Klinisch:* Infekte
Nebenwirkungen	• *Sehr häufig:* Gliederschmerzen, muskuloskelettale Schmerzen • *Häufig:* Harnwegsinfektionen und Infektionen der oberen Atemwege, Katarakt, abdominelle Beschwerden, Exantheme, Ischialgien, Gliederschmerzen • *Gelegentlich:* Divertikulitis, bakterielle Entzündungen des Unterhautgewebes und Infekte der Ohren • *Selten:* anaphylaktische Reaktionen, Hypokalzämie, Kieferosteonekrose und atypische Femurfrakturen
Wechselwirkungen	Keine Daten
Therapiehinweise	Eine Hypokalzämie muss vor und während der Therapie durch die Gabe von Kalzium und Vitamin D_3 ausgeglichen werden
Perioperatives Management	Ein chirurgischer Eingriff stellt keine Kontraindikation dar

9.1.12 Doxycyclin ➢ Tab. 9.28

Tab. 9.28 Doxycyclin.

Präparat: Doxycyclin	
Wirkungsweise	Breitspektrumantibiotikum aus der Gruppe der Tetracycline, welches durch Hemmung der Proteinsynthese der Bakterien bakteriostatisch wirkt
Indikationen	Lyme-Arthritis • Urogenitalinfektion durch Chlamydia trachomatis
Kontraindikationen/Warnhinweise	• Überempfindlichkeit gegen Doxycyclin oder andere Tetracycline • Schwere Leber- und Nierenfunktionsstörungen • Erwachsene und Jugendliche mit einem Körpergewicht < 50 kg • Schwangerschaft und Stillzeit, Kinder bis zum 8. Lebensjahr (Einlagerung der Tetracycline in Knochen und Zähne)
Applikationsform und Dosierung	• Lyme Arthritis: per os 200 mg täglich für 30 Tage (mindestens für 14 Tage) • Urethritis durch Chlamydia trachomatis: per os: 200 mg täglich für 7 Tage
Nebenwirkungen	• *Häufig:* gastrointestinale Störungen (Sodbrennen, Magendruck, Übelkeit, Erbrechen, Meteorismus, Fettstühle, leichte Diarrhöen) • *Gelegentlich:* Hämaturie • *Selten:* akutes Nierenversagen, interstitielle Nephritis • *Ohne Häufigkeitsangabe:* phototoxische Reaktionen unter Sonnenbestrahlung, Candida-Besiedelung der Haut oder Schleimhäute, Blutbildveränderungen
Wechselwirkungen	• Verminderte Doxycyclin-Spiegel bei gleichzeitiger Verabreichung von Cytochrom-P450-Induktoren (Johanniskraut, Barbiturate, Carbamazepin, Rifampicin) • Keine gleichzeitige Einnahme mit Antazida, Eisen, Kalzium, Magnesium (durch Komplexbildung verminderte Resorption) • Verminderte Wirkung oraler Kontrazeptiva (Beeinflussung des enterohepatischen Kreislaufs)
Therapiehinweise	Keine

9.1.13 Febuxostat ➢ Tab. 9.29

Tab. 9.29 Febuxostat.

Präparat: Febuxostat (Adenuric®)	
Wirkungsweise	Verminderte Bildung von Harnsäure durch selektive kompetitive Hemmung der Xanthinoxidase
Indikationen	Chronische Hyperurikämie
Kontraindikationen/Warnhinweise	• Ischämische Herzkrankheit oder dekompensierte Herzinsuffizienz • Schwangerschaft und Stillzeit
Applikationsform und Dosierung	• Per os: 80 mg/Tag • Bei erhöhtem Harnsäurespiegel (> 6 mg/dl, > 357 µmol/l) nach zwei bis vier Wochen nach Einleitung der Febuxostat-Therapie: Dosiserhöhung auf 120 mg/Tag
Überwachung während der Therapie	*Labor:* Harnsäure, Transaminasen und Nierenretentionswerte
Nebenwirkungen	*Häufig:* bei Therapiebeginn akuter Gichtanfall, Kopfschmerzen, Durchfall, Übelkeit, Leberfunktionsstörungen, Hautausschläge, Ödeme
Wechselwirkungen	Keine gleichzeitige Verordnung mit Azathioprin oder 6-Mercaptopurin (Details siehe ➢ 9.1.2)
Therapiehinweise	• Beginn der Therapie nach Abklingen des akuten Gichtanfalls • Keine Unterbrechung der Behandlung bei akutem Gichtanfall unter der Therapie • Bisher keine Daten zur Wirksamkeit und Sicherheit von Febuxostat bei einer schweren Leberfunktionseinschränkung bzw. Leberzirrhose (Child-Pugh-Klassifikation C) und bei einer Niereninsuffizienz (glomeruläre Filtrationsrate < 30 ml/Minute) verfügbar

9.1.14 Glukokortikoide > Tab. 9.30

Tab. 9.30 Glukokortikoide.

Präparate: Prednisolon, Prednison (Decortin®), Methyl-Prednisolon (Urbason®)	
Wirkungsweise	Glukokortikoide führen über zytosolische Rezeptoren direkt und indirekt zu einer Aktivierung bzw. Deaktivierung der Expression bestimmter Gene. Zusätzlich wird eine Wirkung über membranständige Glukokortikoid-Rezeptoren diskutiert. Durch eine Hemmung beispielsweise der Produktion von Interleukin-1, Interleukin-2 und MIF (Macrophage Migration Inhibitory Factor) resultiert eine Unterdrückung der B- und vor allem der T-Lymphozytenfunktion. Somit weisen die Glukokortikoide eine antiphlogistische und immunsuppressive Wirkung auf.
Indikationen	Rheumatische Erkrankungen entsprechend der Indikation (Details siehe einzelne Erkrankungsbilder)
Kontraindikationen/Warnhinweise	• Für kurzfristige Anwendung bei vitaler Indikation keine Kontraindikationen • Relative Kontraindikationen: – Systemische Infektionen (außer wenn eine spezifische Therapie mit Antiinfektiva erfolgt) – Ulcus ventriculi und Ulcus duodeni – Akute Infektionen, insbesondere Virusinfektionen und systemische Pilzinfektionen, tropische Wurminfektionen – Gabe nach Impfungen mit viralen Lebendimpfstoffen
Applikationsform und Dosierung	• *Per os:* 5–60 mg Prednisolonäquivalente/Tag (Details siehe einzelne Erkrankungsbilder) • *Intravenös:* 500–1.000 mg Prednisolonäquivalente über drei Tage (Details siehe einzelne Erkrankungsbilder)
Überwachung während der Therapie	*Labor:* Blutzucker *Klinisch:* Infektionen
Nebenwirkungen	• *Häufig:* erhöhte Infektanfälligkeit • *Ohne Angabe der Häufigkeit:* Nebenniereninsuffizienz (iatrogenes Cushing-Syndrom), diabetogene Stoffwechsellage, Osteoporose, Atrophie von Muskulatur, Haut und Kornea, Katarakt, Glaukom, Hyperlipidämie, Fettumverteilung, Ödeme, Bluthochdruck, Hypokaliämie, Hypokalzämie, erhöhtes Thromboserisiko, Exazerbation psychiatrischer Erkrankungen, erhöhte Neigung zu Krampfanfällen
Wechselwirkungen	• In Kombination mit nichtsteroidalen Antirheumatika erhöhtes Risiko für gastrointestinale Ulzerationen und Blutungen • Verminderte Glukokortikoidwirkung durch gleichzeitige Gabe von Cytochrom-P450-Induktoren (Johanniskraut, Barbiturate, Carbamazepin, Rifampicin) • Bei gleichzeitiger Gabe verminderte blutzuckersenkende Wirkung von oralen Antidiabetika und Insulin • Bei gleichzeitiger Verabreichung verminderte Wirkung von oralen Antikoagulanzien
Therapiehinweise	• Aufgrund der Vielzahl der verfügbaren Glukokortikoide wird in diesem Abschnitt nur auf die in der Rheumatologie wichtigen Präparate eingegangen. • Einmalige Gabe in den Morgenstunden (Ausnahme: Lodotra als retardierte Darreichungsform des Prednisons, welches ca. vier Stunden nach der oralen Einnahme freigesetzt wird). Lodotra wird um 22:00 Uhr eingenommen und gegen 2:00 Uhr freigesetzt, wo es gegen die nächtlich erhöhten proinflammatorischen Zytokinspiegel wirkt. • Bei einer Langzeittherapie sollten Glukokortikoide nicht abgesetzt werden, hier langsame Reduktion/langsames Ausschleichen der Medikation (Glukokortikoid-Entzugssyndrom). • Impfung: bis zu einer systemischen Glukokortikoid-Dosis von 20 mg Prednisolonäquivalent je Tag ist eine Lebendimpfung ohne Bedenken möglich.

9.1.15 Januskinase-Inhibitoren

DEFINITION

Januskinase: Die Bindung von proinflammatorischen Zytokinen (Interleukine, z. B. Interleukin-2, -4, -6, -10, -21, Wachstumsfaktoren und Granulozyten-Makrophagen-Kolonie-stimulierender Faktor) an die entsprechenden membranständigen Rezeptoren führt zu einer Aktivierung und gegenseitigen Phosphorylierung zytoplasmatischer Januskinasen. Aktivierte Januskinasen phosphorylieren ihrerseits STAT-Proteine (Signal Transducer and Activator of Signal Transcription). Diese wandern in den Zellkern und führen zu einer vermehrten Expression von bestimmten Genen in Immunzellen, mit einer hieraus resultierenden Aktivierung des Immunsystems.

Baricitinib ➤ Tab. 9.31

Tab. 9.31 Baricitinib.

Präparat: Baricitinib (Olumiant®)	
Wirkungsweise	Hemmung der Januskinasen 1 und 2
Indikationen	Rheumatoide Arthritis nach vorausgegangener Behandlung mit einem oder mehreren DMARD
Kontraindikationen/Warnhinweise	• Virusreaktivierung (Herpes-Viren, unter anderem Herpes zoster und Herpes simplex). Screening auf eine Hepatitis • Keine Therapie bei Nachweis von Hepatitis-C-Virus-RNA; bei einem Nachweis von Hepatitis B-Virus-DNA Rücksprache mit einem Hepatologen • Vor Therapiebeginn Ausschluss einer Tuberkulose (Röntgen-Thorax und Gamma-Interferon-Test) sowie einer weiteren aktiven bakteriellen und viralen Infektion; keine Therapie bei einer aktiven Tuberkulose • Kein Therapiebeginn oder Therapieunterbrechung: absolute Lymphozytenzahl $< 0{,}5 \times 10^9$/l, absolute Neutrophilenzahl $< 1 \times 10^9$/l und Hämoglobinwert < 8 g/dl • Eingeschränkte Nierenfunktion: glomeruläre Filtrationsrate 30–60 ml/Minute: Dosis 2 mg; glomeruläre Filtrationsrate < 30 ml/Minute: keine Anwendung • Schwere Leberfunktionsstörungen • Schwangerschaft und Stillzeit (Kontrazeption bis 1 Woche nach Therapieende fortsetzen) • Es besteht ein erhöhtes Risiko für das Auftreten von tiefen Venenthrombosen und Lungenembolien unter der Therapie mit Baricitinib. Baricitinib sollte bei Patienten mit Risikofaktoren für eine tiefe Venenthrombose (TVT)/Lungenembolie (LE) (z. B. höheres Alter, Adipositas, tiefe Venenthrombose/Lungenembolie in der Anamnese oder bei Patienten, die z. B. im Rahmen einer Operation immobilisiert werden) mit Vorsicht angewendet werden. Im Falle des Auftretens klinischer Merkmale einer TVT/LE sollte die Behandlung mit Baricitinib unterbrochen werden.
Applikationsform und Dosierung	• Per os: 4 mg einmal täglich • Dosisreduktion auf 2 mg täglich bei einem Alter ab 75 Jahren möglich, bei chronischen und wiederkehrenden Infekten oder guter Krankheitskontrolle unter 4 mg täglich • *Wirkungseintritt:* ab einer Woche nach Therapiebeginn
Überwachung während der Therapie	*Labor:* Blutbild einschließlich Differenzialblutbild und Transaminasen vor Therapiebeginn und unter der Therapie im Rahmen der Routineuntersuchung, Lipidprofil 12 Monate nach Therapiebeginn *Klinisch:* Infektionszeichen, Fieber, Husten, Durchfälle, unklarer Gewichtsverlust
Nebenwirkungen	*Sehr häufig:* Infektionen der oberen Atemwege, Hypercholesterinämie *Häufig:* Herpes-zoster- und Herpes-simplex-Reaktivierung, Gastroenteritis, Harnwegsinfektionen, Thrombozytose ($> 600 \times 10^9$ Zellen/Liter), Übelkeit, erhöhte Alanin-Transaminase (ALT)-Werte (≥ 3-fach der Obergrenze des Normalwerts) *Gelegentlich:* Neutropenie ($< 1 \times 10^9$ Zellen/Liter), Hypertriglyzeridämie, erhöhte Aspartat-Transaminase (AST)-Werte (≥ 3-fach der Obergrenze des Normalwerts), Gewichtszunahme, erhöhte Kreatinphosphokinase-Werte (> 5-fach der Obergrenze des Normalwerts)
Wechselwirkungen	Keine Daten
Therapiehinweise	• Therapie mit und ohne Methotrexat möglich • Keine Kombination mit biologischen DMARD; begrenzte Daten zur Kombination mit Leflunomid, Azathioprin, Tacrolimus und Ciclosporin • *Impfung:* aktueller Impfstatus entsprechend den Empfehlungen der Ständigen Impfkommission; keine Lebendimpfung unter der Therapie • *Vor Therapiebeginn:* Ausschluss einer Tuberkulose (Röntgen-Thorax und Gamma-Interferon-Test), einer aktiven Infektion und einer Herzinsuffizienz im Stadium NYHA III/IV • *Zuvor unbehandelte latente Tuberkulose:* Isoniazid-Prophylaxe • *Anstieg LDL-Cholesterin:* Einleitung einer Statin-Therapie
Perioperatives Management	Keine Erfahrungen. Die Deutsche Gesellschaft für Rheumatologie empfiehlt die Pausierung 3–4 Tage vor dem operativen Eingriff und die Wiederaufnahme der Therapie nach erfolgter Wundheilung.

Tofacitinib ➤ Tab. 9.32

Tab. 9.32 Tofacitinib.

Präparat: Tofacitinib (Xeljanz®)	
Wirkungsweise	Hemmung der Januskinasen 1, 2 und 3
Indikationen	Rheumatoide Arthritis
Kontraindikationen/Warnhinweise	• *Kein Beginn der Behandlung:* bei Hämoglobinwert < 9 g/dl, absolute Lymphozytenzahl < 750 Zellen/mm³, absolute Neutrophilenzahl < 1.000 Zellen/mm³, Leberfunktionsstörungen (Child-Pugh-Klasse C) • *Unterbrechung der Behandlung:* – Absolute Neutrophilenzahl 500–1.000 Zellen/mm³ (Unterbrechung der Behandlung, bis ein Anstieg der Neutrophilenzahl > 1.000 Zellen/mm³ zu verzeichnen ist) – Absolute Lymphozytenzahl 500–750 Zellen/mm³ (Unterbrechung der Behandlung bis ein Anstieg der absoluten Lymphozytenzahl > 750 Zellen/mm³ zu verzeichnen ist) – Hämoglobinabfall um mehr als 2 g/dl oder bei einem Hämoglobinwert < 8 g/dl • *Beendigung der Therapie:* Absolute Lymphozytenzahl < 500 Zellen/mm³, absolute Neutrophilenzahl < 500 Zellen/mm³ • *Dosisreduktion auf 5 mg täglich:* eingeschränkte Nierenfunktion (glomeruläre Filtrationsrate < 30 ml/Minute), Leberfunktionsstörung (Child-Pugh-Klasse B) • *Vor Therapiebeginn:* Ausschluss einer Tuberkulose (Röntgen-Thorax und Gamma-Interferon-Test) sowie von anderen aktiven bakteriellen oder viralen Infektionen; keine Therapie bei einer aktiven Tuberkulose • Schwangerschaft und Stillzeit (Kontrazeption bis 4 Wochen nach Therapieende fortsetzen)
Applikationsform und Dosierung	• Per os: 5 mg zweimal täglich • *Wirkungseintritt:* zwei Wochen nach Therapiebeginn
Überwachung während der Therapie	• *Labor:* Blutbild und Transaminasen (Kontrolle zu Beginn und vier bis acht Wochen nach Therapiebeginn und folgend alle drei Monate). Lipidstatus (acht Wochen nach Therapiebeginn) • *Klinisch:* Infektionen, Fieber, Husten, Durchfälle, unklarer Gewichtsverlust, Screening auf Hautkrebs
Nebenwirkungen	• *Sehr häufig:* Nasopharyngitis • *Häufig:* Pneumonie, Reaktivierung eines Herpes zoster, Influenza, Sinusitis, Bronchitis, Pharyngitis, Harnwegsinfekte, Leukopenie, Anämie, Dyslipidämie, Hyperlipidämie, Insomnie, Kopfschmerzen, Hypertonie, Dyspnoe, Husten, Übelkeit, Erbrechen, Dyspepsie, Bauchschmerzen, Diarrhö, Gastritis, Exantheme, Myalgien, Arthralgien, Pyrexie, periphere Ödeme, Fatigue • *Gelegentlich:* Sepsis, Tuberkulose, bakterielle Pneumonien (u. a. Pneumokokken-Pneumonie), Divertikulitis, Pyelonephritis, Cellulitis, bakterielle Arthritis, erhöhtes Risiko für Virusinfektionen, Herpes-simplex-Reaktivierung, virale Gastroenteritiden, nichtmelanozytärer Hautkrebs, Lymphopenie, Neutropenie, Dehydrierung, Parästhesien, Lebersteatose, Gelenkschwellung, Tendinosen, Myopathien • *Selten:* disseminierte Tuberkulose, Tuberkulose des Zentralnervensystems, atypische mykobakterielle Infektionen, Mycobacterium-avium-Komplex-Infektionen, Kryptokokken-Meningitis, Zytomegalievirus-Infektionen, Urosepsis, nekrotisierende Fasziitis, Pneumocystis jirovecii-Pneumonie • *Ohne Häufigkeitsangabe:* erhöhtes Risiko von lymphoproliferativen Erkrankungen
Wechselwirkungen	• Dosisreduktion auf 5 mg/Tag bei gleichzeitiger Gabe von Inhibitoren des Cytochrom P450 (CYP) 3A4 (z. B. Ketoconazol) oder CYP2C19 (z. B. Fluconazol) • Keine Daten zur Wechselwirkung mit Biologika und anderen starken Immunsuppressiva (Azathioprin, Ciclosporin, Tacrolimus)
Therapiehinweise	• Therapie mit und ohne Methotrexat möglich • Bei Patienten mit einer vorbestehenden Infektanfälligkeit oder einer interstitiellen Lungenerkrankung besteht ein erhöhtes Infektionsrisiko unter der Therapie • *Impfung:* aktueller Impfstatus entsprechend den Empfehlungen der Ständigen Impfkommission, keine Lebendimpfung unter der Therapie • *Zuvor unbehandelte latente Tuberkulose:* Isoniazid-Prophylaxe
Perioperatives Management	Pausierung ab 1 Woche vor dem Eingriff; erneuter Therapiebeginn nach Abheilung der Operationswunde

9.1.16 Hydroxychloroquin > Tab. 9.33

Tab. 9.33 Hydroxychloroquin.

Präparat: Hydroxychloroquin (Quensyl®)	
Wirkungsweise	Hydroxychloroquin bindet an die DNA. Der genaue Wirkmechanismus ist unbekannt. Wahrscheinlich kommt es zu einer Erniedrigung der TNF-α-Spiegel.
Indikationen	• Rheumatoide Arthritis • Juvenile idiopathische Arthritis • Systemischer Lupus erythematodes
Kontraindikationen/Warnhinweise	• Augenerkrankungen • Vorbestehende Knochenmarksdepression • Myasthenia gravis • Glukose-6-Phosphat-Dehydrogenase-Mangel • Schwangerschaft und Stillzeit (Kontrazeption mind. 3 Monate nach Beendigung der Therapie) • Strenge Indikationsstellung bei Leber- und Nierenfunktionsstörungen, Porphyrien, Psoriasis, Epilepsie, gastrointestinalen, neurologischen oder hämatologischen Vorerkrankungen
Applikationsform und Dosierung	• Per os, adaptiert an das Körpergewicht: – 30–49 kg: 200 mg 1-0-0-0 – 50–64 kg: abwechselnd 200 mg 1-0-0-0 bzw. 2-0-0-0 – Ab 65 kg: 200 mg 2-0-0-0 • *Wirkungseintritt:* Drei bis sechs Monate nach Therapiebeginn
Überwachung während der Therapie	• Bei Therapiebeginn alle 14 Tage, nach vier Monaten alle zwei Wochen • *Labor:* Blutbild einschließlich Differenzialblutbild und ggf. Kreatinkinase (CK) • *Klinisch:* Exantheme, Kopfschmerzen, Schwindel, Schlaflosigkeit, Muskelschwäche, gastrointestinale Symptome, ophthalmologische Symptome (Farbsehstörungen, Gesichtsfeldausfälle, Flimmerskotome)
Nebenwirkungen	• *Sehr häufig:* Bauchschmerzen, Übelkeit. • *Häufig:* verminderter Appetit, Affektlabilität, Kopfschmerzen, Verschwommensehen durch Störung der Akkommodation, Erbrechen, Blähungen, Diarrhöen mit Gewichtsverlust, Exantheme, Juckreiz • *Gelegentlich:* Benommenheit, Schwindel, Retinopathie, korneale Veränderungen, Vertigo, Tinnitus, Auslösung oder Verstärkung eines Leberschadens, Pigmentierungsstörungen an Haut, Schleimhäuten und Haaren, sensomotorische Störungen
Wechselwirkungen	Unter der gleichzeitigen Einnahme von Indometacin, MAO-Hemmern, Cimetidin, Metronidazol, Probenecid, Trimethoprim-Sulfamethoxazol und Alkohol wird das Risiko für Nebenwirkungen erhöht. Des Weiteren werden die Wirkung von Methotrexat und der Digitalis-Spiegel erhöht und die Ampicillin-Resorption vermindert.
Therapiehinweise	• Augenärztliche Untersuchung vor Therapiebeginn und unter der Therapie alle sechs Monate zum Ausschluss einer Retinopathie • Sichere Kontrazeption während der Therapie und bis drei Monate nach Beendigung der Therapie • *Therapieabbruch:* Leukozytopenie (< 3.000/µl), Granulozytopenie (< 2.000/µl), Thrombopenie (< 100.000/µl), Anämie, Exantheme, gastrointestinale Symptome, Retinopathie
Perioperatives Management	Keine Pausierung notwendig

9.1.17 Leflunomid ➢ Tab. 9.34

Tab. 9.34 Leflunomid

Präparat: Leflunomid (Arava®)	
Wirkungsweise	Leflunomid hemmt die Dihydroorotat-Dehydrogenase, ein wichtiges Enzym im Pyrimidin-Stoffwechsel, welches T-Lymphozyten zur Zellteilung benötigen. Zusätzlich kommt es zu einer Hemmung der Leukozyten-Migration.
Indikationen	• Rheumatoide Arthritis • Psoriasis-Arthritis
Kontraindikationen/ Warnhinweise	• Infektionen • Schwere Immundefekte • Eingeschränkte Knochenmarksfunktion (Anämie, Leukozytopenie, Thrombopenie oder Neutropenie) • Niereninsuffizienz • Eingeschränkte Leberfunktion; vor Beginn der Therapie Screening auf Hepatitis B und C • Hypoproteinämie • Schwangerschaft und Kinderwunsch (Details siehe unten)
Applikationsform und Dosierung	• *Aufsättigungsdosis:* 100 mg/Tag per os über drei Tage (aktuell nicht mehr regulär durchgeführt) • *Erhaltungsdosis:* 10 bis 20 mg/Tag per os • *Wirkungseintritt:* nach vier bis sechs Wochen
Überwachung während der Therapie	• Nach Therapiebeginn in den ersten 14 Tagen, später nach 2 bis 3 Wochen, anschließend alle 4 Wochen; bei einem komplikationslosen Langzeitverlauf alle 6 bis 12 Wochen • *Labor:* Blutbild einschließlich Differenzialblutbild, Transaminasen, Gamma-Glutamyl-Transferase (GGT), alkalische Phosphatase, Nierenretentionswerte • *Klinisch:* Blutdruck, Hautveränderungen, gastrointestinale Befunde, Gewichtsabnahme
Nebenwirkungen	• *Häufig:* Übelkeit, Erbrechen, Bauchschmerzen, Durchfall, Mundulzera, erhöhte Leberparameter, Leukozytopenie, Kopfschmerzen, Schwindel, Asthenie, arterielle Hypertonie, Ekzeme, verstärkter Haarausfall, Hautausschlag, Juckreiz, Gewichtsverlust • *Selten:* Anämie, Panzytopenie, interstitielle Lungenerkrankungen, Polyneuropathie, Nesselsucht • *Sehr selten:* Stevens-Johnson-Syndrom • *Zusätzlich:* Tierexperimentelle Hinweise auf Mutagenität und Teratogenität
Wechselwirkungen	• Erniedrigung der Leflunomid-Spiegel durch gleichzeitige Gabe von Cholestyramin und Aktivkohle (verminderte Resorption) • Erhöhung des Wirkspiegels von Leflunomid durch gleichzeitige Gabe von Medikamenten (z. B. Cimetidin, Rifampicin), die über Cytochrom P450 (CYP) 2C9 metabolisiert werden • Verringerung der Wirkung von Arzneimitteln, die über CYP1A2 metabolisiert werden (z. B. Duloxetin, Alosetron, Theophyllin, Tizanidin) • Verstärkung der Wirkung von Cumarinen (erhöhtes Blutungsrisiko) • Strenge Überwachung von Patienten, die gleichzeitig Medikamente erhalten, welche über CYP2C8 metabolisiert werden (z. B. Repaglinid, Paclitaxel, Pioglitazon, Rosiglitazon) • Vorsichtige Kombination mit OAT3-Substraten (z. B. Cefaclor, Benzylpenicillin, Ciprofloxacin, Indometacin, Ketoprofen, Furosemid, Cimetidin, Methotrexat, Zidovudin), BCRP-Substraten (z. B. Methotrexat, Topotecan, Sulfasalazin, Daunorubicin, Doxorubicin) oder HMG-CoA-Reduktase-Inhibitoren • Bei gleichzeitiger Gabe von Rosuvastatin keine höhere Dosierung von Leflunomid als 10 mg/Tag erlaubt
Therapiehinweise	• *Schwangerschaft:* Leflunomid besitzt eine Halbwertszeit von 2 Wochen, sein aktiver Metabolit A771726 von 1 bis 4 Wochen, sodass die Leflunomid-Therapie zwei Jahre vor einer Schwangerschaft beendet sein sollte. Ggf. ist eine Elimination durchzuführen. Nach durchgeführter Elimination sollte nach drei Monaten nochmalig der Metabolit (A771726) von Leflunomid quantifiziert werden. • *Therapieabbruch:* Anstieg der Transaminasen auf das 3-fache des Normwertes, Leukozytopenie (< 2.500/µl), Granulopenie (< 1.500/µl), Lymphozytopenie (< 800/µl), Thrombopenie (< 80.000/µl) • *Elimination:* Colestyramin (3× 8 g/Tag über 11 Tage) oder Aktivkohle (4× 50 g/Tag über 11 Tage). Nach Beendigung des Auswaschverfahrens und nach 14 Tagen Bestimmung des aktiven Metaboliten von Leflunomid (A771726) • *Impfung:* keine Lebendimpfung unter der Therapie
Perioperatives Management	• Bei kleinen Eingriffen und niedrigem Infektionsrisiko Fortführung der Therapie • Bei großen Eingriffen und einem hohen Infektionsrisiko ist eine Elimination (Colestyramin mit 3× 8 g/Tag oder Aktivkohle 4× 50 g/Tag) mit einer Dauer von 11 Tagen durchzuführen

9.1.18 Methotrexat > Tab. 9.35

Tab. 9.35 Methotrexat.

Präparat: Methotrexat (Lantarel®)	
Wirkungsweise	Der Folsäure-Antagonist hemmt kompetitiv und reversibel die Dihydrofolat-Reduktase. Damit können keine Purine und Thymidine gebildet werden, welche die Grundlage für die De-novo-Synthese der DNA und RNA darstellen.
Indikationen	• Rheumatoide Arthritis • Psoriasis-Arthritis • Psoriasis vulgaris • Juvenile idiopathische Arthritis
Kontraindikationen/Warnhinweise	• Infektionen • Aktive oder chronische Hepatitis. Vor Beginn der Therapie Screening auf Hepatitis B und C • Einnahme anderer leberschädigender Arzneimittel oder von Alkohol aufgrund der Verstärkung der potenziell hepatotoxischen Wirkung von Methotrexat • Eingeschränkte Lungenfunktion • Eingeschränkte Nierenfunktion (glomeruläre Filtrationsrate < 60 ml/Minute) • Erkrankungen des blutbildenden Systems • Insulinpflichtiger Diabetes mellitus • Ulzera des Magen-Darm-Trakts • Schwangerschaft, Stillzeit und Kinderwunsch (teratogene Wirkung, Kontrazeption mind. sechs Monate nach Beendigung der Therapie) • Orale Darreichungsformen: hereditäre Galaktose-Intoleranz, Laktase-Mangel, Glukose-Galaktose-Malabsorption
Applikationsform und Dosierung	• *Rheumatoide Arthritis:* per os oder subkutan 7,5–25 mg einmal pro Woche • *Psoriasis-Arthritis/Psoriasis vulgaris:* per os oder subkutan 7,5–30 mg einmal pro Woche • *Juvenile idiopathische Arthritis:* subkutan oder intramuskulär 10–30 mg/m² Körperoberfläche einmal pro Woche • *Wirkungseintritt:* nach vier bis acht Wochen
Überwachung während der Therapie	• Bei Therapiebeginn alle ein bis zwei Wochen, nach einem Monat alle vier Wochen; bei einem komplikationslosen Langzeitgebrauch Absenkung der Kontrollintervalle auf sechs bis zwölf Wochen • *Labor:* Blutbild einschließlich Differenzialblutbild, Transaminasen, alkalische Phosphatase, Nierenretentionswerte • *Klinisch:* Infektionen, Fieber, Luftnot, Husten, Blutungen, gastrointestinale Symptome, Stomatitis, Exantheme
Nebenwirkungen	• *Sehr häufig:* Leukozytopenie, Thrombopenie, Anorexie, Übelkeit, Erbrechen, Bauchschmerzen, Entzündungen und Ulzerationen der Mund- und Rachenschleimhaut, Anstieg der Transaminasen, erniedrigte Kreatininclearance • *Häufig:* Diarrhö, Haarausfall, Anämie, Exantheme, Erytheme, Juckreiz, Kopfschmerzen, Müdigkeit, Benommenheit, Parästhesien • *Gelegentlich:* Herpes zoster, opportunistische Infektionen, maligne Lymphome, schwere allergische Reaktionen, diabetische Stoffwechsellage, gastrointestinale Ulzerationen und Blutungen, Pankreatitis, Nephropathie, Nierenversagen, Zystitis, Dysurie, vaginale Entzündungen und Ulzerationen, Leberverfettung, Leberfibrose/Leberzirrhose, Lungenfibrose, interstitielle Alveolitis/Pneumonitis, Vaskulitis, Arthralgien, Myalgien
Wechselwirkungen	• Spiegelerhöhung durch folgenden Medikamente: Salizylsäure, nichtsteroidale Antirheumatika, Phenytoin, Penicilline, Sulfonamide und Sulfonamidkombinationen (Trimethoprim/Sulfametoxazol, Sulfasalazin), Tetrazykline, Barbiturate, Benzodiazepine, Insulin • Spiegelerniedrigung bei gleichzeitiger Gabe von oralen nichtresorbierbaren Antibiotika und von Allopurinol • Bei einer gleichzeitigen Verordnung von hepatotoxischen Medikamenten engmaschige Kontrolle der Transaminasen
Therapiehinweise	• Reduktion der Nebenwirkungen: am Tag nach der Gabe von Methotrexat 5 mg Folsäure • Aufgrund der verminderten Leber- und Nierenfunktion sowie niedrigerer Folsäurereserven bei älteren Patienten eher niedrige Methotrexat-Dosierungen • Sichere Kontrazeption während der Therapie und bis drei Monate nach Beendigung der Therapie • *Therapieabbruch:* Leukozytopenie (< 3.000/µl), Granulopenie (< 2.000/µl), Thrombopenie (< 100.000/µl), Anämie, Anstieg der Transaminasen über das Dreifache der Norm, histologisch fortschreitende Leberfibrose und Leberzirrhose, Anstieg der Nierenretentionswerte, Pneumonitis, akute Dyspnoe und unproduktiver Husten • *Impfung:* keine Lebendimpfung unter der Therapie
Perioperatives Management	Perioperative Fortführung der Methotrexat-Therapie bis zu einer Dosis von 20 mg zu verantworten

9.1.19 Nichtsteroidale Antirheumatika ➤ Tab. 9.36

Tab. 9.36 Nichtsteroidale Antirheumatika (NSAR).

Präparate: z. B. Ibuprofen, Indometacin, Diclofenac, Naproxen	
Wirkungsweise	Unselektive Hemmung der Cyclooxygenase, welche für die Bildung von Prostaglandinen und Thromboxan benötigt wird; damit analgetische, antipyretische und antiphlogistische Wirkung
Indikationen	• Symptomatische Behandlung von Schmerzen und rheumatischen Entzündungen • Arthritis urica
Kontraindikationen/Warnhinweise	• Bekannte Überempfindlichkeit gegenüber Ibuprofen, Indometacin, Diclofenac und Naproxen • Bronchospasmus, Asthma, Rhinitis oder Urtikaria nach der Einnahme von Acetylsalicylsäure oder anderen nichtsteroidalen Antirheumatika in der Vergangenheit • Ungeklärte Blutbildungsstörungen • Peptische Ulzera, gastrointestinale Blutungen und Perforation, Hämorraghien (anamnestisch oder während der Therapie mit nichtsteroidalen Antirheumatika) • Zerebrovaskuläre oder andere aktive Blutungen • Schwere Leber- oder Nierenfunktionsstörungen • Schwere Herzinsuffizienz (NYHA III und IV) • Schwangerschaft: keine Anwendung im 3. Trimenon; strenge Indikationsstellung im 1. und 2. Trimenon sowie in der Stillzeit
Applikationsform und Dosierung	Per os: • Ibuprofen: Schmerzstillung bis 1.200 mg/Tag, verteilt auf 2–4 Einzelgaben. Rheumatische Erkrankungen bis 2.400 mg/Tag • Indometacin: 50–150 mg/Tag, verteilt auf 1–3 Einzelgaben • Diclofenac: 50 mg 1–3 ×/Tag • Naproxen: Schmerzstillung 500–1.250 mg, verteilt auf 1–3 Einzelgaben; rheumatische Erkrankungen 500–750 mg/Tag
Nebenwirkungen	• *Sehr häufig:* Magen-Darm-Beschwerden wie Übelkeit, Erbrechen und Durchfall • *Häufig:* Kopfschmerzen, Schwindel, Benommenheit, Erregung, Reizbarkeit oder Müdigkeit, Erhöhung der Serumtransaminasen • *Gelegentlich:* Hämatemesis, Meläna, blutiger Durchfall, Leberschäden (insbesondere bei Langzeittherapie), akute Hepatitis mit oder ohne Ikterus, Ausbildung von Ödemen (insbesondere bei Patienten mit arterieller Hypertonie oder Niereninsuffizienz) • *Sehr selten:* interstitielle Nephritis, Papillennekrose, nephrotisches Syndrom, akutes Nierenversagen
Wechselwirkungen	• *Gleichzeitige Gabe von Glukokortikoiden:* erhöhte Ulkus- und Blutungsgefahr • *Gleichzeitige Gabe von Digoxin, Lithium, Phenytoin und Methotrexat:* gegenseitige Beeinflussung der renalen Elimination mit verstärkten Effekten/Toxizität • *Gleichzeitige Gabe von Angiotensin-Converting-Enzym-Hemmern:* durch Hemmung der Prostaglandinsynthese verminderte Blutdrucksenkung und mögliche Nephrotoxizität • *Kombination mit Ciclosporin und Tacrolimus:* erhöhte Nephrotoxizität
Therapiehinweise	• *Hohes kardiovaskuläres Risiko:* keine Gabe von Ibuprofen, Diclofenac und Coxiben • *Hohes kardiovaskuläres Risiko und NSAR-Indikation:* Naproxen • *Hohes gastrointestinales Risiko:* Coxib in Kombination mit einem Protonenpumpeninhibitor • *Hohes gastrointestinales Risiko und Coxib-Kontraindikation:* NSAR in Kombination mit einem Protonenpumpeninhibitor • *Gleichzeitig hohes kardiovaskuläres und gastrointestinales Risiko:* Naproxen in Kombination mit einem Protonenpumpeninhibitor

9.1.20 Phosphodiesterase-Hemmer > Tab. 9.37

Tab. 9.37 Phosphodiesterase-Hemmer.

Präparat: Apremilast (OTEZLA®)	
Wirkungsweise	Apremilast inhibiert die Phosphodiesterase-4 in Entzündungszellen. In der Folge kommt es zu einem Anstieg der intrazellulären cAMP-Konzentration und einer reduzierten Entstehung von TNF-α, Interleukin-17 und Interleukin-13 sowie einer vermehrten Bildung von Interleukin-10 als antiinflammatorisches Zytokin.
Indikationen	• Psoriasis-Arthritis • Plaque-Psoriasis
Kontraindikationen/Warnhinweise	• Ausschluss einer Infektion bakterieller oder viraler Genese • Schwangerschaft und Stillzeit
Applikationsform und Dosierung	• *Dauertherapie:* 2× 30 mg • *Langsame Dosissteigerung: Tag 1:* 10 mg–0–0–0; *Tag 2:* 10 mg–0–10 mg-0; *Tag 3:* 10 mg–0–20 mg-0; *Tag 4:* 20 mg–0–20 mg-0; *Tag 5:* 20 mg–0–30 mg–0; *Tag 6:* 30 mg–0–30 mg–0 • *Glomeruläre Filtrationsrate < 30 ml/Minute:* Dosisreduktion: 30 mg–0–0–0 • *Wirkungseintritt:* nach vier Wochen
Überwachung während der Therapie	• Bei Therapiebeginn alle vier bis acht Wochen, nach drei Monaten alle zwölf Wochen • Bei einem komplikationslosen Langzeitgebrauch Absenkung der Kontrollintervalle auf sechs bis zwölf Wochen • *Labor:* Entzündungswerte, Nierenretentionswerte • *Klinisch:* Infektionen, Gewichtsveränderungen
Nebenwirkungen	*Sehr häufig:* Diarrhö, Übelkeit *Häufig:* Bronchitis, Infektionen der oberen Atemwege, Kopfschmerzen, Migräne, Erbrechen, Oberbauchschmerzen, Appetitminderung *Gelegentlich:* Überempfindlichkeitsreaktionen, Gewichtsverlust, Depressionen
Wechselwirkungen	• Keine Kombination mit Biologika • Keine gleichzeitige Anwendung mit Induktoren des Cytochrom P450 3A4 (Wirksamkeitsverlust von Apremilast)
Therapiehinweise	• Kontrolle der laborchemischen Entzündungsparameter und Nierenretentionsparameter • Regelmäßige Gewichtskontrolle zum Ausschluss eines Gewichtsverlusts • In der Therapie einer Psoriasis-Arthritis ist die Kombination mit Methotrexat möglich
Perioperatives Management	Zwei bis drei Tage vor der Operation Absetzen des Medikaments; erneuter Therapiebeginn nach Abschluss der Wundheilung

9.1.21 Probenecid ➤ Tab. 9.38

Tab. 9.38 Probenecid.

Präparat: Probenecid	
Wirkungsweise	Probenecid hemmt die tubuläre Reabsorption von Harnsäure und führt somit zu einer Erniedrigung des Harnsäurespiegels im Blut.
Indikationen	Hyperurikämie
Kontraindikationen/Warnhinweise	• Nierensteindiathese, Uratnephropathie, mittelschwere bis schwere Niereninsuffizienz (glomeruläre Filtrationsrate < 50 ml/Minute) • Primäre Hyperurikämie mit Harnsäureüberproduktion • Hyperurikämie im Rahmen der Behandlung von Tumoren oder myeloproliferativen Erkrankungen • Vorbestehende Blutbildauffälligkeiten • Gleichzeitige Behandlung mit Salicylaten oder mit β-Lactam-Antibiotika bei bekannter Nierenfunktionsstörung • Schwangerschaft und Stillzeit
Applikationsform und Dosierung	Per os, erste Woche: 250 mg 1-0-1-0, anschließend: 500 mg 1-0-1-0
Überwachung während der Therapie	• *Labor:* Nierenretentionswerte • *Klinisch:* gastrointestinale Symptome
Nebenwirkungen	• *Häufig:* gastrointestinale Beschwerden (Übelkeit, Brechreiz, Völlegefühl), Hautreaktionen, Anorexie, Zahnfleischentzündungen • *Gelegentlich:* Kopfschmerz, Benommenheit • *Sehr selten:* Blutbildveränderungen, nephrotisches Syndrom, Fieber, Leberzellschädigung mit Ikterus
Wechselwirkungen	• Abschwächung der Wirkung von Salicylaten • Bei einer gleichzeitigen Behandlung mit Diuretika und Pyrazinamid Wirkungsabschwächung von Probenecid • Erhöhung der Wirkung von verschiedenen Medikamenten unter der gleichzeitigen Einnahme von Probenecid (Details siehe Fachinformation)
Therapiehinweise	• Therapiebeginn nach Abklingen des akuten Gichtanfalls • Keine Unterbrechung der Behandlung bei Auftreten eines akuten Gichtanfalls unter der Therapie • Auf eine ausreichende Trinkmenge während der Therapie achten • Keine gleichzeitige Einnahme von Probenecid und Alkohol • Aufgrund von vermehrter Schläfrigkeit, Schwindel und Ataxie als Nebenwirkungen eingeschränkte Fähigkeit zur Teilnahme am Straßenverkehr oder zu Aktivitäten mit Gefährdungspotenzial

9.1.22 Sulfasalazin ➢ Tab. 9.39

Tab. 9.39 Sulfasalazin.

Präparat: Sulfasalazin	
Wirkungsweise	Sulfasalazin wird im Kolon mikrobiell durch das Enzym Azoreduktase in das Sulfonamid Sulfapyridin und 5-Aminosalicylsäure (Mesalazain = 5-ASA) gespalten. 5-ASA hemmt die DNA-Synthese und damit die Proliferation von T- und B-Lymphozyten. Zusätzlich kann 5-ASA die Makrophagen- und Lymphozytenfunktion inhibieren. Es wirkt als „Radikalfänger", vermindert die Bildung und Wirkung proinflammatorischer Zytokine wie IL-1, IL-2 und TNF-α und vermindert die Aktivität des Transkriptionsfaktors NFκB. Daher wirkt Sulfasalazin antiinflammatorisch und antiproliferativ. Schließlich hemmt es die Synthese proinflammatorischer Arachidonsäure-Metaboliten wie der Prostaglandine und Leukotriene.
Indikationen	• Rheumatoide Arthritis • Juvenile idiopathische Oligoarthritis und Polyarthritis • Polyarthritische Spondyloarthritis
Kontraindikationen/Warnhinweise	• Höhergradige Leber- und Niereninsuffizienz, akute hepatische Porphyrie • Leukozytopenie • Angeborener Glukose-6-Phosphat-Dehydrogenase-Mangel • Ileus • Bekannte Überempfindlichkeit gegenüber Sulfasalazin, Sulfonamiden oder Salicylaten • Schwere Hautreaktionen (Stevens-Johnson-, Lyell-Syndrom, exfoliative Dermatitis) in der Anamnese
Applikationsform und Dosierung	• Per os: *1. Woche* 500 mg 0-0-1-0; *2. Woche* 500 mg 1-0-1-0; *3. Woche* 500 mg 1-0-2-0; *ab 4. Woche* 500 mg 2-0-2-0 • *Wirkungseintritt:* nach 4 bis 12 Wochen
Überwachung während der Therapie	• Bei Therapiebeginn alle zwei bis vier Wochen, nach vier Monaten alle sechs bis zwölf Wochen • *Labor:* Blutbild einschließlich Differenzialblutbild, BSG, CRP, Transaminasen, alkalische Phosphatase, Nierenretentionswerte; Urinstatus • *Klinisch:* Infektzeichen, Fieber, Exantheme, gastrointestinale Symptome, neurologische Symptome
Nebenwirkungen	• *Häufig:* Exantheme, Pruritus, Nausea, abdominelle Schmerzen, Appetitlosigkeit, Hyperchromasie, Oligospermie, reversible Fertilitätsstörung beim Mann, Kopfschmerzen, Schwächegefühl, Müdigkeit • *Selten:* Erythema exsudativum multiforme, Stevens-Johnson Syndrom, Lyell-Syndrom, Quincke-Ödem, Photosensibilität, Cholestase, Hepatitis, Pankreatitis, Diarrhö, Thrombopenie, Leukozytopenie (Agranulozytose), hyperchrome/hämolytische Anämie, Met-/Sulfhämoglobinämie, Proteinurie, nephrotisches Syndrom, interstitielle Nephritis, Hämaturie/Kristallurie, Polyneuropathie, Schlafstörungen, Tinnitus, Schwindel, Depressionen, Psychosen, Arthralgien, Fieber
Wechselwirkungen	• Wirkungsverstärkung von Antikoagulanzien und Methotrexat • Resorptionsverminderung von Folsäure, Digoxin und Ciclosporin • Wirkungsverstärkung von Sulfasalazin durch Arzneimittel mit hoher Plasmaproteinbindung (Sulfinpyrazon, Indometacin, Phenylbutazon, Salicylate) • Resorptionsverminderung von Sulfasalazin und seiner Metaboliten durch Anionenaustauscher (Colestipol, Colestyramin) • Chelatbildung zwischen Eisen und Sulfasalazin, mit der Folge einer beeinträchtigten Resorption • Störung der Darmflora durch Antibiotika (z. B. Ampicillin, Neomycin, Rifampicin, Ethambutol); hierdurch verminderte mikrobielle Aufspaltung von Sulfasalazin und damit niedrigere Plasmaspiegel von Sulfapyridin und verringerte lokale Konzentration von 5-ASA
Therapiehinweise	*Therapieabbruch:* Leukozytopenie (< 3.000/µl), Granulozytopenie (< 2.000/µl), Thrombopenie (< 100.000/µl), Anämie, Anstieg der Nierenretentionswerte, Hämaturie, anhaltende Proteinurie > 0,3 g/l, pulmonale Infiltrate, gastrointestinale Symptome, Hepatitis, Cholestase, neurologische Symptome, allergische Symptome
Perioperatives Management	Pausierung am Tag des operativen Eingriffs

9.1.23 Teriparatid ➤ Tab. 9.40

DEFINITION

Parathormon ist ein Peptidhormon, das in den Nebenschilddrüsen gebildet wird. Die dauerhafte Erhöhung des Parathormon-Spiegels führt über eine Aktivierung des Receptor Activator-of-NF-κB-Ligand (RANKL) (siehe ➤ 9.1.11) zu einer Osteoklastenstimulierung und einer hieraus resultierenden Demineralisation des Knochens mit der Ausbildung einer Osteopenie.

Tab. 9.40 Teriparatid.

Präparat: Teriparatid (Forsteo®)	
Wirkungsweise	Rekombinantes Teriparatid ist ein Knochenaufbau-stimulierendes Peptidhormon. Es besteht aus den N-terminalen Aminosäuren 1 bis 34 des Parathormons. Die pulsatile Applikation von Teriparatid führt zu einem Remodeling (Erneuerung) des Knochens mit einer verminderten Apoptose der Osteoblasten und einer vermehrten Stimulation der Osteoblasten. Hieraus resultiert eine Neubildung von kortikalem und trabekulärem Knochen.
Indikationen	• Osteoporose bei postmenopausalen Frauen und Osteoporose bei Männern mit einem hohen Frakturrisiko • Glukokortikoidtherapie-assoziierte Osteoporose bei Frauen und Männern mit einem hohem Frakturrisiko
Kontraindikationen/Warnhinweise	• Hyperkalzämie • Schwere Niereninsuffizienz, Urolithiasis • Hyperparathyreodismus, Morbus Paget, Malignome des Skeletts (einschließlich ossäre Metastasen) • Schwangerschaft und Stillzeit
Applikationsform und Dosierung	Subkutan: 20 µg einmal täglich (Applikationsort: Oberschenkel oder Abdomen)
Überwachung während der Therapie	• *Labor:* Kalzium und Nierenretentionswerte • *Klinisch:* keine Empfehlung
Nebenwirkungen	*Sehr häufig:* Gliederschmerzen *Häufig:* Anämie, Hypercholesterinämie, Depressionen, Schwindel, Kopfschmerzen, Ischiassyndrom, Synkopen, Vertigo, Herzpalpitationen, Hypotonie, Dyspnoe, Nausea, Emesis, Hiatushernie, Refluxösophagitis, vermehrtes Schwitzen, Muskelkrämpfe, Müdigkeit, Thoraxschmerzen, Asthenie, leichte und vorübergehende Reaktionen an der Injektionsstelle mit Schmerz, Schwellung, Erythem, lokalem Hämatom, Juckreiz und leichter Blutung *Gelegentlich:* Hyperkalzämie > 2,76 mmol/l, Hyperurikämie, Tachykardie, Emphysem, Hämorrhoiden, Myalgie, Arthralgie, Rückenkrämpfe/-schmerzen, Harninkontinenz, Polyurie, Harndrang, Nephrolithiasis, Gewichtszunahme, Anstieg der alkalischen Phosphatase *Selten:* Anaphylaxie, Hyperkalzämie > 3,25 mmol/l, Nierenversagen/Verschlechterung der Nierenfunktion, allergische Ereignisse kurz nach der Injektion: akute Dyspnoe, Ödem im Mund- oder Gesichtsbereich, generalisierte Urtikaria, Thoraxschmerz, Ödeme (hauptsächlich peripher)
Wechselwirkungen	Mögliche Erhöhung des Digitalisspiegels
Therapiehinweise	• Therapiedauer maximal 24 Monate • Mögliche intermittierende Hypotonie und Schwindel, was zu einer Einschränkung des Reaktionsvermögens führen kann
Perioperatives Management	Keine Therapieeinschränkungen in Bezug auf Operationen
Anmerkung	Als neuer Behandlungsansatz steht in naher Zukunft wahrscheinlich Abaloparatid zur Verfügung.

9.2 Impfungen

Aufgrund der erhöhten Gefahr der Erkrankung an Infekten sollten alle Patienten mit einer entzündlich-rheumatischen Grunderkrankung und unter einer immunsuppressiven Therapie geimpft sein. Hier ist eine enge Zusammenarbeit zwischen dem Hausarzt und dem behandelnden Rheumatologen vonnöten. Die Impfung sollte vor der Einleitung einer immunsuppressiven Therapie durchgeführt werden. Im Rahmen einer akuten bzw. lebensbedrohlichen Erkrankung ist die immunsuppressive Therapie durchzuführen und keine Vervollständigung des Impfstatus abzuwarten. Die Impfungen sind dann in einer stabilen (Remissions-)Phase durchzuführen.

In Bezug auf die verschiedenen in der Rheumatologie angewandten immunsuppressiven Therapien liegen nur wenige Daten vor. Die Impfung mit **Totimpfstoffen** ist unbedenklich. Alle Patienten mit einer rheumatischen Grunderkrankung sollten entsprechend der Modifizierung der Empfehlungen der Ständigen Impfkommission durch die Deutsche Gesellschaft für Rheumatologie (➤ Tab. 9.41) folgende Impfungen erhalten haben: Tetanus, Diphtherie, Pertussis, Poliomyelitis, Meningokokken, Pneumokokken und Influenza.

In kleinen Studien wurde für einzelne Stoffe eine verringerte Impfantwort beschrieben. Unter der Therapie mit Rituximab ist keine Impfantwort zu erwarten. Mit einer ausbleibenden Impfantwort muss auch noch sechs bis acht Monate nach der letzten Rituximab-Gabe gerechnet werden.

Die Durchführung von Lebendimpfungen (Masern, Röteln, Mumps, Varizella zoster, Rotaviren, Cholera, Typhus und Gelbfieber) ist bei folgenden Pharmakotherapien kontraindiziert:

- Synthetische DMARD (Methotrexat, Leflunomid, Azathioprin, Cyclophosphamid, Mycophenolsäure, Mycophenolat Mofetil und Ciclosporin A)
- Biologische DMARD (Biologika; Adalimumab, Certolizumab, Etanercept, Golimumab, Infliximab, Anakinra, Canakinumab, Tocilizumab, Ustekinumab, Secukinumab, Rituximab, Abatacept und Belimumab)
- Target-synthetische DMARD (die JAK-Inhibitoren Tofacitinib und Baricitinib)

Bis zu einer systemischen Glukokortikoid-Dosis von 20 mg Prednisolonäquivalent je Tag ist eine Lebendimpfung ohne Bedenken möglich.

CAVE

Keine Lebendimpfung unter der Therapie mit Methotrexat, Leflunomid, Azathioprin, Cyclophosphamid, Mycophenolsäure, Mycophenolat Mofetil, Ciclosporin A, Biologika und JAK-Inhibitoren.

9.3 Physikalische Therapie

Rheumatische Erkrankungen sind in der Regel durch Physiotherapeutika gut beeinflussbar. Therapiekonzepte ohne physikalische Behandlung(en) sind bei rheumatischen Erkrankungen immer inkomplett, da sie durch nichts anderes ersetzt werden kann, insbesondere wenn es um den Erhalt bzw. die Verbesserung der Funktionalität geht. Je nach Art des Physiotherapeutikums werden spezifische Sofortwirkungen ausgelöst bzw. unspezifische Regulationsvorgänge angeregt.

9.3.1 Grundlagen und Überblick

Die Indikationen und Aufgaben der physikalischen Medizin bei rheumatischen Erkrankungen fokussieren auf folgende Aspekte:

- Schmerzlinderung
- Verbesserung der Durchblutung und Trophik
- Entzündungsdämpfung
- Funktionserhalt bzw. -verbesserung
- Vor- und Nachbehandlung nach operativen Eingriffen
- Verbesserung der allgemeinen Reaktionslage und der körperlichen Fitness

Der Einsatz der unterschiedlichen Physiotherapeutika muss ebenso sorgfältig überwacht werden wie andere Therapieformen, wobei die jeweiligen Indikationen und Kontraindikationen unabdingbar zu beachten sind.

Tab. 9.41 Impfempfehlung der Deutschen Gesellschaft für Rheumatologie, modifiziert anhand der Empfehlungen der Ständigen Impfkommission.

Impfung	Grundimmunisierung	Auffrischung
Tetanus	Dreimal	Alle 10 Jahre
Diphtherie	Dreimal	Alle 10 Jahre
Pertussis	Einmal	Einmal 10 Jahre nach der Grundimmunisierung
Poliomyelitis	Dreimal	Einmal
Meningokokken	Einmal	Alle 3 Jahre
Pneumokokken	Einmal	Alle 5 Jahre
Influenza	Einmal	Jedes Jahr

CAVE

Physikalische Therapiemaßnahmen sind primär nicht entlastend, sondern immer belastend. Bei serieller Behandlung sind Pausen zwischen den Behandlungen wichtig und indiziert. Je akuter und florider der Krankheitsprozess, umso vorsichtiger ist zu dosieren. Auch bei Multimorbidität oder Organbeteiligung ist vorsichtiger zu dosieren.

9.3.2 Bewegungstherapie/ Krankengymnastik

DEFINITION

Zu den Aufgaben und Behandlungszielen der **Krankengymnastik** zählen die Verbesserung und Erhaltung der Funktion und Beweglichkeit, Schmerzlinderung, Kräftigung und Entspannung der Muskulatur, Prophylaxe und Beseitigung von Kontrakturen, Anpassung von Übungen mit Gehhilfen, Erhalt der funktionellen Selbständigkeit, Erreichen und Erhalt eines Funktionsoptimums des Herz-Kreislauf-Systems sowie psychovegetative Aktivitätssteigerung.

Bei der Krankengymnastik können Hilfs- und Übungsmittel zum Einsatz kommen (z. B. für die Lagerung, zur Belastung, Haltungsschulung und Fortbewegung). Wasser stellt ein besonderes Hilfsmittel durch hydrostatische Effekte und thermische Wirkungen dar.

Indikationen für die Krankengymnastik sind rheumatische Bewegungs- und Haltungsstörungen mit Schmerz und Behinderung. Für die vielfältigen Formen, Aufgaben und Belastungsgrade (➤ Tab. 9.42) bestehen unterschiedliche **Kontraindikationen.** Dazu zählen

- Schwere konsumierende Erkrankungen
- Schwere Herz-Kreislauf-Erkrankungen
- Floride Infektionskrankheiten
- Anatomische Bewegungsbehinderungen
- Arterielle Verschlusskrankheit Stadium III–IV
- Akute Phlebothrombose
- Zunehmender Bewegungsschmerz (z. B. schwere Arthrosen, Ossifikationen, Traumata)

Letztendlich existieren jedoch nur wenige Situationen, in denen Krankengymnastik überhaupt nicht indiziert ist. Auch bei Bettlägerigkeit und schwersten entzündlich-rheumatischen Schüben ist täglich passive Bewegungstherapie indiziert.

PATIENTENBERATUNG

Generell empfiehlt es sich, dass Physiotherapeuten den Patienten ein häusliches Übungsprogramm erstellen. Auch Selbsthilfegruppen und Sportgemeinschaften bieten zunehmend fachkundige Betreuung an (z. B. Rückenschule, Rheuma-Liga-Funktionstraining).

Tab. 9.42 Methoden und Techniken der Bewegungstherapie.

Item	Methoden
Passive Maßnahmen	• Lagerung, Entlastung zur Schmerzreduktion, Entstauung, Kontrakturverhütung • Extension im Wasser oder im Trockenen • Mobilisation • Passives Durchbewegen zur Schmerzlinderung, Kreislaufanregung, Kontrakturverhütung, Muskelentspannung
Aktive Maßnahmen	• Isometrisches Muskeltraining zur Kräftigung, Muskelentspannung, Stabilisation • Kreislauf- und Ergometertraining • Widerstandsübungen zur Kräftigung, Mobilisation
Sonderformen	• Schlingentisch zur Stabilisation, Schmerzlinderung, Mobilisation, Entlastung • Krankengymnastik auf neurophysiologischer Grundlage (Propriozeptive neurophysiologische Fazilitation [PNF], Verfahren nach Bobath u. a.) • Atemtherapie • Krankengymnastik mit Geräten und Hilfsmitteln (z. B. Pezziball) • Unterwasserbewegungstherapie • Gehtraining, Anpassung von und Übung mit Gehhilfen (z. B. Stockstützen, Gehwagen) • Gelenkschutz • Rückenschule
Spezialtechniken und Verfahren	• Kriechverfahren nach Klapp • Maitland-Konzept, Brügger-Konzept • Cyriax-Konzept • McKenzie-Konzept • Funktionelle Bewegungslehre nach Klein-Vogelbach • Stemmübungen nach Brunkow • Entspannungstechniken (z. B. progressive Muskelrelaxation nach Jacobson)
Anwendungshinweise: Einzelbehandlungen stellen die wirksamste Form dar, wobei die Therapiedauer i. d. R. 20–30 Minuten betragen sollte. Zu beachten ist, dass es im Bewegungsbad bedingt durch den hydrostatischen Druck zu einer Mehrbelastung für das rechte Herz und damit zu einer kardialen Gefährdung (Cave: Herzinsuffizienz und schwere Ateminsuffizienz!) kommen kann.	

9.3.3 Manuelle Medizin

DEFINITION

Die Techniken der **manuellen Medizin** beinhalten die mobilisierende Gelenkbehandlung (Traktion, translatorisches Gleiten), Weichteiltechniken (mittels Dehn- und Entspannungstechniken wird die Muskulatur so verlängert, dass sie sich dem neugewonnen Gelenkspiel anpasst), neuromuskuläre Therapie und die Manipulation.

Manualtherapeutische Grifftechniken sind bei gezieltem Einsatz eine sehr wirksame Sonderform der Bewegungstherapie. Mit diesen Methoden können reversible Bewegungseinschränkungen (Blockierungen) im Bereich der Wirbelsäule oder der Extremitätengelenke beseitigt und das freie Gelenkspiel wieder hergestellt werden. Damit stellt die manuelle Medizin eine Form der Reflexzonentherapie dar. Die Beeinflussung nozizeptiver Afferenzen führt konsekutiv zu einer Beseitigung reflektorischer Folgen der Blockierung.

Die **Indikationen** umfassen Begleitblockierungen von Gelenken, Periarthropathien, Tendomyosen, Insertionstendopathien, Lumbalgien, Dorsalgien (Rippenwirbelgelenke, Iliosakralgelenke), akuter Tortikollis, nachweisbare Blockierungen als Ursache von wirbelsäulenbedingten Kopfschmerzsyndromen.

Zu beachtende **Kontraindikationen** sind Entzündungen, Tumoren, destruktive Prozesse, Hypermobilität, frische Traumata, akuter Bandscheibenprolaps, schwere Osteoporose, schwere arterielle Verschlusskrankheit, hohes Alter und Therapie mit Antikoagulanzien. Kontraindikationen für Maßnahmen speziell im Bereich der Halswirbelsäule und Kopfgelenke sind Erkrankungen der Arteria vertebralis, rheumatische Zervikalarthritis, atlantodentale und subokzipitale Dislokation.

9.3.4 Massagen und Lymphdrainage

DEFINITION

Bei der **Massage** wird mittels mechanischer Reize eine Beeinflussung funktionell oder strukturell gestörter Gewebe direkt oder indirekt erzielt. Sowohl klassische (mehr muskuläre) Massage als auch die reflektorisch wirkende Bindegewebsmassage sind in der Therapie des Weichteilrheumatismus gut wirksam. Die Segmentmassage als Sonderform der Bindegewebsmassage nutzt die funktionelle Wechselbeziehung zwischen Körperdecke und inneren Organen.

Zu den **Indikationen** der klassischen Massage und Unterwasserdruckstrahlmassage zählen Tendomyosen, Periarthropathien, Muskelatrophien und Paresen. Die Bindegewebsmassage kommt bei funktionellen arteriellen Durchblutungsstörungen (Raynaud-Syndrom), chronisch regionalem Schmerzsyndrom (CRPS) und funktionellen Organbeschwerden zum Einsatz. Das Indikationsspektrum der manuellen Lymphdrainage umfasst sekundäre Lymphödeme bei rheumatischen Erkrankungen, CRPS, Sklerodermie im Ödemstadium und postoperative Ödeme.

Tab. 9.43 Massagetechniken und ihre Einsatzgebiete.

Methode	Indikation
Klassische Massage	Erkrankungen der quergestreiften Muskulatur
Bindegewebsmassage	Funktionelle Erkrankungen der glatten Muskulatur
Unterwasserdruckstrahlmassage	• Akute Myalgien, Ankylosen, Kontrakturen • Verletzungen/Entmüdungsbehandlung nach sportlicher Aktivität
Manuelle/mechanische Lymphdrainage	Entstauung, Entschlackung, Degeneration des Gewebes

Zu den **Kontraindikationen** zählen alle Entzündungen und Ulzerationen im Bereich der Körperdecke, Muskulatur, Sehnen und Faszien, Schleimbeutel, Gefäße, Nerven, Knochen und Gelenke; Thrombose und Thrombophlebitis; Blutungen, Blutungsneigung (Antikoagulanzienbehandlung!); AVK (Stadium III und IV); Verletzungen mit Hämatomen wie Frakturen, Distorsionen, Luxationen; dekompensierte Herzinsuffizienz, frischer Herzinfarkt; fixierte essenzielle und renale arterielle Hypertonie; fieberhafte Erkrankungen.

➢ Tab. 9.43 gibt einen Überblick über die unterschiedlichen Methoden und ihre jeweiligen Einsatzgebiete.

9.3.5 Thermotherapie (Kälte- und Wärmetherapie)

Wärmetherapie

Wärmezuführende Maßnahmen bewirken eine Schmerzlinderung (Analgesie), Entzündungshemmung (Antiphlogese), Muskelentspannung (Muskelrelaxation), Bindegewebsauflockerung, Durchblutungssteigerung (Hyperämisierung) und Stimulation von Phagozytose und Diffusion.

- **Indikationen:** weichteilrheumatische Beschwerdebilder, degenerative Gelenk- und Wirbelsäulenerkrankungen, chronische Gelenkentzündungen
- **Kontraindikationen:** Durchblutungsstörungen (arteriell und venös), Ödeme (aller Art), Blutungen und Blutungsneigung, Tumoren, schwere Herz-Kreislauf-Erkrankungen, hohes Lebensalter und akute Prozesse
- **Lokale wärmezuführende Maßnahmen:** Peloide (Fango, Schlick), Moor, Paraffin, Wickel, Heusack, heiße Rolle, Bestrahlung, Hochfrequenztherapie, Ultraschall, Infrarotbestrahlung
- **Ganzkörperwärmetherapie:** Sauna, Bäder

CAVE

Wärmezuführende Maßnahmen sind stets kreislaufbelastend. Akut entzündliche Prozesse können verschlimmert und provoziert werden (jedoch nicht obligat!).

Kältetherapie

Die Kältetherapie umfasst einen Temperaturbereich zwischen +15 °C (milde Kryotherapie) und −180 °C. Dabei ist insbesondere zwischen einer kurz- und langzeitigen lokalen Kältetherapie zu differenzieren, die unterschiedliche Effekte bewirken.

- **Indikationen:** akute Arthritiden, aktivierte Arthrosen, akute Entzündungen, postoperativ, posttraumatisch
- **Kontraindikationen:** Kälteüberempfindlichkeit, Raynaud-Syndrom, Vaskulitis, arterielle Durchblutungsstörungen, gestörtes Temperaturempfinden, Blasen- und Nierenerkrankungen

Eine **Kurzzeitapplikation** (um die 5 Minuten) bewirkt eine Schmerzlinderung (Analgesie), reaktive Hyperämie und Bewegungsförderung. Eine Entzündungshemmung und Anästhesie erreicht man nur durch **Langzeitapplikation** (um die 20 Minuten). Zu den weiteren Wirkungen der Kältetherapie zählen Muskelentspannung, Hemmung von Ödemen, Blutungen, Phagozytose und Enzymreaktionen.

Zu unterscheiden sind des Weiteren die lokale Kälteapplikation und die Ganzkörperanwendung:

- **Lokale Kälteapplikationsformen:** Eis (Bäder, Packungen, Abreibungen), leicht verdunstende Flüssigkeiten, tiefgefrorene Kryogelbeutel, Kaltluft, -gas, thermoelektrische Kühlung, Kühlbandagen
- **Ganzkörperkälte:** Kältekammer (analgetische und Allgemeinwirkungen, Funktionsverbesserung, Änderungen systemischer Zytokine)

9.3.6 Elektrotherapie

Die elektrotherapeutischen Verfahren unterscheiden sich physikalisch und biologisch. Während Nieder- und Mittelfrequenzströme intensiv neuromuskulär wirken, ist die Hochfrequenztherapie reine Wärmetherapie:

- **Niederfrequente Ströme** (0 Hz bis ca. 1.000 Hz): Galvanisation, Iontophorese, Stangerbad, Zellenbad, Reizströme (u. a. transkutane elektrische Nervenstimulation [TENS], diadynamische Ströme)
- **Mittelfrequente Ströme** (100.000 Hz bis 100 kHz): Interferenzstrom (Nemec), Wechselstromtherapie (Wymoton)
- **Hochfrequenzströme** (500 kHz bis 5.000 MHz): Kurz-, Dezimeter-, Mikrowellen

Zu den **Indikationen** zählen Tendomyosen, Periarthropathien, nicht aktivierte Arthrosen, chronische Arthritiden, Muskelatrophien, Paresen, Neuropathien, Schmerzzustände verschiedener Art. **Kontraindikationen** stellen im Behandlungsgebiet befindliche Metalle (Nägel, Endoprothesen, Metallplatten) und Herzschrittmacher, Sensibilitätsstörungen der Haut, Hauterkrankungen und Wunden (herabgesetzter Widerstand!), fieberhafte/infektiöse Erkrankungen und akute Entzündungen dar.

Alle Formen der Elektrotherapie sind gut mit Massage und Krankengymnastik kombinierbar. Gerade bei älteren Menschen sind die Niederfrequenz- und Mittelfrequenzstrom-Therapie aufgrund fehlender Belastung für das Herz-Kreislauf-System bestens zur Analgesie indiziert.

9.3.7 Ultraschall

Therapeutischer Ultraschall, der als Physikotherapiemittel zur Beeinflussung mesenchymaler Affektionen zum Einsatz kommt, ist hochfrequenter US (800–4.000 kHz; 0,1–1,2 (–3,0) W/cm^2).

Die Ultraschallwellen werden auf ihrem Weg in die Tiefe von verschiedenen Gewebearten unterschiedlich stark absorbiert. Was der Ultraschallwelle bei der Absorption entnommen wird, erscheint als Wärme („Diathermieverfahren"). Die Tiefenwirkung resultiert bevorzugt an Übergängen von Muskeln/Sehnen/Knochen. Die Anwendung geschieht als gerichteter Schallstrahl, wobei die Beschallungstechnik meist dynamisch und semistatisch erfolgt.

Zu den **Hauptindikationen** zählen rheumatische degenerative/entzündliche Gelenk- und Wirbelsäulenerkrankungen, weichteilrheumatische Erkrankungen, traumatologische Krankheitsbilder (Zustand nach Kontusionen, Distorsionen, Muskelzerrungen, Tendinosen, Kontrakturen, Frakturen, Luxationen, verzögerte Frakturheilung, CRPS) und Hautmanifestationen (Sklerodermie, Ulcus cruris, Dupuytren'sche Kontraktur, Narbenkeloide).

An **Kontraindikationen** sind tumoröse Erkrankungen, Varikosis, Thrombophlebitis und Schwangerschaft zu beachten. Die Anwendung verbietet sich in Laminektomie-Arealen sowie im Bereich der Medulla oblongata, der Augen und der Wachstumsfuge beim jugendlichen Knochen.

Ultraschall kann bei zahlreichen physikalischen Therapiekonzepten als Kombinationspartner eingesetzt werden (u. a. Kombination mit Krankengymnastik). Bei der Verwendung von Salben (topische nichtsteroidale Antirheumatika), Anästhetika und hyperämisierenden Substanzen spricht man von einer Phonophorese (ähnlich zur Iontophorese).

9.3.8 Ergotherapie und Gelenkschutz

DEFINITION

Bei der **Ergotherapie** handelt es sich um eine funktionsorientierte Bewegungstherapie unter Einschluss einer speziellen Hilfsmittelversorgung mit dem Ziel der Optimierung oder Kompensation gestörter sensomotorischer, neuropsychologischer und psychosozialer Funktionen.

Im Vordergrund steht der Erhalt bzw. die Erlangung einer größtmöglichen Selbständigkeit im täglichen Leben. Zu weiteren Aufgaben gehören auch die Instruktion im Gelenkschutz, die individuelle Orthesenversorgung und Vorbereitung einer beruflichen Wiedereingliederung.

Das **Indikationsgebiet** umfasst entzündlich-rheumatische und degenerative Gelenk- und Wirbelsäulenerkrankungen, weichteilrheumatische Erkrankungen, neurologische, psychiatrische und psychosomatische Erkrankungen sowie die Nachbehandlung nach Operationen. **Kontraindikationen** sind ein schlechter Allgemeinzustand, schwere entzündlich-rheumatische Schübe, schwere Kommunikationsstörungen oder ablehnende Haltung.

Folgende Methoden und Maßnahmen stehen zur Verfügung:

- Training von motorischen und sensorischen Fähigkeiten
- Training bei neuropsychologischen Störungen/Hirnleistungsstörungen,
- Training der Selbständigkeit im Alltag (ADL-Training: Anziehen, Essen, Haushalt, Körperhygiene etc.)
- Training sozial-kommunikativer Fähigkeiten
- Gelenkschutz (Versorgung mit Orthesen, Schienen, Helparm, Unterweisung/Training ADL)
- Funktionstherapie: diverse Methoden, (u. a. kognitiv-therapeutische Übungen nach Perfetti, geführte Interaktionstherapie nach Affolter, Funktionsspiele, Therapieknete, handwerkliche Techniken, Kompensationstraining)
- Hilfsmittelversorgung

9.4 Komorbiditäten

Kardiovaskuläres Risiko

Die meisten entzündlichen rheumatischen Erkrankungen sind mit einem erhöhten kardiovaskulären Risiko (z. B. Herzinfarktrisiko) verbunden. Die konsequente Kontrolle des Entzündungsprozesses und der Krankheitsaktivität ist daher mit einer Reduktion des kardiovaskulären Risikos verbunden. Weiterführend können durch den Einsatz von DMARD das Lipidprofil sowie die diabetische Stoffwechsellage verbessert werden.

Malignome

Rheumatologisch-immunologische Erkrankungen gehen mit einem erhöhten Risiko des Auftretens von malignen Erkrankungen einher, das aus der chronischen Entzündung, immunologischen Defekten, dem individuellen Phänotyp in Kombination mit Umweltfaktoren, Rauchen, viralen Infekten und den immunmodulatorischen Therapien resultiert. Hier sind vor allem lymphoproliferative Erkrankungen bei Patienten mit einer rheumatoiden Arthritis, einem systemischen Lupus erythematodes und dem Sjögren-Syndrom zu nennen. Des Weiteren kann die systemische Sklerose mit dem Auftreten eines Alveolarzellkarzinoms, eines kutanen Malignoms und eines Adenokarzinoms des Ösophagus verbunden sein. Myositiden sind vermehrt mit Ovarial-, Lungen- und Magenkarzinomen assoziiert.

In Bezug auf die medikamentösen Therapien stellt der Einsatz von **Cyclophosphamid** ein erhöhtes Risiko für die Entwicklung von Lymphomen, Leukämien und Harnblasenkarzinomen dar. Bei den synthetischen DMARD ist die Verabreichung von **Azathioprin** mit einem erhöhtem Risiko für lymphoproliferative Erkrankungen verbunden. In Bezug auf **Methotrexat** besteht kein generell erhöhtes Malignomrisiko, wobei einige Studien dennoch ein erhöhtes Erkrankungsrisiko für lymphoproliferative Erkrankungen beschreiben. Allerdings kann der Therapieeffekt nicht sicher von dem Einfluss der Krankheitsaktivität getrennt werden.

Für **Sulfasalazin und Hydroxychloroquin** findet sich kein erhöhtes Malignomrisiko. In Bezug auf die **biologischen DMARD** besteht anhand von epidemiologischen Studien kein generell erhöhtes Risiko für das Auftreten von Malignomen, mit Ausnahme des nichtmelanozytären Hautkrebses. Im Gegensatz hierzu wird in den Fachinformationen zu den biologischen DMARD auf ein erhöhtes Malignomrisiko hingewiesen. Aus diesem Grund sollte bei Patienten mit einem Malignom in der Anamnese die Entscheidung bezüglich einer biologischen DMARD-Therapie gemeinsam mit einem Onkologen/Hämatologen getroffen werden.

Niereninsuffizienz

Die chronische Niereninsuffizienz kann als Langzeitschädigung durch die rheumatische Grunderkrankung (insbesondere Vaskulitiden der kleinen Gefäße und systemischer Lupus erythematodes) oder als Folge medikamentöser Therapien in der Rheumatologie (z. B. des Einsatzes von **NSAR**) auftreten.

Osteoporose

Die sekundäre Osteoporose stellt eine wichtige Komorbidität rheumatischer Erkrankungen dar. Die systemische Inflammationsreaktion wie auch der Einsatz von **Glukokortikoiden** sind mit einer erhöhten Knochenresorption und einem verminderten Knochenaufbau verbunden. Dies führt zur Entwicklung einer sekundären Osteoporose mit dem Risiko Osteoporose-assoziierter Frakturen. Aus diesem Grund ist bei Patienten mit rheumatischen Erkrankungen ein Screening in Bezug auf eine Osteoporose durchzuführen. Bei einer entsprechenden Indikation sind effiziente therapeutische Schritte einzuleiten (➤ 8.1).

Infektionen

Patienten mit rheumatischen Erkrankungen weisen ein erhöhtes Infektionsrisiko auf. Dieses basiert einerseits auf der chronischen Entzündung und dem dysregulierten Immunsystem sowie einer Vielzahl an Komorbiditäten. Andererseits führen die **immunsuppressive Therapie** sowie der Einsatz von **Glukokortikoiden** zu einer Immunsuppression, die mit einem erhöhten Infektionsrisiko einhergeht. In diesen Zusammenhang erkranken Patienten mit rheumatischen Erkrankungen häufiger an respiratorischen Infekten inklusive Pneumonien sowie auch an Herpes-zoster-Infektionen.

Diabetes mellitus

Die chronische, nicht kontrollierte Entzündung zeigt einen Einfluss auf die Insulinresistenz und die Entwicklung eines Diabetes mellitus Typ 2. Folglich ist die Kontrolle der Entzündungsaktivität mit einem verminderten Risiko für die Entwicklung eines Diabetes mellitus Typ 2 verbunden. Andererseits führt der Einsatz von **Glukokortikoiden** zu einer erhöhten Insulinresistenz und hyperglykämischer Stoffwechsellage mit der möglichen Entwicklung eines steroidinduzierten Diabetes mellitus Typ 2.

Gastrointestinale Ulzerationen

Der Einsatz von **NSAR** als Monotherapie wie auch in der Kombination mit **Glukokortikoiden** ist mit dem Auftreten von gastrointestinalen Ulzerationen verbunden. Aus diesem Grund sollte während der Gabe von NSAR eine Therapie mit Protonenpumpeninhibitoren zur Vermeidung von gastrointestinalen Ulzerationen durchgeführt werden.

Depression

Die rheumatoide Arthritis ist häufig mit dem Auftreten einer Depression verbunden. Das Auftreten einer Depression wird durch Schmerzen, einen reduzierten funktionellen Status, der langen Krankheitsdauer, Therapieeffekte und die krankheitsbedingte soziale Isolation gefördert.

Amyloidose

Die schwere chronische Entzündung als Folge einer hohen Krankheitsaktivität kann bei chronisch rheumatischen Erkrankungen zur Ausbildung einer AA-Amyloidose führen. Durch die Einführung der neuen effektiven Behandlungsschemata in der Rheumatologie gelang in den letzten Jahren eine zunehmende Kontrolle des rheumatischen Krankheitsbilds, verbunden mit einer Reduktion der Entzündungs- und Krankheitsaktivität. Dadurch ist das Auftreten einer AA-Amyloidose deutlich seltener geworden.

KAPITEL

10 Anatomische, immunologische und genetische Zuordnung der rheumatischen Erkrankungen

Alexander Pfeil

Kernaussagen

- Im vorliegenden Kapitel folgt eine Zuordnung der einzelnen rheumatischen Krankheitsbilder zu den anatomischen Manifestationsorten.
- Als anatomische Manifestationsorte werden die Wirbelsäule, die peripheren Gelenke, Bindegewebe, Haut und Muskeln, Gefäße sowie die verschiedenen Organsysteme unterschieden.
- Die Übersichten beziehen sich jeweils auf die Hauptmanifestationsorte. Zu beachten ist, dass rheumatische Krankheitsbilder häufig mehrere Manifestationsorte aufweisen.
- Zusätzlich wird eine Zuordnung der rheumatischen Erkrankungen zu laborchemischen, immunologischen und genetischen Markern vorgenommen.

10.1 Anatomische Manifestationsorte von rheumatischen Erkrankungen

10.1.1 Wirbelsäule und periphere Gelenke ➢ Tab. 10.1

Tab. 10.1 Rheumatische Erkrankungen mit Manifestation im Bereich der Wirbelsäule unter einer möglichen Beteiligung der peripheren Gelenke.

Anatomische Region	Erkrankungsbild
Wirbelsäule	• Axiale Spondyloarthritis • Pustulöse Arthroosteitis (SAPHO-Syndrom) • Infektiöse Spondylodiszitis • HIV-assoziierte Arthritis • Arthritis urica • Degenerative Erkrankungen der Wirbelsäule • Osteoporose
Wirbelsäule und periphere Gelenke	• Periphere Spondyloarthritis bei – Psoriasis-Arthritis – Chronisch-entzündlichen Darmerkrankungen – Reaktive Arthritis • Arthritis bei Zöliakie

10.1.2 Periphere Gelenke > Tab. 10.2

Tab. 10.2 Periphere Gelenkmanifestationen rheumatischer Erkrankungen.

Anatomische Region	Erkrankungsbild
Schultergelenk	• Arthritis bei Morbus Whipple • Arthritis bei Zöliakie • Arthritis bei rheumatischem Fieber • Polymyalgia rheumatica • Septische Arthritis • Lyme-Arthritis • Omarthrose
Sternoklavikulargelenk	• Pustulöse Arthroosteitis (SAPHO-Syndrom)
Ellenbogen	• Arthritis bei Morbus Whipple • Arthritis bei Zöliakie • Septische Arthritis • Lyme-Arthritis
Hand	
Variable Handgelenke	• Arthritis bei Morbus Whipple • Arthritis bei rheumatischem Fieber • Pustulöse Arthroosteitis (SAPHO-Syndrom) • Mixed Connective Tissue Disease • Systemischer Lupus erythematodes • Arthritis bei Zöliakie • Septische Arthritis • Arthritis urica • Arthritis bei Morbus Still • Arthritis bei Hepatitis C
Handwurzel	• Arthritis bei Sarkoidose • Arthritis bei Morbus Still
Metakarpophalangealgelenk	• Rheumatoide Arthritis • Psoriasis-Arthritis • Arthritis bei Sarkoidose
Proximale Interphalangealgelenke	• Rheumatoide Arthritis • Psoriasis-Arthritis • Arthritis bei Röteln • Arthritis bei Hepatitis B • Bouchardarthrose
Distale Interphalangealgelenke	• Psoriasis-Arthritis • Heberden-Arthrose
Hüftgelenk	• Arthritis bei rheumatischem Fieber • Arthritis bei Zöliakie • Septische Arthritis • Polymyalgia rheumatica • Lyme-Arthritis • Coxarthrose
Kniegelenk	• Arthritis bei Morbus Whipple • Arthritis bei rheumatischem Fieber • Arthritis bei Zöliakie • Septische Arthritis • Lyme-Arthritis • Arthritis urica • Arthritis bei Morbus Still • Arthritis bei Sarkoidose • Arthritis bei Röteln • Arthritis bei Hepatitis B • Arthritis bei Hepatitis C • Gonarthrose

Tab. 10.2 Periphere Gelenkmanifestationen rheumatischer Erkrankungen. *(Forts.)*

Anatomische Region	Erkrankungsbild
Sprunggelenk	• Arthritis bei Morbus Whipple • Septische Arthritis • Arthritis urica • Arthritis bei Morbus Still • Arthritis bei Sarkoidose • Arthritis bei Zöliakie • Arthritis bei Röteln • Arthritis bei Hepatitis B • Sprunggelenksarthrose
Fuß	
Variable Fußgelenke	• Arthritis bei rheumatischem Fieber • Pustulöse Arthroosteitis (SAPHO-Syndrom) • Mixed Connective Tissue Disease • Systemischer Lupus erythematodes • Septische Arthritis • Arthritis urica
Metatarsophalangealgelenk	• Rheumatoide Arthritis • Psoriasis-Arthritis • Arthritis urica (bevorzugt Metatarsophalangealgelenk I)
Proximale Interphalangealgelenke	• Rheumatoide Arthritis • Psoriasis-Arthritis
Distale Interphalangealgelenke	• Psoriasis-Arthritis
Variable Gelenkregionen (keine präformierten Gelenkregionen)	• Reaktive Arthritis • Systemischer Lupus erythematodes • Arthritis urica • Arthritis bei HIV • Arthritis bei Chikungunya-Virus • Fibromyalgie-Syndrom

10.1.3 Bindegewebe ➤ Tab. 10.3

Tab. 10.3 Hauptmanifestationsorte der Kollagenosen (rheumatische Erkrankungsbilder mit primärer Manifestation im Bereich des Bindegewebes).

Anatomische Region	Erkrankungsbild
Haut	• Systemische Sklerose • Mixed Connective Tissue Disease • Systemischer Lupus erythematodes
Speicheldrüsen und Tränendrüsen	• Sjögren-Syndrom

10.1.4 Haut und Muskel ➤ Tab. 10.4

Tab. 10.4 Einteilung der rheumatischen Erkrankungen, die sich im Bereich der Haut und Muskeln in Form einer Myositis manifestieren können.

Anatomische Region	Erkrankungsbild
Haut und Muskel	• Dermatomyositis
Muskel	• Polymyositis • Systemischer Lupus erythematodes • Mixed Connective Tissue Disease

10.1.5 Gefäße ➢ Tab. 10.5

Tab. 10.5 Einteilung der Gefäßentzündungen entsprechend der Gefäßlokalisation.

Gefäßlokalisation	Erkrankungsbild
Große Gefäße	• Takayasu-Arteriitis • Riesenzellarteriitis • Arteriitis temporalis
Mittlere Gefäße	• Polyarteriitis nodosa • Kawasaki-Syndrom
Kleine Gefäße	• Granulomatose mit Polyangiitis • Mikroskopische Polyangiitis • Eosinophile Granulomatose mit Polyangiitis
Variable Gefäßlokalisation	• Morbus Behçet • Cogan-Syndrom

10.1.6 Beteiligung der Organsysteme ➢ Tab. 10.6

Tab. 10.6 Beteiligung der Organsysteme bei rheumatischen Erkrankungen.

Organsystem	Erkrankung
Zentrales Nervensystem	• Granulomatose mit Polyangiitis • Mikroskopische Polyangiitis • Eosinophile Granulomatose mit Polyangiitis • Morbus Behçet • Systemischer Lupus Erythematodes • Rheumatisches Fieber • Systemische Sklerose (selten) • Sjögren-Syndrom (selten)
Peripheres Nervensystem	• Polyarteriitis nodosa • Granulomatose mit Polyangiitis • Eosinophile Granulomatose mit Polyangiitis • Mikroskopische Polyangiitis • Systemischer Lupus erythematodes • Systemische Sklerose (selten) • Sjögren-Syndrom (selten)
Auge	• Granulomatose mit Polyangiitis • Morbus Behçet • Sarkoidose • Systemischer Lupus erythematodes • Morbus Still (selten) • Rheumatoide Arthritis (selten)
HNO-Trakt	• Granulomatose mit Polyangiitis
Herz	• Granulomatose mit Polyangiitis • Mikroskopische Polyangiitis • Eosinophile Granulomatose mit Polyangiitis • Systemischer Lupus erythematodes • Systemische Sklerose (selten) • Rheumatoide Arthritis (selten) • Morbus Still • Rheumatisches Fieber

Tab. 10.6 Beteiligung der Organsysteme bei rheumatischen Erkrankungen. *(Forts.)*

Organsystem	Erkrankung
Lunge	• Granulomatose mit Polyangiitis • Mikroskopische Polyangiitis • Eosinophile Granulomatose mit Polyangiitis • Systemischer Lupus erythematodes • Systemische Sklerose • Mixed Connective Tissue Disease • Sjögren-Syndrom • Morbus Still • Sarkoidose • Rheumatoide Arthritis (selten)
Gastrointestinaltrakt	• Polyarteriitis nodosa • Mikroskopische Polyangiitis • Eosinophile Granulomatose mit Polyangiitis • IgA-Vaskulitis • Morbus Behçet • Systemischer Lupus erythematodes • Systemische Sklerose • Mixed Connective Tissue Disease (selten) • Sjögren-Syndrom (selten) • Morbus Still
Leber	• Sarkoidose • Morbus Still
Milz	• Morbus Still
Niere	• Polyarteriitis nodosa • Granulomatose mit Polyangiitis • Mikroskopische Polyangiitis • Eosinophile Granulomatose mit Polyangiitis • IgA-Vaskulitis • Antiglomeruläre Basalmembran-Glomerulonephritis • Kryoglobulinämische Vaskulitis/-Glomerulonephritis • Postinfektiöse (endokapilläre) Glomerulonephritis • Systemischer Lupus erythematodes • Systemische Sklerose (selten) • Sjögren-Syndrom (selten) • Morbus Still (selten) • Rheumatoide Arthritis (selten)
Genitale	• Morbus Behçet
Hoden	• Polyarteriitis nodosa
Haut	• Systemische Sklerose • Mixed Connective Tissue Disease • Systemischer Lupus erythematodes • Dermatomyositis • Polyarteriitis nodosa • Granulomatose mit Polyangiitis • Mikroskopische Polyangiitis • Eosinophile Granulomatose mit Polyangiitis • IgA-Vaskulitis • Psoriasis-Arthritis • Reaktive Arthritis • Pustulöse Arthroosteitis (SAPHO-Syndrom) • Sarkoidose • Morbus Still • Rheumatisches Fieber

10.2 Immunologische und genetische Zuordnung ➤ Tab. 10.7

Tab. 10.7 Zuordnung der rheumatischen Krankheitsbilder zu den verschiedenen immunologischen und genetischen Parametern.

Antikörper, laborchemische bzw. genetische Marker	Erkrankung
Wirbelsäule und Gelenke	
Rheumafaktoren und Autoantikörper gegen zyklische citrullinierte Proteine/Peptide (auch Anti-CCP-Antikörper)	Rheumatoide Arthritis
HLA-B27	Spondyloarthritis
Bindegewebe (Kollagenosen)	
Antinukleäre Antikörper	• Systemische Sklerose • Mixed Connective Tissue Disease • Sjögren-Syndrom • Systemischer Lupus erythematodes
Anti-Centromer-Antikörper, Anti-Topoisomerase I (Anti-Scl-70)	Systemische Sklerose
Anti-RNA-Polymerase III	Systemische Sklerose
Anti-U1-RNP	Mixed Connective Tissue Disease
Anti-Ro/SS-A-Antikörper	Sjögren-Syndrom
Anti-La/SS-B-Antikörper	Sjögren-Syndrom
Autoantikörper gegen Doppelstrang-DNS	Systemischer Lupus erythematodes
Anti-Sm	Systemischer Lupus erythematodes
Erniedrigung der Komplementfaktoren (C3-, C4- und CH50-Komplement)	Systemischer Lupus erythematodes
Antikörper gegen DFS70 („dense fine speckled")	Vorhandensein der Antikörper spricht **gegen** das Vorliegen folgender Erkrankungen: • Systemische Sklerose • Systemischer Lupus erythematodes • anderweitige ANA-assoziierte Kollagenose
Verlängerung der Lupus-Antikoagulanz	Antiphospholipid-Syndrom
Anti-Cardiolipin	Antiphospholipid-Syndrom
Anti-β2-Glykoprotein-Antikörper	Antiphospholipid-Syndrom
Haut und Muskeln	
Anti-SRP und Anti-HMGCR	Polymyositis
Anti-Mi-2, Anti-MDA5, Anti-TIF1γ, Anti-NXP2, Anti-SAE und Anti-p155/140	Dermatomyositis
Anti-Jo-1, Anti-PL-7, Anti-PL-12, Anti-EJ, Anti-OJ und Anti-KS	Antisynthetase-Syndrom
Gefäße (Vaskulitiden)	
Anti-Neutrophilen-zytoplasmatische Antikörper mit zytoplasmatischem Fluoreszenzmuster (c-ANCA) und Antikörper gegen Proteinase 3 (PR3-ANCA).	Granulomatose mit Polyangiitis
Anti-Neutrophilen-zytoplasmatische Antikörper mit perinukleärem Fluoreszenzmuster (p-ANCA) und Antikörper gegen Myeloperoxidase (MPO-ANCA)	Mikroskopische Polyangiitis
Serum-IgA	IgA-Vaskulitis
Eosinophilie im Blutbild und Differenzialblutbild	Eosinophile Granulomatose mit Polyangiitis
HLA-B51	Morbus Behçet

Literatur

KAPITEL 1

Aggarwal R et al. Distinctions between diagnostic and classification criteria? Arthritis Care Res (Hoboken) 2015; 67(7): 891–897.

Backhaus M et al. Evaluation of a novel 7-joint ultrasound score in daily rheumatologic practice: a pilot project. Arthritis Rheum 2009; 61(9): 1194–1201.

Bossuyt X et al. Revised 2017 international consensus on testing of ANCAs in granulomatosis with polyangiitis and microscopic polyangiitis. Nat Rev Rheum 2017; 13(11): 683–692.

Böttcher J et al. Digital X-ray radiogrammetry combined with semiautomated analysis of joint space widths as a new diagnostic approach in rheumatoid arthritis: a cross-sectional and longitudinal study. Arthritis Rheum 2005; 52(12): 3850–3859.

D'Agostino MA et al. Diagnosis and management of rheumatoid arthritis: What is the current role of established and new imaging techniques in clinical practice? Best Pract Res Clin Rheumatol 2016; 30(4): 586–607.

Hermann KG, et al. Descriptions of spinal MRI lesions and definition of a positive MRI of the spine in axial spondyloarthritis: a consensual approach by the ASAS/OMERACT MRI study group. Ann Rheum Dis 2012; 71(8): 1278–1288.

June RR, Aggarwal R. The use and abuse of diagnostic/classification criteria. Best Pract Res Clin Rheumatol. 2014; 28(6): 921–934.

McQueen FM. Imaging in early rheumatoid arthritis. Best Pract Res Clin Rheumatol 2013; 27(4): 499–522.

Miyakis S et al. International consensus statement on an update of the classification criteria for definite antiphospholipid syndrome (APS). J Thromb Haemost 2006; 4(2): 295–306.

Pengo V et al. Subcommittee on Lupus Anticoagulant/Antiphospholipid Antibody of the Scientific and Standardisation Committee of the International Society on Thrombosis and Haemostasis. Update of the guidelines for lupus anticoagulant detection. J Thromb Haemost 2009; 7(10): 1737–1740.

Pfeil A et al. Fluorescence optical imaging as a novel technique for the visualisation of inflammation in patients with systemic sclerosis with Raynaud's phenomenon: a pilot study. Ann Rheum Dis 2014; 73(6): 1279–1280.

Pfeil A et al. Implementation of Z-scores as an age- and sex-independent parameter for estimating joint space widths in rheumatoid arthritis. J Rheumatol 2009; 36(4): 717–723.

Pfeil A et al. Joint damage in rheumatoid arthritis: assessment of a new scoring method. Arthritis Res Ther 2013; 15(1): R27.

Pfeil A et al. Psoriatic arthritis is associated with bone loss of the metacarpals. Arthritis Res Ther 2016; 18(1): 248.

Siddle HJ et al. The EULAR points to consider for health professionals undertaking musculoskeletal ultrasound for rheumatic and musculoskeletal diseases. Ann Rheum 2018; 77(2): 311–313.

Specker C. Antiphospholipidsyndrom. Z Rheumatol 2016; 75(6): 570–574.

Sudoł-Szopińska I et al. Magnetic resonance imaging in inflammatory rheumatoid diseases. Reumatologia 2016; 54(4): 170–176.

Werner SG, et al. Inflammation assessment in patients with arthritis using a novel in vivo fluorescence optical imaging technology. Ann Rheum Dis. 2012; 71(4): 504–510.

Zeidler H. Klassifikationskriterien für rheumatologische Erkrankungen. Z Rheumatol 2016; 75(6): 616–619.

KAPITEL 2

Albrecht K et al. German guidelines for the sequential medical treatment of rheumatoid arthritis with traditional and biologic disease-modifying antirheumatic drugs. Rheumatol Int. 2014; 34: 1–9.

Aletaha D et al. 2010 rheumatoid arthritis classification criteria: an American College of Rheumatology/European League Against Rheumatism collaborative initiative. Ann Rheum Dis. 2010; 69: 1580–1588.

Carapetis JR et al. Acute rheumatic fever. Lancet 2005; 366(9480): 155–168.

Dalbeth N, Stamp L. Hyperuricaemia and gout: time for a new staging system? Ann Rheum Dis 2014; 73(9): 1598–1600.

Gerfaud-Valentin M et al. Adult-onset Still's disease. Autoimmun Rev 2014; 13(7): 708–722.

Gewitz M et al. Revision of the Jones Criteria for the diagnosis of acute rheumatic fever in the era of doppler echocardiography. A scientific statement from the American Heart Association. Circulation 2015; 131/20: 1806–1818.

Glyn-Jones S et al. Osteoarthritis. Lancet 2015; 386 (9991): 376–387.

Janssens HJ et al. A diagnostic rule for acute gouty arthritis in primary care without joint fluid analysis. Arch Intern Med 2010; 170(13): 1120–1126.

Keitzer R. Akutes rheumatisches Fieber (ARF) und Poststreptokokken-reaktive Arthritis (PSRA) – Ein Update. Z Rheumatol 2005; 64(5): 295–307.

Khanna D et al. 2012 American College of Rheumatology guidelines for management of gout. Part 2: therapy and antiinflammatory prophylaxis of acute gouty arthritis. Arthritis Care Res (Hoboken) 2012; 64(10): 1447–1461.

Kienhorst LB et al. The validation of a diagnostic rule for gout without joint fluid analysis: a prospective study. Rheumatology (Oxford) 2015; 54(4): 609–614.

Kiltz U et al. Langfassung zur S2e-Leitlinie Gichtarthritis (fachärztlich) – Evidenzbasierte Leitlinie der Deutschen Gesellschaft für Rheumatologie (DGRh). Z Rheumatol 2016; 75 (Suppl 2): 11–60.

Kobak S. Sarcoidosis: a rheumatologist's perspective. Ther Adv Musculoskelet Dis 2015; 7(5): 196–205.

Kuipers J, Zeidler H, Köhler L. Medal Rheumatologie. Kriterien für die Klassifikation, Diagnose, Aktivität und Prognose rheumatologischer Erkrankungen. 2. Aufl. Friedrichshafen: Wiskom, 2015.

Kuner EH, Thürck HU, von der Lippe I. Diagnosis and therapy of acute infections of the knee joint. Unfallchirurgie 1987; 13(5): 249–254.

Märker-Hermann E et al. Virale Arthritiden. Z Rheumatol 2010; 69(10): 871–878.

Marks M et al. Viral arthritis. Clin Med (London) 2016; 16(2): 129–134.

Marth T et al. Tropheryma whipplei infection and Whipple's disease. Lancet Infect Dis 2016; 16(3): e13–22.

S2k Leitlinie Pädiatrische Kardiologie: Rheumatisches Fieber – Poststreptokokkenarthritis im Kindes- und Jugendalter der Deutschen Gesellschaft für Pädiatrische Kardiologie. AWMF –Register-Nr. 023/027, Stand August 2013), http://www.awmf.org/leitlinien/detail/ll/023-027.html (letzter Zugriff: 14.2.2018)

Sivera F et al. Multinational evidence-based recommendations for the diagnosis and management of gout: integrating systematic literature review and expert opinion of a broad panel of rheumatologists in the 3e initiative. Ann Rheum Dis 2014; 73(2): 328–335.

Stanek G et al. Lyme borreliosis. Lancet 2012; 379(9814): 461–473.

Sweiss NJ et al. Rheumatologic manifestations of sarcoidosis. Semin Respir Crit Care Med 2010; 31(4): 463–473.

Torralba KD, Quismorio FP Jr. Sarcoidosis and the rheumatologist. Curr Opin Rheumatol 2009; 21(1): 62–70.

Visser H, Vos K, Zanelli E et al. Sarcoid arthritis: clinical characteristics, diagnostic aspects, and risk factors. Ann Rheum Dis 2002; 61(6): 499–504.

Wells G, et al. Validation of the 28-joint Disease Activity Score (DAS28) and European League Against Rheumatism response criteria based on C-reactive protein against disease progression in patients with rheumatoid arthritis, and comparison with the DAS28 based on erythrocyte sedimentation rate. Ann Rheum Dis 2009; 68 (6): 954-60.

Yamaguchi M et al. Preliminary criteria for classification of adult Still's disease. J Rheumatol 1992; 19(3): 424–430.

Zink A et al. Wie häufig sind muskuloskelettale Erkrankungen in Deutschland? Z Rheumatol 2016; 75(4): 346–53.

KAPITEL 3

Berbari EF et al. 2015 Infectious Diseases Society of America (IDSA) Clinical Practice Guidelines for the Diagnosis and Treatment of Native Vertebral Osteomyelitis in Adults. Clin Infect Dis 2015; 61(6): e26–46.

Huttner B Opravil M. Die infektiöse Spondylitis. Z Rheumatol 2006; 65(1): 7–11.

Machado P et al. Ankylosing Spondylitis Disease Activity Score (ASDAS): defining cut-off values for disease activity states and improvement scores. Ann Rheum Dis 2011; 70 (1): 47–53.

Nguyen MT et al. The SAPHO syndrome. Semin Arthritis Rheum. 2012; 42(3): 254–265.

Rudwaleit M, et al. The development of Assessment of Spondyloarthritis international Society classification criteria for axial spondyloarthritis (part II): validation and final selection. Ann Rheum Dis 2009; 68(6): 777–83.

Taurog JD et al. Ankylosing spondylitis and axial spondyloarthritis. N Engl J Med 2016; 374(26): 2563–2574.

KAPITEL 4

Bourne JT et al. Arthritis and coeliac disease. Ann Rheum Dis; 44(9): 592–528.

Coates LC et al. Group for Research and Assessment of Psoriasis and Psoriatic Arthritis. 2015 Treatment Recommendations for Psoriatic Arthritis. Arthritis Rheumatol 2016; 68(5): 1060–1071.

Gossec L et al. European League Against Rheumatism (EULAR) recommendations for the management of psoriatic arthritis with pharmacological therapies: 2015 update. Ann Rheum Dis 2016; 75(3): 499–510.

Hannu T. Reactive arthritis. Best Pract Res Clin Rheumatol 2011; 25(3): 347–357.

Köhm M, Behrens F. Pharmakotherapie der Psoriasisarthritis. Behandlungsempfehlungen vor dem Hintergrund limitierter Evidenzen. Z Rheumatol 2015; 74(5): 398–405.

Kuipers J, Zeidler H, Köhler L. Medal Rheumatologie. Kriterien für die Klassifikation, Diagnose, Aktivität und Prognose rheumatologischer Erkrankungen. 2. Aufl. Friedrichshafen: Wiskom, 2015.

Lerner A et al. Rheumatoid arthritis-celiac disease relationship: joints get that gut feeling. Autoimmun Rev 2015; 14(11): 1038–1047.

Peluso R et al. Management of arthropathy in inflammatory bowel diseases. Ther Adv Chronic Dis 2015; 6(2): 65–77.

Ronneberger M. Enteropathische Arthritis: Wasser im Darm, Feuer im Gelenk. Z Rheumatol 2009; 68(4): 329–334.

Rudwaleit M et al. The Assessment of SpondyloArthritis International Society classification criteria for peripheral spondyloarthritis and for spondyloarthritis in general. Ann Rheum Dis 2011; 70(1): 25–31.

Taylor W et al. Classification criteria for psoriatic arthritis: development of new criteria from a large international study. Arthritis Rheum 2006; 54(8): 2665–2673.

Vereckei E et al. Back pain and sacroiliitis in long-standing adult celiac disease: a cross-sectional and follow-up study. Rheumatol Int 2010; 30(4): 455–460.

Zeidler H, Hudson AP. New insights into Chlamydia and arthritis. Promise of a cure? Ann Rheum Dis 2014; 73(4): 637–644.

Zink A et al. Wie häufig sind muskuloskelettale Erkrankungen in Deutschland? Z Rheumatol 2016; 75(4): 346–53.

KAPITEL 5

Desbois AC et al. Systemic sclerosis: An update in 2016. Autoimmun Rev 2016; 15(5): 417–426.

Gunnarsson R et al. Mixed connective tissue disease. Best Pract Res Clin Rheumatol 2016; 30(1): 95–111.

Lisnevskaia L et al. Systemic lupus erythematosus. Lancet 2014; 384(9957): 1878–1888.

Macfarlane GJ et al. EULAR revised recommendations for the management of fibromyalgia. Ann Rheum Dis 2017; 76(2): 318–328.

Morrisroe K et al. Systemic sclerosis: The need for structured care. Best Pract Res Clin Rheumatol 2016; 30(1): 3–21.

Petri M et al. Derivation and validation of the Systemic Lupus International Collaborating Clinics classification criteria for systemic lupus erythematosus. Arthritis Rheum 2012; 64(8): 2677–2686.

Pfeil A et al. The role of first-pass perfusion deficit in the detection of cardiac subendocardial manifestation in patients with autoimmune vasculitis. Rheumatol Int 2013; 33(1): 29–35.

Rischmueller M et al. Primary Sjögren's syndrome. Best Pract Res Clin Rheumatol 2016; 30(1): 189–220.

Shiboski CH et al. 2016 American College of Rheumatology/European League Against Rheumatism classification criteria for primary Sjögren's syndrome. A consensus and data-driven methodology involving three international patient cohorts. Ann Rheum Dis 2017; 69(1): 34–35.

Thong B, Olsen NJ. Systemic lupus erythematosus diagnosis and management. Rheumatology (Oxford) 2017; 56(supp_1): i3–i13.

van den Hoogen F et al. 2013 classification criteria for systemic sclerosis: an American College of Rheumatology/European League against Rheumatism collaborative initiative. Arthritis Rheum 2013; 65(11): 2737–2747.

Wolfe F et al. 2016 Revisions to the 2010/2011 fibromyalgia diagnostic criteria. Semin Arthritis Rheum 2016; 46(3): 319–329.

Zink A et al. Wie häufig sind muskuloskelettale Erkrankungen in Deutschland? Z Rheumatol 2016; 75(4): 346–53.

KAPITEL 6

Lundberg IE et al. 2017 European League Against Rheumatism/American College of Rheumatology classification criteria for adult and juvenile idiopathic inflammatory myopathies and their major subgroups. Ann Rheum Dis 2017; 76(12): 1955–1964.

Moghadam-Kia S et al. Treatment of inflammatory myopathy: emerging therapies and therapeutic targets. Expert Rev Clin Immunol 2015; 11(11): 1265–1275.

Prieto S et al. The geoepidemiology of autoimmune muscle disease. Autoimmun Rev 2010; 9(5): A330–A334.

Suzuki S et al. Integrated Diagnosis Project for Inflammatory Myopathies: An association between autoantibodies and muscle pathology. Autoimmun Rev 2017; 16(7): 693–700.

Tieu J et al. Idiopathic inflammatory myositis. Best Pract Res Clin Rheumatol 2016; 30(1): 149–168.

KAPITEL 7

Arend WP et al. The American College of Rheumatology criteria for the classification of Takayasu arteritis. Arthritis Rheumatism 1990; 33(8): 1129–1134.

Audemard-Verger A et al. IgA vasculitis (Henoch-Schönlein purpura) in adults: Diagnostic and therapeutic aspects. Autoimmun Rev 2015; 14(7): 579–585.

Buttgereit F et al. Polymyalgia rheumatica and giant cell arteritis: A Systematic Review. JAMA 2016; 315(22): 2442–2458.

Comarmond C et al. Granulomatosis with polyangiitis (Wegener): clinical aspects and treatment. Autoimmun Rev 2014; 13(11): 1121–1125.

Dasgupta B et al. 2012 provisional classification criteria for polymyalgia rheumatica: a European League Against Rheumatism/American College of Rheumatology collaborative initiative. Ann Rheum Dis 2012; 71(4): 484–492.

de Souza AW et al. Diagnostic and classification criteria of Takayasu arteritis. J Autoimmun 2014; 48–49: 79–83.

De Virgilio A et al. Polyarteritis nodosa: A contemporary overview. Autoimmun Rev 2016; 15(6): 564–570.

Greco A et al. Churg-Strauss syndrome. Autoimmun Rev 2015; 14(4): 341–348.

Greco A et al. Microscopic polyangiitis: Advances in diagnostic and therapeutic approaches. Autoimmun Rev 2015; 14(9): 837–844.

Guillevin L et al. Treatment of polyarteritis nodosa and microscopic polyangiitis with poor prognosis factors: a prospective trial comparing glucocorticoids and six or twelve cyclophosphamide pulses in sixty-five patients. Arthritis Rheum 2003; 49(1): 93–100.

Hansch A et al. First-pass myocardial perfusion abnormalities in Churg-Strauss syndrome with cardiac involvement. Int J Cardiovasc Imaging 2009; 25(5): 501–510.

Hatemi G et al. Management of Behçet disease: a systematic literature review for the European League Against Rheumatism evidence-based recommendations for the management of Behçet disease. Ann Rheum Dis 2009; 68(10): 1528–1534.

Hernández-Rodríguez J et al. Diagnosis and classification of polyarteritis nodosa. J Autoimmun 2014; 48–49: 84–89.

Hočevar A, et al. IgA vasculitis in adults: the performance of the EULAR/PRINTO/PRES classification criteria in adults. Arthritis Res Ther 2016;18: 58. doi: 10.1186/s13075-016-0959-4.

Hunder GG et al. The American College of Rheumatology 1990 criteria for the classification of giant cell arteritis. Arthritis Rheum 1990; 33(8): 1122–1128.

Jenette JC et al. 2012 Revised International Chapel Hill Consensus Conference nomenclature of Vasculitides. Arthritis Rheum 2013; 65(1): 1–11.

Kermani TA et al. Polymyalgia rheumatica. Lancet 2013; 381(9860): 63–72.

Keser G et al. Management of Takayasu arteritis: a systematic review. Rheumatology (Oxford) 2014; 53(5): 793–801.

Leavitt RY et al. The American College of Rheumatology 1990 criteria for the classification of Wegener's granulomatosis. Arthritis Rheum 1990; 33: 1101–1107.

Lightfoot RW Jr et al. The American College of Rheumatology 1990 criteria for the classification of polyarteritis nodosa. Arthritis Rheum 1990; 33(8): 1088–1093.

Masi AT et al.: The American College of Rheumatologie 1990 criteria for the classification of Churg-Strauss Syndrome. Arthritis Rheum 1990; 33: 1094–1100.

Mouthon L et al. Diagnosis and classification of eosinophilic granulomatosis with polyangiitis (formerly named Churg-Strauss syndrome). J Autoimmun 2014; 48–49: 99–103.

Mukhtyar C, et al. Modification and validation of the Birmingham Vasculitis Activity Score (version 3). Ann Rheum Dis 2009; 68(12): 1827–32.

Ninan J et al. Giant cell arteritis. Best Pract Res Clin Rheumatol 2016; 30(1): 169–188.

Ozen S et al. EULAR/PRINTO/PRES criteria for Henoch-Schönlein purpura, childhood polyarteritis nodosa, childhood Wegener granulomatosis and childhood Takayasu arteritis: Ankara 2008. Part II: Final classification criteria. Ann Rheum Dis 2010; 69(5): 798–806.

Ozguler Y et al Management of Behçet's syndrome. Curr Opin Rheumatol 2014; 26(3): 285–291.

Pagnoux C. Updates in ANCA-associated vasculitis. Eur J Rheumatol 2016; 3(3):122–133.

Papoutsis NG et al. Prevalence of Adamantiades-Behçet's disease in Germany and the municipality of Berlin: results of a nationwide survey. Clin Exp Rheumatol 2006; 24(5 Suppl 42): S125.

Pfeil A et al. The role of first-pass perfusion deficit in the detection of cardiac subendocardial manifestation in patients with autoimmune vasculitis. Rheumatol Int 2013; 33(1): 29–35.

Pfeil A et al. Images in cardiovascular medicine. Inflammatory obstruction of the ureter caused by infrarenal aortitis. Circulation 2010; 121(25): e453–454.

Schirmer JH et al. S1-Leitlinie Diagnostik und Therapie der ANCA-assoziierten Vaskulitiden. Z Rheumatol 2017; 76(Suppl 3): 77–104.

Seyahi E. Behçet's disease: How to diagnose and treat vascular involvement. Best Pract Res Clin Rheumatol 2016; 30(2): 279–295.

The International Study Group for Behçet's disease. Evaluation of diagnostic ("classification") criteria in Behçet's disease – towards internationally agreed criteria. Br J Rheumatol 1992; 31(5): 299–308.

Yurdakul S et al. Behçet's syndrome. Best Pract Res Clin Rheumatol 2008; 22(5): 793–809.

Zink A et al. Wie häufig sind muskuloskelettale Erkrankungen in Deutschland? Z Rheumatol 2016; 75(4): 346–53.

KAPITEL 8

Barker DJ et al. Paget's disease of bone in 14 British towns. Br Med J 1977; 1(6070): 1181–1183.

Detheridge FM, Guyer PB, Barker DJ. European distribution of Paget's disease of bone. Br Med J (Clin Res Ed) 1982; 285(6347): 1005–1008.

Eastell R. Biochemical markers of bone turnover in Paget's disease of bone. Bone 1999; 24(Suppl.5): 49–50.

Genant HK. Comparison of semiquantitative visual and quantitative morphometric assessment of prevalent and incident vertebral fractures in osteoporosis The Study of Osteoporotic Fractures Research Group. J Bone Miner Res 1996; 11: 984–96.

Haussler B et al., Epidemiology, treatment and costs of osteoporosis in Germany – the BoneEVA Study. Osteoporosis Int 2007; 18(1): 77–84.

NIH Consensus Development Panel on Osteoporosis Prevention, Diagnosis, and Therapy, March 7–29, 2000: highlights of the conference. Southern medical journal 2001; 96: 569–573.

Reid IR et al. Comparison of a single infusion of zoledronic acid with risedronate for Paget's disease. N Engl J Med 2005; 353(9): 898–908.

Ringe JD, Jend HH, Becker H. Epidemiologie der Ostitis deformans Paget. Münch Med Wschr 1984; 126: 683–686.

Rizzoli R et al. Vitamin D suppelemetation in elderly or postmeopausal women: a 2013 update of the 2008 recommendations from European Society for Clinical and Economic Aspects of Osteoporosis and Osteoarthritis (ESCEO). Cur Med Res Opin 2013; 29(4): 305–312.

Schmorl G. Über Ostitis deformans Paget. Virchows Arch Path Anat 1932; 283: 694–651.

Van Staa TP et al. Incidence and natural history of Pagets's disease of bone in England and Wales. J Bone Miner Res 2002; 17(3): 465–471.

KAPITEL 9

Bolten et al. Nichtsteroidale Antirheumatika, aktualisierte Empfehlungen zur Verordnung. www.dgrh.de/Start/Publikationen/Empfehlungen/Medikation/Nichtsteroidale-Antirheumatika.html (Letzter Zugriff: 28.10.2017).

Conti F et al. Biological therapies in rheumatic diseases. Clin Ter 2013; 164(5): e413–428.
Dachverband der Deutschsprachigen Wissenschaftlichen Osteologischen Gesellschaften e. V. (DVO). Leitlinie Prophylaxe, Diagnostik und Therapie der Osteoporose. www.dv-osteologie.org/dvo_leitlinien/osteoporose-leitlinie-2014 (Letzter Zugriff: 28.10.2017).
Deutsche Gesellschaft für Rheumatologie e. V. Impfungen bei Patienten mit chronisch entzündlichen rheumatischen Erkrankungen. www.dgrh.de/Start/Publikationen/Empfehlungen/Impfungen.html (Letzter Zugriff: 28.10.2017).
Deutsche Gesellschaft für Rheumatologie e. V. Therapie überwachen. Merkblätter für Ärztinnen und Ärzte sowie Patientinnen und Patienten. www.dgrh.de/Start/Versorgung/Therapieüberwachung/Therapieüberwachungsbögen.html (Letzter Zugriff: 28.10.2017).
Fachinfo-Service Rote Liste. www.fachinfo.de/ (Letzter Zugriff: 28.10.2017).
Fischer-Betz R, Späthling-Mestekemper S. Schwangerschaft bei entzündlich rheumatischen Erkrankungen. Z Rheumatol 2013; 72(7): 669–682.
Fragoulis GE et al. Therapeutic targeting of IL-17 and IL-23 cytokines in immune-mediated diseases. Ann Rev Med 2016; 67: 337–353.
Goldacker S et al. Kommission Pharmakotherapie der DGRh. Vaccination in adult patients with chronic inflammatory rheumatic diseases. Z Rheumatol 2013; 72: 690–694, 696–700, 702–704.
Götestam Skorpen C et al. The EULAR points to consider for use of antirheumatic drugs before pregnancy, and during pregnancy and lactation. Ann Rheum Dis 2016; 75(5): 795–810.
Krüger K et al. Empfehlungen der Deutschen Gesellschaft für Rheumatologie zur perioperativen Vorgehensweise unter Therapie mit DMARDs und Biologika bei entzündlich-rheumatischen Erkrankungen. https://dgrh.de/Start/Publikationen/Empfehlungen/Therapie-bei-besonderen-Situationen/Perioperatives-Management.html (Letzter Zugriff: 28.10.2017).
Obici L et al. AA amyloidosis: basic knowledge, unmet needs and future treatments. Swiss Med Wkly 2012; 142: w13580.
Radner H. Multimorbidity in rheumatic conditions. Wien Klin Wochenschr 2016; 128(21–22): 786–790.
Turesson C et al. Malignancy as a comorbidity in rheumatic diseases. Rheumatology (Oxford) 2013; 52(1): 5–14.
Uhlemann C, Lange U, Seidel E. Grundwissen Rehabilitation, Physikalische Medizin, Naturheilverfahren. Bern: Hans Huber, 2007.
Warnatz K et al. Impfempfehlungen der Kommission für Pharmakotherapie der DGRh. Z Rheumatol 2013; 72(7): 687–689.
Wasko MC et al. Diabetes mellitus and insulin resistance in patients with rheumatoid arthritis: risk reduction in a chronic inflammatory disease. Arthritis Care Res (Hoboken) 2011; 63(4): 512–521.

Register